医疗器械设计与开发系列丛书

医疗器械安全风险管理

（原书第 2 版）

［美］比扬·伊拉希（Bijan Elahi） 编著

天津市医疗器械质量监督检验中心
北京国医械华光认证有限公司 组译

王 鹏 李 欣 段乔峰 译

机械工业出版社
CHINA MACHINE PRESS

本书由屡获殊荣的国际知名医疗器械风险管理专家 Bijan Elahi 编著。书中从为什么要对医疗器械进行风险管理开始逐步深入，涵盖了与医疗器械风险相关的各个方面。本书重点提供了风险管理过程的具体实施方法（BXM 方法），详细解析了实施 BXM 方法的具体步骤，包括风险分析技术、软件风险管理、风险估计、风险控制、风险控制验证、测试、风险评价、受益 - 风险分析、风险管理评审、生产和生产后活动中的风险管理等。附录中不仅提供了风险管理所需的文档模板，还提供了一个假想的心脏除颤仪的风险管理文档示例。

本书为读者提供了可行的风险管理方法和经验，可解决长久以来国内医疗器械行业有风险管理法规、标准要求，但缺乏风险管理具体实施方法、经验的现状。本书可供医疗器械领域的高层管理人员，质量管理人员、研发、设计、生产人员，法规、注册人员等与医疗器械安全相关的人员阅读参考。

Safety Risk Management for Medical Devices, second edition
BIJAN Elahi
ISBN: 9780323857550
Copyright©2022 Elsevier Ltd. All rights reserved.
Authorized Chinese translation published by China Machine Press.
《医疗器械安全风险管理（原书第 2 版）》（天津市医疗器械质量监督检验中心　北京国医械华光认证有限公司　组译，王鹏　李欣　段乔峰　译）
ISBN: 9787111788102

Copyright © Elsevier Ltd. and China Machine Press. All rights reserved.

No part of this publication may be reproduced or transmitted in any form or by any means, electronic or mechanical, including photocopying, recording, or any information storage and retrieval system, without permission in writing from Elsevier (Singapore) Pte Ltd. Details on how to seek permission, further information about the Elsevier's permissions policies and arrangements with organizations such as the Copyright Clearance Center and the Copyright Licensing Agency, can be found at our website: www.elsevier.com/permissions.

This book and the individual contributions contained in it are protected under copyright by Elsevier Ltd. and China Machine Press.

This edition of Safety Risk Management for Medical Devices, second edition is published by China Machine Press under arrangement with ELSEVIER LTD.

This edition is authorized for sale in Chinese mainland (excluding Hong Kong SAR, Macao SAR and Taiwan). Unauthorized export of this edition is a violation of the Copyright Act. Violation of this Law is subject to Civil and Criminal Penalties.

本版由 ELSEVIER LTD. 授权机械工业出版社在中国大陆地区（不包括香港、澳门特别行政区以及台湾地区）出版发行。

本版仅限在中国大陆地区（不包括香港、澳门特别行政区以及台湾地区）出版及标价销售。未经许可之出口，视为违反著作权法，将受民事及刑事法律之制裁。

本书封底贴有 Elsevier 防伪标签，无标签者不得销售。

北京市版权局著作权合同登记　图字：01-2024-5612 号。

注　意

本书涉及领域的知识和实践标准在不断变化。新的研究和经验拓展我们的理解，因此须对研究方法、专业实践或医疗方法作出调整。从业者和研究人员必须始终依靠自身经验和知识来评估和使用本书中提到的所有信息、方法、化合物或本书中描述的实验。在使用这些信息或方法时，他们应注意自身和他人的安全，包括注意他们负有专业责任的当事人的安全。在法律允许的最大范围内，爱思唯尔、译文的原文作者、原文编辑及原文内容提供者均不对因产品责任、疏忽或其他人身或财产伤害及 / 或损失承担责任，亦不对由于使用或操作文中提到的方法、产品、说明或思想而导致的人身或财产伤害及 / 或损失承担责任。

图书在版编目（CIP）数据

医疗器械安全风险管理：原书第 2 版 /（美）比扬·伊拉希 (Bijan Elahi) 编著；天津市医疗器械质量监督检验中心，北京国医械华光认证有限公司组译；王鹏，李欣，段乔峰译. -- 北京：机械工业出版社，2025. 10. --（医疗器械设计与开发系列丛书）. -- ISBN 978-7-111-78810-2

Ⅰ. R197.39

中国国家版本馆 CIP 数据核字第 2025N0X224 号

机械工业出版社（北京市百万庄大街 22 号　邮政编码 100037）
策划编辑：雷云辉　　　　　责任编辑：雷云辉
责任校对：曹若菲　李　杉　责任印制：单爱军
北京盛通印刷股份有限公司印刷
2025 年 10 月第 1 版第 1 次印刷
184mm×260mm · 21.5 印张 · 3 插页 · 532 千字
标准书号：ISBN 978-7-111-78810-2
定价：198.00 元

电话服务　　　　　　　　网络服务
客服电话：010-88361066　　机 工 官 网：www.cmpbook.com
　　　　　010-88379833　　机 工 官 博：weibo.com/cmp1952
　　　　　010-68326294　　金 书 网：www.golden-book.com
封底无防伪标均为盗版　　　机工教育服务网：www.cmpedu.com

译 者 序

新版标准 GB 9706.1—2020《医用电气设备 第 1 部分：基本安全和基本性能的通用要求》已于 2023 年 5 月 1 日正式实施。该标准明确规定，制造商必须遵循 YY 0316 标准要求的风险管理过程，从而使风险管理成为医用电气设备合规的强制性要求。

在国内，无论是医疗器械制造商实施风险管理过程，检验机构审核风险管理文档，还是监管机构监管质量体系中的风险管理过程，均存在不够深入的问题。由于风险管理要求是体系性的，标准仅规定了风险管理的概念及要求，例如，要求进行风险识别、风险评估、风险控制、受益-风险分析等活动。然而，对于风险管理的具体实施细节，标准虽提供了部分指南，却未给出统一、具体的实施方法。制造商在执行标准要求时，如何有效地在质量管理体系中实施风险管理过程，以及如何与设计开发、生产和生产后活动进行整合，都缺乏具体的经验和指导。检验机构和监管机构同样缺乏相关经验。

目前，风险管理已成为医疗器械安全的核心要求。在国际上，风险管理已成为一种相对成熟的医疗器械安全控制方法与要求，国外经过多年的实践，也形成了较为可行的风险管理活动实施方法。然而，这些方法基本都是各企业的内部经验，较少有公开的参考资料。

偶然的机会，我们发现并研读了 *Safety Risk Management for Medical Devices* 的第 1 版，并在学习过程中深受启发。鉴于国内医疗器械风险管理的现状，我们希望通过翻译该书的第 2 版，为国内医疗器械从业者提供全面的风险管理知识，为国内医疗器械企业、检验机构、监管机构提供切实可行的风险管理过程方法参考，进一步推动医疗器械行业风险管理的实施。本书不仅介绍了风险管理的相关知识，还提供了切实可行的 BXM 方法，详细介绍了风险管理实施的过程，并给出了所需文档的模板，具有非常高的参考价值。

本书由天津市医疗器械质量监督检验中心和北京国医械华光认证有限公司联合组织翻译。

天津市医疗器械质量监督检验中心是原国家食品药品监督管理局设立的十个国家级检测中心之一，承担着全国外科植入物和矫形器械标准化技术委员会（SAC/TC 110）等 5 个标准化技术委员会和归口单位的秘书处职能。天津市医疗器械质量监督检验中心为保障医疗器械的安全和有效性，长期致力于医疗器械产品的质量监督检验、检测及标准研究等工作，为政府和企业提供科学、公正的检验、检测服务。

北京国医械华光认证有限公司（原"中国医疗器械质量认证中心"）是一家专注于医疗器械领域的认证服务公司。该公司依托丰富的行业经验和专业知识，为医疗器械企业提供符合国际标准的认证服务，帮助企业提升产品质量和市场竞争力。同时，该公司作为全国医疗器械质量管理和通用要求标准化技术委员会（SAC/TC 221）秘书处单位，还积极参与国家标准、行业标准（包含风险管理标准）的制定和推广，推动了医疗器械行业的健康发展。

在翻译过程中，我们已尽最大努力保证译稿的准确性和易理解性。译文中涉及的术语及定义已尽量与相关法规、国家标准及行业标准保持一致。由于译者水平有限，本书的翻译可能存在不当之处，敬请读者批评指正。

前　　言

　　本书旨在为医疗技术行业的专业人士及大学生提供参考。本书不仅提供了理论，还提供了关于如何在日常工作中应用理论的实用指导。本书的目标是揭开风险管理的神秘面纱，并为风险管理从业者在工作中提供清晰的思路和信心。

　　我在这本书中分享了30余年的风险管理领域的经验成果，从我在美国国家航空航天局（NASA）的航天飞机上的工作开始，直到进入医疗器械行业。本书中呈现的内容是当今非常先进的知识成果，但与任何科学或技术工作一样，风险管理的方法和技术将继续发展、成熟和完善。

　　免责声明：本书中表达的是我个人的观点和材料，并不代表美敦力公司（Medtronic）的立场。

Bijan Elahi

目 录

译者序
前言

第1章 概论 1

第2章 什么是医疗器械？ 3

第3章 为什么要进行风险管理？ 7
3.1 法律和监管要求 7
3.1.1 美国 7
3.1.2 欧盟 8
3.1.3 MDD/AIMDD 和向 EU MDR 的过渡 9
3.2 商业原因 9
3.2.1 成本效率 9
3.2.2 避免召回和现场纠正措施 10
3.2.3 更好的沟通 10
3.3 道德和伦理原因 11

第4章 基础知识 12
4.1 风险管理术语 12
4.2 危险理论 15
4.3 系统及系统类型 16

第5章 理解风险 18
5.1 风险定义 19
5.2 风险类型 19
5.3 风险的影响因素 20
5.4 风险感知 20
5.5 风险计算 21

第 6 章　风险管理标准 ……………………………………………………………… 23
6.1　ISO 14971 的历史和起源 ………………………………………………… 23
6.2　协调标准 ……………………………………………………………………… 24

第 7 章　风险管理过程的要求 ………………………………………………… 25
7.1　风险分析 ……………………………………………………………………… 25
7.2　风险评价 ……………………………………………………………………… 26
7.3　风险控制 ……………………………………………………………………… 26
7.4　综合剩余风险评价 …………………………………………………………… 26
7.5　风险管理评审 ………………………………………………………………… 27
7.6　生产和生产后活动 …………………………………………………………… 27

第 8 章　质量管理体系 …………………………………………………………… 28

第 9 章　可用性工程与风险分析 ……………………………………………… 29
9.1　关键术语 ……………………………………………………………………… 30
9.2　区别 …………………………………………………………………………… 31
9.3　用户 - 器械交互模型 ………………………………………………………… 32
9.4　使用错误 ……………………………………………………………………… 33
9.5　环境因素 ……………………………………………………………………… 34
9.6　控制可用性风险的设计措施 ………………………………………………… 34
9.7　任务分析 ……………………………………………………………………… 35
9.8　可用性与风险 ………………………………………………………………… 35
9.8.1　消除危险情况 …………………………………………………………… 36
9.8.2　数据收集 ………………………………………………………………… 36
9.8.3　降低风险和符合 IEC 62366 过程 …………………………………… 36

第 10 章　生物相容性与风险管理 ……………………………………………… 37

第 11 章　信息安全对安全的影响 ……………………………………………… 39

第 12 章　BXM 方法 ……………………………………………………………… 41
12.1　系统分解 …………………………………………………………………… 41
12.2　整合 ………………………………………………………………………… 42
12.3　定量风险估计 ……………………………………………………………… 42

第 13 章　风险管理过程 ………………………………………………………… 44
13.1　管理职责 …………………………………………………………………… 46
13.2　风险管理文档 ……………………………………………………………… 47
13.3　风险管理计划 ……………………………………………………………… 48

13.3.1　风险可接受性准则 49
　　13.3.2　降低风险终点的其他考虑 50
　13.4　危险识别 50
　13.5　临床危险列表 51
　13.6　临床危险列表的例外情况 51
　13.7　伤害评估列表 52

第 14 章　风险分析技术 56

　14.1　故障树分析 56
　　14.1.1　概述 56
　　14.1.2　理论 57
　　14.1.3　符号 59
　　14.1.4　方法 60
　　14.1.5　基本原则 61
　14.2　思维导图分析 62
　　14.2.1　概述 62
　　14.2.2　理论 62
　　14.2.3　方法 63
　14.3　初步危险分析 63
　　14.3.1　概述 63
　　14.3.2　方法 64
　14.4　失效模式和影响分析 66
　14.5　风险管理背景下的 FMEA 76
　14.6　设计失效模式和影响分析（DFMEA） 77
　14.7　过程失效模式和影响分析（PFMEA） 86
　14.8　使用/误使用失效模式和影响分析（UMFMEA） 91
　　14.8.1　区别 92
　　14.8.2　使用规范和预期用途 93
　　14.8.3　UMFMEA 工作流程 93
　14.9　P 图 97
　14.10　FTA 和 FMEA 的比较 98

第 15 章　软件风险管理 100

　15.1　软件类型 101
　15.2　软件风险分析 103
　15.3　软件失效模式和影响分析（SFMEA） 104
　15.4　软件安全分级 108
　15.5　软件风险分析的 BXM 方法 111
　　15.5.1　情况 1：可以估计软件失效的发生概率 111

15.5.2　情况2：无法估计软件失效的发生概率 ··· 111
　　15.6　风险管理文档附加内容 ·· 112
　　15.7　风险控制 ·· 113
　　15.8　遗留软件 ·· 113
　　15.9　未知来源软件 ·· 114
　　15.10　软件维护与风险管理 ·· 115
　　15.11　软件可靠性与软件安全 ··· 115
　　15.12　开发安全关键软件的建议 ··· 115

第16章　风险分析的整合 ·· 117
　　16.1　分层多级FMEA ·· 117
　　16.2　将供应商的输入纳入风险管理 ·· 119

第17章　风险估计 ·· 120
　　17.1　定性方法 ·· 120
　　17.2　半定量方法 ··· 121
　　17.3　定量方法 ·· 122
　　17.4　单个和综合剩余风险 ··· 124
　　17.5　风险控制前/后风险 ·· 125
　　17.6　无法估计的风险 ·· 125

第18章　风险控制 ·· 127
　　18.1　单一故障安全设计 ··· 127
　　18.2　风险控制选项分析 ··· 128
　　18.3　风险控制选项的区别 ··· 128
　　18.4　作为风险控制措施的安全信息 ·· 129
　　18.5　安全信息类型的区分 ··· 131
　　18.6　风险控制示例 ··· 131
　　18.7　风险控制与安全要求 ··· 131
　　18.8　风险控制的完整性 ··· 132

第19章　风险控制的验证 ··· 133
　　19.1　对实施的验证 ··· 133
　　19.2　有效性验证 ··· 134

第20章　测试 ··· 136
　　20.1　测试的类型 ··· 136
　　20.2　基于风险的样本量选择 ·· 136
　　20.3　属性测试 ·· 137

20.4　变量测试 ··· 138

第 21 章　风险评价 ·· 139

21.1　风险可接受性准则的应用 ··· 139
21.2　定性方法的风险评价 ··· 140
21.3　半定量方法的风险评价 ··· 141
21.4　定量方法的风险评价 ··· 141

第 22 章　风险评估和控制表 ·· 142

22.1　RACT 工作流程 ·· 142
22.2　单个和综合剩余风险 ··· 144
22.3　固有风险 ··· 144

第 23 章　受益 - 风险分析 ·· 146

23.1　什么是受益? ·· 147
23.2　权衡受益与风险 ··· 147
23.3　临床研究中的受益 - 风险分析 ··· 150

第 24 章　风险管理评审 ··· 151

第 25 章　生产和生产后活动 ··· 152

25.1　法规依据 ··· 153
25.2　上市后活动的目的 ·· 153
25.3　上市后风险管理 ··· 153
25.4　上市后风险管理的要素 ··· 154
　　25.4.1　上市后监督 ··· 154
　　25.4.2　上市后临床随访 ·· 157
　　25.4.3　投诉处理与监视 ·· 159
　　25.4.4　上市后风险管理措施 ··· 160
25.5　上市后风险管理的可交付成果 ·· 161
　　25.5.1　安全和临床性能摘要 ··· 161
　　25.5.2　定期安全更新报告 ··· 161
　　25.5.3　上市后监督报告 ·· 163
　　25.5.4　制造商事件报告 ·· 163
　　25.5.5　医疗器械报告 ··· 164
25.6　临床评价 ··· 164
　　25.6.1　临床评价计划 ··· 166
　　25.6.2　临床评价报告 ··· 166
25.7　风险管理文档的评审频率 ··· 168

25.8 反馈到上市前风险管理 168
25.9 上市后监督的好处 170

第 26 章 可追溯性 171

第 27 章 医疗器械的生命周期 172

第 28 章 安全与可靠性 173

第 29 章 系统中的风险管理 174

29.1 SoS 的定义 174
29.2 直接和间接伤害 175
29.3 SoS 风险评估 175

第 30 章 临床研究的风险管理 177

30.1 术语 177
30.2 临床研究 178
30.3 风险管理术语的映射 179
30.4 风险管理要求 180
30.5 不良事件分类 181
30.6 风险文档要求 181
30.7 ISO 14971 与 ISO 14155 之间的信息流 182

第 31 章 遗留器械的风险管理 183

第 32 章 组合医疗器械的风险管理 184

第 33 章 基本安全与基本性能 186

33.1 如何识别基本安全 186
33.2 如何识别基本性能 186

第 34 章 ISO 14971 与其他标准之间的关系 187

34.1 与 IEC 60601-1 的交互 187
34.2 与 ISO 10993-1 的交互 187
34.3 与 IEC 62366 的交互 189
34.4 与 ISO 14155 的交互 190

第 35 章 风险管理过程指标 191

35.1 与历史项目的比较 191
35.2 问题检测历史 191
35.3 主观评估 192

第 36 章　风险管理与产品开发过程 193
36.1　基本设计输出的识别 193
36.2　风险管理与生命周期的相关性 195

第 37 章　供应商的风险管理 196
37.1　制造商角度 196
37.2　供应商角度 196

第 38 章　公理 198

第 39 章　特殊主题 199
39.1　困境 199
39.2　卡珊德拉（预言家） 199
39.3　个人责任 200
39.4　创建安全文化 200
39.5　预测未来 201

第 40 章　批判性思维与风险管理 203

第 41 章　建议与智慧 205

附录 207
附录 A　术语表 207
附录 B　模板 211
　B.1　DFMEA 模板 211
　B.2　SFMEA 模板 217
　B.3　PFMEA 模板 223
　B.4　UMFMEA 模板 229
　B.5　RACT 模板 235
附录 C　示例设备：Vivio 239
　C.1　Vivio 产品描述 239
　C.2　Vivio 产品需求 240
　C.3　Vivio 架构 240
　C.4　风险管理计划 241
　C.5　临床危险列表 248
　C.6　伤害评估列表 250
　C.7　初步危险分析 253
　C.8　设计失效模式和影响分析 272
　C.9　过程失效模式和影响分析 280
　C.10　使用/误使用失效模式和影响分析 286

C.11　软件失效模式和影响分析 ·································· 296
C.12　风险评估和控制表 ·· 302
C.13　风险管理报告 ·· 320
附录 D　有用的参考资料 ·· 326
附录 E　国际标准与我国标准对照表（译者附录）···················· 328

参考文献 ··· 329

第1章

概　论

1. 关于本书

本书是关于医疗器械安全风险管理的。您将通过本书学会如何回答一些棘手的问题，例如，我的医疗器械是否足够安全？我的器械有哪些关键安全因素，哪些因素是最重要的？我需要将我的医疗器械的风险降低到什么程度？

医疗器械公司面临的主要挑战之一是能够在其医疗器械的申报资料中讲述一个清晰易懂的故事，以证明其医疗器械对于它的商业用途来说是足够安全的。本书中提供的方法，我们称之为"BXM 方法"，是一种简单、易懂且集成的过程，具有可适应性和高效性。BXM 方法适用于自动化，这对动态、复杂的医疗技术环境中从事风险管理的从业者而言，是一个巨大的优势。

本书中提供的方法符合 ISO 14971 标准，并已在 FDA 和欧洲公告机构批准的实际产品中多次使用和测试。

风险管理是一项真正的跨学科工作。一个成功的风险管理者需要运用工程、物理、化学、数学、逻辑、统计、行为科学、心理学和传播学等领域的技能，而这些都以批判性思维为基础。在本书中，我们会探讨如何将各种学科应用于风险管理服务。风险管理从业者有时会遇到处于灰色地带的令人困惑的情况，对于这些情况没有明确的答案。这时，就需要灵活地运用工程学科。掌握风险管理基础知识，运用逻辑和批判性思维，并保持理性的态度，风险管理的从业者将能成功应对各种挑战。

本书旨在为初学风险管理的大学生和需要参考手册的行业专业人士提供服务。书中提供了有关如何执行风险管理技术的分步说明。为了进一步说明，附录 C 提供了一个虚构医疗器械的风险管理文档示例。

尽管本书中提供的技术、信息和提示是主要针对医疗技术和医疗器械的，但其他安全关键领域也可以从中受益。

在风险分析时应牢记的一个因素是，风险不是一个确定性的结果，而是一个概率现象。同一种器械提供的治疗可能对不同患者产生不同的结果。患者的生理差异和环境条件的变化会导致伤害的严重程度有所不同。

产品上市前的风险管理是预测性工程（即预测风险），并试图将风险降低和控制到可接受的水平，这与上市后风险管理形成鲜明对比。后者采用回顾性方法、有时采用反应性的根本原因分析和纠正与预防措施（CAPA）方法，在现场发生不良事件后进行处理。

医疗器械制造商的目标是生产有效、安全、可靠且负担得起的产品以促进健康。制造商不被期望做到无差错、无瑕疵或完美，但他们被期望使用合理的过程和良好的判断来减少对人产生伤害的可能性。

一个健全且执行得当的风险管理过程并不能使医疗器械完全无风险，但它确实意味着已尽最大努力制造出足够安全的器械——一种提供的受益超过风险的器械。人类容易犯错误和判断失误，这在法律术语中称为不当行为（misfeasance），这不同于恶意行为（malfeasance），后者是故意或欺骗性地发布不够安全的器械。

安全风险管理适用于医疗器械的整个生命周期，包括设计、生产、分销、安装、使用、服务、维护、报废、退役，甚至销毁或处置。

虽然伤害被定义为"对人健康的损伤或损害，或对财产或环境的损害"[1]，但在本书中，我们重点关注的是对人类健康的损伤或损害。对财产或环境的损害如果直接影响到人类健康，也在本书的讨论范围内。

在本书中，"系统""产品"和"医疗器械"这三个词是互换使用的，指的是风险管理过程的目标。

术语表：本书中使用了许多首字母缩略词。附录 A 提供了首字母缩略词的术语表以供您参考。

2. 风险管理的历史

几千年来，风险管理已经成为人类生活的一部分。很久以前，人们认识到有时他们会有好运气，有时会运气不好。为了避免厄运，他们会请教神谕、占星术士等。这是早期形式的风险管理。缓解措施包括仪式、祭祀神灵、忏悔等。

逐渐地，人们开始关注不良事件的因果关系。我们做了什么导致了这次地震？这场饥荒是对我们所做之事的惩罚吗？慢慢地，人们开始考虑不良事件的物理原因，可以积极采取哪些措施来预防不良事件，以及可以采取哪些措施来缓解这些不良事件带来的伤害。然而，风险的概念尚未被理解。直到今天，人类天生就不擅长风险估计。我们的心理会欺骗我们，使我们将一些小风险看得很大，反之亦然。

在 17 世纪，概率数学被提出。但直到第二次世界大战后，用于风险分析、评价和控制的结构化和系统化方法才出现。航空、航天、铁路和核工业是这些方法开发和演变的先驱领域。

在任何会产生严重后果的工作中，如人类健康或环境质量，风险管理都是至关重要的。最有效的降低风险的方法是从开发阶段的早期就实施有组织的、系统化的系统安全方法。

第 2 章

什么是医疗器械？

确定什么是医疗器械并不总是那么简单。同样的器械在一个司法管辖区被认为是医疗器械，而在另一个司法管辖区则不被认为是医疗器械。新技术可能会挑战什么构成了医疗器械的既定概念。某些类型的软件现在被认为是医疗器械。

在不同的司法管辖区，医疗器械有许多不同的定义。以下是不同司法管辖区定义的一些摘录。

1. **美国：联邦食品、药品和化妆品法案（FD&C）第 201（h）部分**

一种仪器、设备、工具、机器、装置、植入物、体外试剂或其他类似或相关物品，包括符合以下条件的组成部分或附件。

1）在官方《国家处方集》或《美国药典》或其任何增补中得到认可，

2）用于诊断人类或其他动物的疾病或其他病症，或用于治愈、缓解、治疗或预防疾病，或

3）用于影响人类或其他动物的身体结构或任何机能，以及

4）其主要预期目不是通过人或其他动物体内或体表的化学作用来实现，以及

5）其主要预期目的实现不依赖于代谢过程。

2. **欧洲：2017/745 医疗器械法规**

医疗器械是指任何仪器、设备、器具、软件、植入物、试剂、材料或其他物品，制造商预期单独或组合作用于人类，用于以下一种或多种特定的医疗目的。

1）疾病的诊断、预防、监护、预测、预后、治疗或缓解。

2）伤害或残疾的诊断、监护、治疗、缓解或补偿。

3）生理结构、生理或病理过程或状态的检验、替代或调节。

4）通过对来自人体的样本进行体外检查提供信息，这些样本包括捐献的器官、血液和组织。

医疗器械不能通过药理、免疫或代谢手段在人体内或体表实现其主要预期作用，但可以通过这些手段辅助其功能。

以下产品也应被视为医疗器械。

1）用于控制或支持受孕的器械。

2）专门用于器械的清洁、消毒或灭菌的产品。

3. **中国：国家药品监督管理局（NMPA）**

医疗器械，是指直接或者间接用于人体的仪器、设备、器具、体外诊断试剂及校准物、材料以及其他类似或者相关的物品，包括所需要的计算机软件；其效用主要通过物理等方式获得，不是通过药理学、免疫学或者代谢的方式获得，或者虽然有这些方式参与但是只起辅助作用；其目的是：

1）疾病的诊断、预防、监护、治疗或者缓解；

2）损伤的诊断、监护、治疗、缓解或者功能补偿；

3）生理结构或者生理过程的检验、替代、调节或者支持；

4）生命的支持或者维持；

5）妊娠控制；

6）通过对来自人体的样本进行检查，为医疗或者诊断目的提供信息。

4. 巴西：国家卫生监督局（ANVISA）

医疗保健产品，例如用于医疗、牙科或实验室使用或应用的设备、装置、材料、物品或系统，旨在预防、诊断、治疗、康复或妊娠，并且不通过药理、免疫或代谢手段在人体中实现其主要功能，但可以通过这些手段辅助其功能。

5. 澳大利亚：治疗用品管理局（TGA）

1）医疗器械是：

（a）任何仪器、设备、器具、软件、植入物、试剂、材料或其他物品（无论单独使用还是组合使用，包括其正常使用所需的软件），由其供应者或将要供应的人意图用于人类的以下一项或多项目的。

（i）疾病的诊断、预防、监测、预测、预后、治疗或缓解；

（ii）伤害或残疾状况的诊断、监测、预测、预后、治疗、缓解或补偿；

（iii）生理结构或生理或病理过程或状态的检验、替代或调节；

（iv）妊娠控制；

（V）出于特定医学目的，对来自人体的样本进行体外检查；

并且不通过药理、免疫或代谢手段在人体内或体表实现其主要预期作用，但可以通过这些手段辅助其功能；或

（aa）第（2A）项规定的任何仪器、设备、器具、软件、植入物、试剂、材料或其他物品；或

（ab）符合第（2B）项规定的仪器、设备、器具、软件、植入物、试剂、材料或其他物品类别的任何仪器、设备、器具、软件、植入物、试剂、材料或其他物品；或

（b）上述（a）、（aa）或（ab）段中所述的仪器、设备、器具、软件、植入物、试剂、材料或其他物品的附件；或

（c）系统或程序包。

注：第3）子条款下的声明可将物品排除于本定义的范围之外。根据本法案第1章第7节做出的声明也具有此效力，见第7（4）子条款。

2）就第1）（a）条款而言，某种仪器、设备、器具、软件、植入物、试剂、材料或其他物品（主要设备）的使用目的应从所提供的信息中确定，这些信息由以其名义供应或将以其名义供应主要设备的人员，以下述任何一项或多项方式提供：

（a）主要设备的标签；

（b）主要设备的使用说明；

（c）与主要设备相关的任何广告材料；

（d）描述主要设备作用机制的技术文档。

（2A）部长可以通过在公报或部门网站上发布公告，指明特定的仪器、设备、器具、软

件、植入物、试剂、材料或其他物品用于第1)(aa)条款的目的。该公告不是立法性文书。公告在公报或部门网站刊登当日或公告指明的较后日期生效。

（2B）部长可以通过立法性文书，指定某一类特定的仪器、设备、器具、软件、植入物、试剂、材料或其他物品用于第1)(ab)条款的目的。

3）部长可以通过立法性文书宣布，某个特定的仪器、设备、器具、软件、植入物、试剂、材料或其他物品，或某一特定类别的仪器、设备、器具、软件、植入物、试剂、材料或其他物品，不属于本法所规定的医疗器械。

注：根据本条做出的声明并不能阻止这些物品成为治疗用品。

从上述定义中得出了一些有趣的观察结果如下。

1）软件在欧盟、中国和澳大利亚的法规中可以被视为医疗器械，但在美国和巴西的法规中则不然。

2）避孕套用于避孕，在欧盟、中国、澳大利亚和巴西被视为医疗器械，但在美国则不被视为医疗器械。

3）兽医设备在美国被视为医疗器械，但在欧洲、中国、澳大利亚或巴西则不被视为医疗器械。

其他值得注意的实例如下。

1）冷冻气体用于治疗被视为医疗器械。

2）用于医疗器械运行的真空装置是一个附件，会被视为医疗器械。

3）用于解释心电图（ECG）或X射线图像的软件被视为医疗器械。

4）注射器是医疗器械，但预灌封注射器是一个组合器械，其主要作用模式（PMOA）是药物。

5）通过机械防止细菌附着在阴道壁上的抗菌阴道软膏是医疗器械。

以上这些定义非常重要，因为如果某个设备在销售的地区被视为医疗器械，那么医疗器械的风险管理是必需的。

有时，关于是否是医疗器械，制造商是可以选择的。例如，跑步机可以是运动设备，也可以是医疗器械，这取决于其声明的预期用途。

附件是另一类需要在风险管理中引起关注的器具。医疗器械和附件之间的区别并不总是很明晰。例如，将发生器连接到腹腔镜的电缆是一种附件，因为它旨在实现临床功能。但是，如果使用普通音频电缆实现相同的连接，那么该音频电缆就不是附件，因为它并不是为了实现临床功能。

为了帮助区分医疗器械附件，以下是来自美国和欧洲的两个定义。

1）欧洲2017/745医疗器械法规[2]。

附件：一种虽然本身不是医疗器械，但其制造商意图与医疗器械一起使用，以具体支持或帮助医疗器械按照其预期目的使用的物品……

2）美国FDA联邦食品、药品和化妆品法案（FD&C）第513（f）部分。

附件是旨在支持、补充和/或增强一个或多个主器械性能的成品器械。

为了帮助区分一个产品是否为附件，可以问以下两个问题。

问题1：它是否旨在与一个或多个主医疗器械一起使用？

例如：一个与医疗器械一起使用的现成的计算机显示器不属于附件。

问题 2：该物品是否旨在支持、补充和 / 或增强主医疗器械的性能？

1）支持：它是否支持、启用或促进主医疗器械根据其预期用途的临床功能？

例如：输液泵支架、用于腹腔镜手术的穿刺针。

2）补充：它是否通过添加新功能或使主医疗器械以新的方式使用，来补充主医疗器械的临床功能，但不改变主医疗器械的预期用途？

例如：一个适配器将脉搏血氧仪连接到多参数监护仪，使其能够显示血氧水平。

3）增强：它是否通过使主医疗器械能够更安全 / 有效地执行其预期用途来增强主医疗器械的性能？

例如：用于骨科手术中更精确切割骨头的骨切割导向器。

如果对问题 1 和问题 2 的回答都是"是"，那么该物品可以被归类为附件。

软件也可以是附件，特别是当它支持、补充或增强医疗器械的性能时。有时软件本身就是医疗器械。

附件被视为医疗器械，并且需要遵守风险管理要求。

第 3 章

为什么要进行风险管理？

进行风险管理有许多好的理由。除了制造更安全的产品外，风险管理还可以通过在产品生命周期早期识别设计中的安全关键因素来帮助降低设计和开发成本。在很多国家，风险管理是法定要求，没有它就无法获得医疗器械上市的批准。在不幸的情况下，当医疗器械导致了人员受伤，律师首先会查阅器械的风险管理文档。

无论您是否意识到，您都在日常生活中不断进行着风险管理。对于我们采取的几乎每一项行动，我们都会在内心评估该行动的受益与风险（或成本）。如果认为受益超过风险，我们就会采取行动，否则我们就不会。以简单的开车上班为例，您会权衡从家到工作地点的舒适性和速度与在车祸中受伤或死亡的风险。一般来说，发生严重事故的可能相对较小，而开车通勤的好处却很大。但假设您身处一个饱受战争蹂躏的国家，道路上埋有爆炸装置，那么这种选择就会改变。风险超过受益，您可能会选择步行绕开道路。

医疗器械行业需要评估使用医疗器械的潜在安全风险与使用该器械的潜在受益。医疗器械的监管批准要求证明器械的受益超过其风险。为了做出这一判断，采用了正式和系统的方法。

进行风险管理的另一个重要原因是该行业的逐渐转变，越来越多的决策是基于风险的。例如，关于现场安全纠正措施、纠正与预防措施以及产品保留订单的决策。基于风险的决策是理性的和能辩护的。在产品开发的许多方面，例如设计选择或测试样本量的确定，风险是一个很好的区分因素和决策基础。此外，欧盟医疗器械法规（EU MDR）[2]倾向于采用基于风险的方法来评价制造商的技术文档以及对制造商的监督和监控。如果不知道风险，怎么能做出基于风险的决策呢？风险管理提供了答案。

3.1 法律和监管要求

3.1.1 美国

在美国，适用的法律是《美国联邦法规法典》CFR 第 21 篇第 820 部分。第 21 篇是关于食品和药品的，第 820 部分是关于质量体系法规的。该法律要求所有的成品医疗器械必须是安全和有效的。举证责任在制造商一方。在 ISO 14971 出台之前，制造商使用了多种方法来提供安全证据，这些方法缺乏一致性，证据的质量差异很大。

2020 年 1 月 14 日，FDA 认可了 ISO 14971：2019[9]。但是，在 2022 年 12 月 25 日之前，FDA 仍将继续接受符合先前版本 ISO 14971：2007 的声明，以支持上市前申报。作为认可标准，符合 ISO 14971 足以向 FDA 证明医疗器械的安全性。

3.1.2 欧盟

在欧盟，在 2021 年 5 月 25 日之前，制造商可以选择两条监管渠道中的任何一种使其医疗器械获得批准。

1. 渠道 1：MDD/AIMDD

指令 93/42/EEC，也称为医疗器械指令（MDD）[3]，要求成员国通过与 MDD 一致的法律。MDD 第 3 条要求医疗器械必须符合其附录 I 中的基本要求。简而言之，附录 I 的基本要求规定医疗器械应符合以下三点。

1）按制造商的预期使用时应安全。
2）使用受益超过它们的风险。
3）尽可能降低风险。

还有一个与 MDD[3]对应的指令，它是针对有源植入式医疗器械的，称为有源植入式医疗器械指令（AIMDD）[4]。AIMDD 与 MDD 类似，但专注于有源植入式医疗器械。

MDD 第 5 条规定，如果医疗器械符合公布在《欧盟官方公报》[5]中的相关协调标准，则可以推定其符合附录 I 中的基本要求。

2. 渠道 2：医疗器械法规（MDR）

欧盟医疗器械法规（EU MDR）[2]是一项适用于所有欧盟成员国的法规。与 MDD 不同的是，MDR 并不要求成员国解释和通过与之一致的法律。MDR 作为一项法规，直接适用，不受成员国解释的影响。

EU MDR 附录 I 的第 I 章提出了与 MDD[4]相似的要求，简而言之，通用安全与性能要求规定医疗器械应符合以下三点。

1）按制造商预期使用时应安全并有效。
2）器械的风险在与患者受益进行比较时应是可接受的。
3）在不影响受益风险比的情况下，尽可能降低风险。

与 MDD/AIMDD 类似，如果制造商符合相关的协调标准，欧盟 MDR 可以推定其符合 MDR 要求。

协调标准：根据 MDCG 2021-5[6]，包括医疗器械在内的医疗保健工程领域的协调欧洲标准由两个相关的欧洲标准化组织制定，欧洲标准化委员会（CEN）负责大部分类型的医疗器械，欧洲电工标准化委员会（CENELEC）负责医用电气设备。

根据标准化法规（EU）1025/2012 的第 10 条，欧盟委员会可以要求一个或多个欧洲标准化组织起草欧洲标准。这是制定支持欧盟法律要求的协调欧洲标准的必要法律基础，并允许其在《欧盟官方公报》[5]上发布。

在标准化过程中，"协调标准（HAS）顾问"作为技术专家为欧盟委员会提供支持，对正在制定的标准草案进行具体评估，以确保标准草案符合相关的欧盟立法框架和相关的标准化要求（指令）。

CEN 和 CENELEC 向欧盟委员会提议在《欧盟官方公报》[5]上发布这些标准的索引。欧盟委员会对这些提议标准进行最终评估，评估内容包括是否符合相关的法律要求以及标准化指令或要求，同时考虑到 HAS 顾问的评估报告，以决定是否在《欧盟官方公报》[5]上发布欧洲标准的索引。发布在《欧盟官方公报》[5]上的标准即成为协调标准。

遵守协调标准是自愿的，根据适用的协调标准设计和制造的产品可以被推定符合相关法规的要求。这为制造商在证明其产品符合法规方面带来了益处，也为公告机构和主管机构在评估法规符合性时带来了类似益处，从而更快、更容易地获得医疗器械的监管批准。

公告机构是评估产品是否符合协调标准的认证实体。有关公告机构的列表，请访问网站：https://ec.europa.eu/。

关于体外诊断医疗器械（IVDMDD）的指令 98/79/EC 从 2000 年 6 月 7 日至 2022 年 5 月 25 日期间适用。从 2022 年 5 月 26 日起，关于体外诊断医疗器械（IVDR）的法规（EU）2017/746 将全面适用。

欧盟每个国家都有一个主管机构，负责医疗器械上市的批准。获得主管机构批准后，医疗器械可以标注 CE（Conformité Européenne）标志。

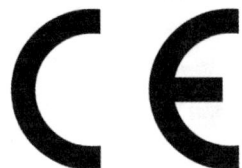

3.1.3 MDD/AIMDD 和向 EU MDR 的过渡

欧盟医疗器械法规（EU MDR）[2] 于 2017 年 5 月 26 日颁布。之后有一个三年的过渡期，在此之后，AIMDD[4] 和 MDD[3] 将不再有效，只能进行 MDR 认证。这个过渡期原定于 2020 年 5 月 26 日结束，但由于各种原因，申请日期推迟到了 2021 年 5 月 26 日。IVDR 的申请日期为 2022 年 5 月 26 日。从 2017 年 5 月 26 日到 2018 年 11 月/12 月期间，只能进行 MDD/AIMDD 认证。此后直到 2021 年 5 月 26 日，可以选择 MDD/AIMDD 或 MDR[2] 认证。

在 2021 年 5 月 26 日之后，有一个为期三年的宽限期，在此期间，已通过 MDD/AIMDD 认证的产品仍可制造和销售，直到 2024 年 5 月 26 日。此后，只有一年的时间，即到 2025 年 5 月 26 日，可以出售 MDD/AIMDD 认证产品的库存。

3.2 商业原因

3.2.1 成本效率

风险管理的主要好处之一是了解医疗器械的风险是什么、风险在哪里以及风险有多大。有了这些知识，产品开发团队就可以将他们的工程资源集中在风险最高的领域。此外，良好的风险管理实践可以帮助在产品开发过程的早期发现具有安全影响的设计缺陷。设计缺陷越早修正，修复成本就越低。

行业里的竞争和经济激励推动了快速上市的需求。但历史表明，速度并不能成为在项目安全上妥协的理由。例如，过度关注进度导致了 1986 年"挑战者"号航天飞机的灾难。

制造商希望他们的产品尽可能的安全。但如果对设备的风险没有清晰的认识，人们往往会由于恐惧、过于谨慎而进行过度设计，这种过度设计尤其是在低风险或无风险领域是代价高昂的。

图3-1中的漫画是由J.N.Devin于1972年创作的，虽然以一种滑稽的方式说明了过度设计，但其中也隐藏了一些教训。它显示了一个好的意图可能走向极端，最终导致产品变得无用的情况。

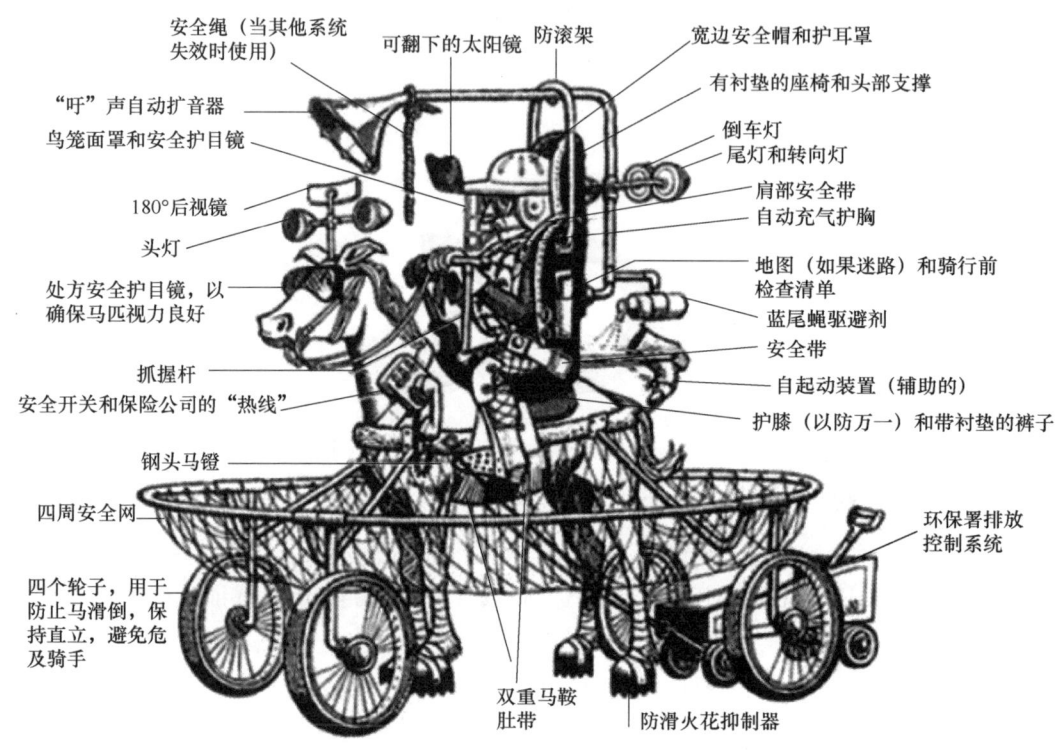

图3-1 过度设计的牛仔
（詹姆斯·N.德文先生，美国密苏里州独立城©1972。经许可转载）

3.2.2 避免召回和现场纠正措施

安全侵害是引发现场安全纠正措施（FSCA）的主要原因，如产品召回。产品召回的成本非常高，而且会使制造商面临诉讼，以及可能的巨额罚款、和解费用和法律费用。此外，制造商的声誉可能会因此受损，未来的销售也会受到阻碍。

良好的风险管理实践可以降低对人员或环境造成伤害的可能性，从而避免召回。

风险管理最重要的好处之一是它为未来潜在的问题提供了预警指标。在许多情况下，制造商只有在不良事件发生后才意识到他们遇到了麻烦，并面临诉讼或监管机构的处罚。风险管理使制造商能够识别与其产品相关的最大风险，并能够预测严重不良事件的可能性。

3.2.3 更好的沟通

风险管理的一个意想不到的附带好处是改善了沟通。在大多数公司中，产品开发团队往往各自为政，这意味着具有各学科背景，如电气工程、机械工程、临床、灭菌等的开发人员之间沟通不畅。由于风险管理是一个团队合作的过程，所以它往往会让具有各学科背景的人都参与进来，共同致力于开发更安全的产品。许多非常有用且富有启发性的讨论都会在风险管理工作会议期间发生。

3.3 道德和伦理原因

我们的患者将他们的生命托付给我们。他们期望我们尽最大努力制造出安全有效的器械。应用良好的风险管理实践以便为患者提供尽可能安全的产品，是我们道德和伦理上的责任。

有效且安全的器械能够赢得医疗器械制造商客户的信任。

第4章

基础知识

4.1 风险管理术语

与所有其他学科一样,风险管理也有其特有的术语或专业词汇。您必须学习这些术语并正确、一致地使用它们。同样重要的是,您应该将这些术语教给其他参与风险管理工作的人。没有这种共同语言,就无法可靠地传达其含义。

请注意,这些术语并非日常英语。例如,对于普通英语使用者来说,"hazard""risk"或"danger"这些词可能听起来是同义词。但在风险管理的术语中,这些词被赋予了特定的含义。

1. 术语表

术语的随意使用会增加误解、混淆以及出现错误的可能性。表 4-1 列出了医疗器械风险管理中一些最常用的术语及其定义。

表 4-1 医疗器械风险管理常用术语及其定义

术 语	定 义
基本安全 （Basic Safety）	当医用电气（ME）设备在正常状态和单一故障状态下使用时,不产生由物理危险（源）而直接导致的不可接受的风险[7]
基本性能 （Essential Performance）	与基本安全不相关的临床功能的性能,其丧失或降低到超过制造商规定的限值会导致不可接受的风险[7]
预期使用寿命 （Expected Service Life）	由制造商规定的 ME 设备或 ME 系统期望保持安全使用（即保证基本安全和基本性能）的时间 注：在预期使用寿命期间保养可能是必要的[7]
失效（Failure）	实体无法实现其目的的状态
故障（Fault）	部件出现的异常情况
伤害（Harm）	对人健康的损伤或损害,或对财产或环境的损害[8]
危险（Hazard）	可能导致伤害的潜在根源[8]
危险情况 （Hazardous Situation）	人员、财产或环境暴露于一种或多种危险中的情形[8]
使用说明 （Instruction for Use）	制造商提供的信息,用于告知用户器械的预期用途和正确使用方法以及应采取的任何预防措施（参考文献［2］第 2 章第 14 条）
预期目的 （Intended Purpose）	制造商在标签、使用说明、促销或销售材料或声明中提供的数据表明的器械的预期用途,以及制造商在临床评价中指定的器械的预期用途（参考文献［2］第 2 章第 12 条）
预期用途 （Intended Use）	按照制造商提供的规范、说明书和信息,对产品、过程或服务的预期使用[8] 注：ISO 14971：2019[1] 在其第 3.6 节中将预期用途和预期目的等同
标识 （Label）	出现在器械本身、每个单位的包装上或多个器械的包装上的书面、印刷或图形信息（参考文献［2］第 2 章第 13 条）

(续)

术　语	定　义
可合理预见的误使用 （Reasonably Foreseeable Misuse）	由容易预测的人的行为所引起的未按制造商预期的方式对产品或系统的使用[8]
剩余风险 （Residual Risk）	实施风险控制措施后还存在的风险[8]
风险 （Risk）	伤害发生概率和该伤害严重度的组合（参考文献[2]第2章第23条）
风险分析 （Risk Analysis）	系统性地使用可获得的信息以识别危险和估计风险[9]
风险评估 （Risk Assessment）	包括风险分析和风险评价的全过程[9]
风险控制 （Risk Control）	做出决策并实施措施，以便降低风险或将风险维持在规定水平的过程[9]
风险估计 （Risk Estimation）	用于对伤害发生概率和该伤害严重度赋值的过程[8]
风险评价 （Risk Evaluation）	将已估计的风险和给定的风险准则进行比较，以确定风险可接受性的过程[8]
风险管理 （Risk Management）	将管理方针、程序及其实践系统性地应用于分析、评价、控制和监视风险的活动[8]
风险管理文档 （Risk Management File）	由风险管理产生的一组记录和其他文件[1]
安全（Safety）	免除了不可接受的风险的状态[1]
严重损伤 （Serious Injury）	损伤或疾病[10]：危及生命，造成人体功能的永久性损害或人体结构的永久性损坏，或需要内科或外科介入以防止人体功能的永久性损害或人体结构的永久性损坏 注：永久性损害意味着人体结构或功能不可逆的损害或损坏，微不足道的损害或损坏除外
系统 （System）	旨在相互连接或组合以实现特定医疗目的的产品组合，无论是否包装在一起（参考文献[2]第2章第11条）
用户（User）	任何使用器械的医疗保健专业人员或非专业人员（参考文献[2]第2章第37条）

2. 更详细的说明

（1）**危险（Hazard）**　危险是指暴露可能导致伤害的因素。伤害有时是直接造成的，例如一把锐利的刀子。但是，有时伤害是间接造成的。例如，如果一个医疗器械被期望维持生命，而它失效了，患者可能会死于期望的性能未能实现，而不是设备直接对患者造成伤害。这也是一种危险。

（2）**伤害（Harm）**　尽管官方定义中没有明确说明，但该标准的作者对"伤害"一词有广泛的解释，包括不合理的心理压力和意外怀孕。将财产和环境的损害纳入伤害的范围，是为了考虑可能产生安全后果的损害类型。例如，放射治疗设备中的放射性同位素的不当处置可能危及卫生工作人员。此外，在当今的网络安全环境中，数据应包含在"财产"的范围内。例如，X射线图像的丢失可能导致需要重新拍摄X射线图像，从而使人暴露于额外的辐射中。

（3）**安全（Safety）**　参考文献[8]建议将术语"安全"一词作为名词使用，而不是作为描述性形容词，以避免将"安全"误解为对风险的完全免除。参考文献[8]进一步建议，在可能的情况下，用具体的目标替换"安全"一词。例如，用"保护性头盔"替换"安全头盔"；用"保护阻抗器件"替换"安全阻抗"。在以下这些短语中，"安全"作为名词使用："安全和可靠性""安全程度"。请注意，这是一种建议，而不是要求。

所有医疗器械都存在一定的剩余风险，用户应该被告知这些剩余风险。

（4）**风险**（Risk） 虽然风险的定义只是"伤害发生概率和该伤害严重度的组合"，但许多因素会影响人们所经历的风险水平。例如，接触到热物体会导致烧伤。但物体的温度、热物体与人的接触时间、接触部位以及热物体的物理特性（例如热勺子与热油的比较）都很重要。此外，通常当伤害发生时，会采取措施来减轻伤害。ISO/IEC 指南 63[8] 中 3.10 的注 1 建议，在风险计算中应包括避免或限制伤害的可能性。

（5）**危险分析**（Hazard Analysis）与**风险分析**（Risk Analysis） 有时，"危险分析"和"风险分析"这两个术语被互换使用，这是不正确的。危险分析的目的是识别危险以及可能出现这些危险的可预见事件序列。相比之下，风险分析则是关于估计由于已识别的危险而导致的潜在风险。危险分析在风险分析之前进行并识别危险。风险分析则估计从已识别的危险中可能产生伤害的风险。

（6）**预期用途**（Intended Use）与**预期目的**（Intended Purpose） 根据指导文档 MDCG 2020-6[11] 第 1 节，"预期用途"和"预期目的"应被认为具有相同的含义。这是对这两个术语语义的逐步融合。要理解二者的区别，可以查看欧盟 MDR[2] 中"预期目的"的定义："制造商在标签、使用说明、促销或销售材料或声明中提供的数据表明的器械的预期用途，以及制造商在临床评价中指定的器械的预期用途。"历史上，"预期用途"指的是设备的使用方式（例如是一次性使用还是多次使用）、用户的类型（例如是临床医生还是普通人），以及使用方法（例如直肠温度计的预期使用方法是插入肛门，但其"预期目的"是测量体温）。

（7）**预期目的/用途**（Intended Purpose/use）与**适应证**[Indication（for use）] 指导文档 MDCG 2020-6[11] 第 1 节指出，适应证是指医疗器械用于诊断、预防、监测、治疗、缓解、补偿、替代、修改或控制的临床状况，而预期目的/用途则描述了器械的作用。

所有器械都有预期目的/用途，但并非所有器械都有适应证。例如，灭菌器有其预期用途，但没有适应证。

（8）**可合理预见的误使用**（Reasonably Foreseeable Misuse） ISO 14971[1] 要求制造商识别并记录与医疗器械的预期用途和可合理预见的误使用相关的危险情况。必须估计、评价和控制与每种危险情况相关的风险。

术语"可合理预见的误使用"的定义是在 ISO 14971[1] 第 3 版中引入的。该定义源自 ISO/IEC 指南 63[8]。

其定义为："由容易预测的人的行为所引起的未按制造商预期的方式对产品或系统的使用。"尽管该定义有所帮助，但关于什么构成可合理预见的误使用仍存在混淆和争议。首先，什么是"合理"？由谁来判断？其次，什么是"容易预测"？由谁来预测？是否应该将每一个关于误使用的疯狂和富有想象力的想法都视为可合理预见的？

参考文献［1,8］中定义的注 2 指出："可合理预见的误使用可能是有意的或无意的。"这会将无意的使用错误与故意的超说明书使用混淆在一起。在笔者看来，区分有意的与无意的误使用更为恰当。智能的和适当的医疗器械设计可以帮助减少使用医疗器械时的使用错误。但是医疗保健专业人员可以有意识且成功地将医疗器械用于制造商未预期的用途。

使用错误带来的风险可以通过可用性工程进行管理，并纳入正常的产品风险管理中。不按说明书使用指的是用户和器械都能成功执行其功能的情况。您的风险管理团队可能会设想大量的不按说明书使用的使用方式。问题是：哪些设想的不按说明书使用（误使用）应纳入风险分析中？

以下六项测试可以用来作为确定是否应将误使用作为可合理预见的误使用包含在风险分析中的一种方法。

1）**深思熟虑**（Deliberate）：用户经过深思熟虑，决定以他们想要的方式使用器械。
2）**意图良好**（Well-intentioned）：用户意图对患者有益，即预期没有伤害。
3）**有益**（Beneficial）：用户相信患者可以从误使用中获得受益。
4）**可行**（Feasible）：误使用是可行的，即技术上、经济上和技能上都在用户的能力范围内。
5）**安全**（Safe）：用户可以安全地使用器械，以达到他们希望的目的。
6）**伦理**（Ethical）：用户行为符合伦理。他们已披露关于意图误使用的真实情况，并征得了患者和医院的同意（当患者将器械用于其自身时，这一点不适用）。

如果预见的误使用符合上述六项测试，则可以被视为可合理预见的误使用，恶意被排除在分析之外。也就是说，如果用户意图伤害患者，则该行为不包括在医疗器械的风险管理中。

咨询销售、市场营销和临床等其他部门人员是一个非常好的主意，可以深入了解该设备在实际使用中被误使用的情况。

  提示：考虑一下当同一医疗器械的多代产品同时使用时的情况，例如在医院中。这是否可能产生危险？

4.2 危险理论

只有暴露于危险中，才会引发伤害。图 4-1 说明了一个被称为"危险理论"的模型。危

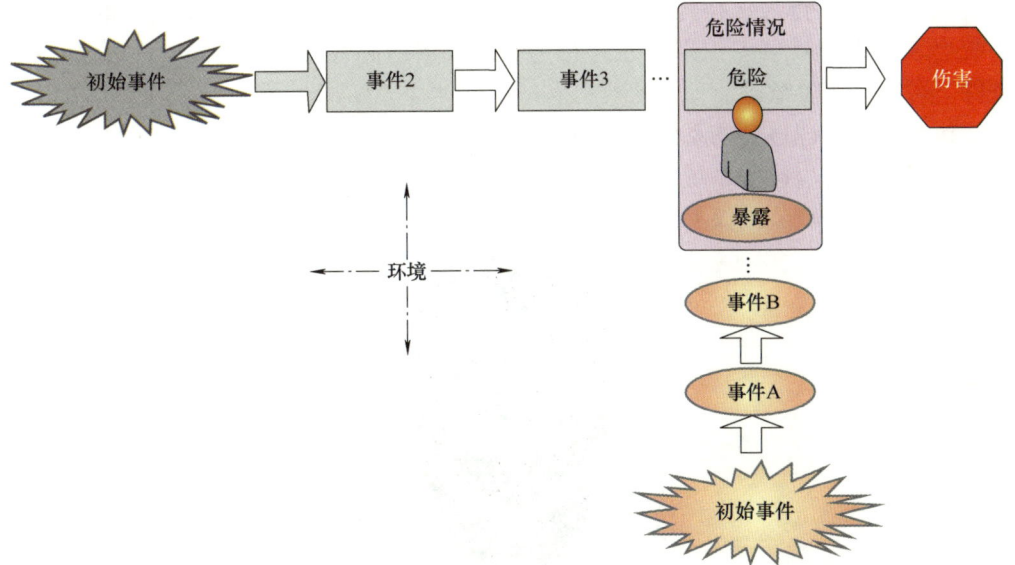

图 4-1 危险理论

险可以是自然存在的，例如阳光中的紫外线，或者是通过一系列事件产生的。我们下面来看看产生的危险。危险理论认为，一个初始事件开始了一系列事件的进程，这些事件最终导致了一个危险。危险是导致危险的事件链中的最后一环。事件链可以很长，也可以很短。

一旦危险产生，或者当它自然存在时，只有暴露于该危险，才会形成一个危险情况。有些暴露是自动的。例如，如果一个植入的器械存在危险，由于器械已经在患者体内，所以暴露是自动的。其他的暴露则需要一系列事件。例如，设想一个工人在放射性环境中穿着防护服（见图4-2）。工人刮擦防护服，导致面料撕裂，从而暴露于放射性粒子中。

危险情况可能由外部环境产生。例如，一个手术机器人可能依赖第三方设备提供的导航数据来引导患者体内的切割器械。第三方导航输入的失效（非机器人本身的失效）将导致危险情况。

危险的周围环境及暴露会影响伤害的严重度。例如，跌倒可能会导致受伤，但跌倒的高度和跌落到的表面的柔软度会影响伤害的严重度。

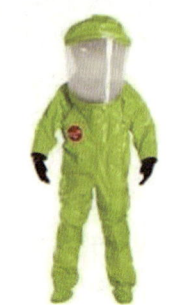

图 4-2 防护服

BXM方法考虑了伤害严重度的完整范围。也就是说，给定一个危险情况，从没有伤害到死亡都会被考虑在内。因此可以说，一旦形成危险情况，受到伤害的概率是100%。

4.3 系统及系统类型

我们所考虑的系统是工程系统，而非自然系统（如生态系统）或社会/政府系统。INCOSE定义："工程系统是一个设计或调整以与预期的操作环境交互的系统，它实现一个或多个预期目的，并遵守适用的约束条件。"

更一般地，INCOSE定义："系统是部件或元素的一种组合方式，这些部件或元素共同表现出单个组成部分所没有的行为或意义。"

系统具有功能、行为、特性、物理结构和连接，包括系统内部和系统外部的连接。有时，系统会表现出未被事先识别的意外行为，例如潜行路径（sneak paths）。这些行为在非失效条件下可能会产生危险。

需要执行风险管理过程的系统可以分为以下两类。

（1）集成式系统 这些系统从用户的角度来看是一个整体，它们不需要用户进行任何组装或集成。示例：血糖监测仪（见图4-3）。

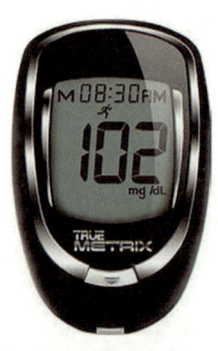

图 4-3 血糖监测仪

（2）分布式系统　这些系统从用户的角度来看由多个组件组成，并需要用户进行集成。示例：图4-4所示的脊髓刺激系统，包含六个独立的集成部件。每个集成部件都经过单独批准、包装并交付给用户。最终的组装和集成由用户完成，形成一个可工作的系统。

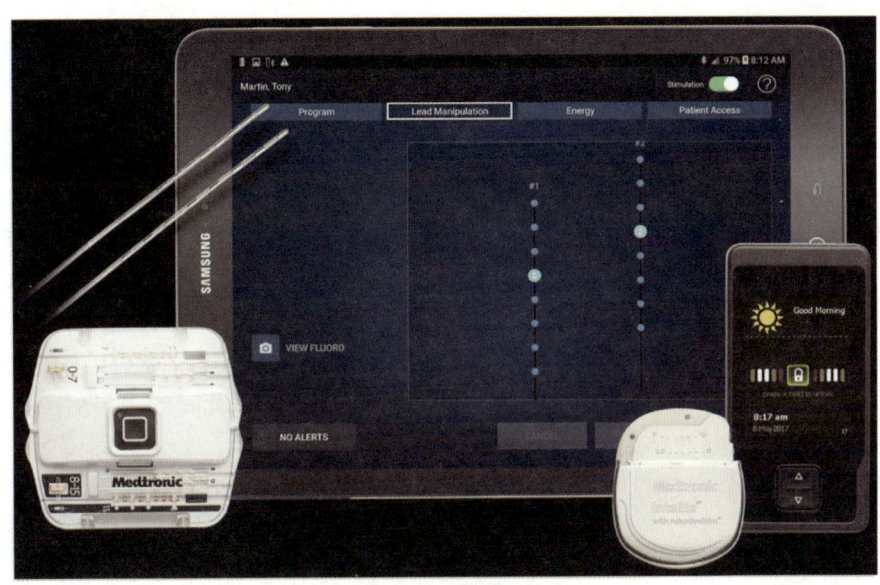

图4-4　脊髓刺激系统
（转载已获Medtronic公司许可）

第 5 章
理 解 风 险

"风险"(risk)一词源于早期意大利语"risicare",意为"敢于"[12]。几个世纪前,人们对风险有一定的意识——有时事情会出错,有时则会顺利。他们将这种情况归因于好运或背运。由于不了解风险,他们把运气不佳的原因归咎于神灵的不满。人们求助于祭司或萨满,并进行动物甚至活人的献祭,认为这样可以取悦神灵并获得庇佑。这是一种早期的风险控制形式。现代风险概念及其相关的概率和统计数学最初受到对赌博兴趣的驱动。在 17 世纪,法国数学家布莱兹·帕斯卡(Blaise Pascal)是最早处理机会游戏结果概率问题的人之一。他向皮埃尔·德·费马(Pierre de Fermat)寻求帮助,两人共同创立了概率理论[12]。这意味着人们首次可以根据数字而非迷信做出决策。

这一发现的另一个有趣结果是保险的发明,保险本身促进了商业冒险并推动了国际贸易。

风险回答了这样一个问题:如果 A 发生,那么 B 发生的概率是多少(见图 5-1)?我们使用统计学作为工具,利用我们对过去的了解来预测未来。

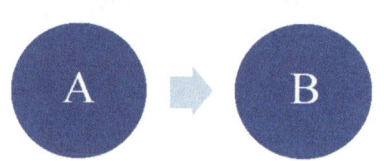

图 5-1 如果 A 发生,那么 B 发生的概率是多少

在许多情况下,风险意味着选择。也就是说,根据对结果 B 发生概率的预测,我们选择是否采取行动 A。以投资为例,我们根据对获利概率的估计(结果 B)决定是否进行投资(行动 A)。

归根结底,风险是关于受益与成本的权衡。在医疗器械风险管理的背景下,成本是伤害或对健康的损害。

重要的是要理解风险不能被消除——风险是被管理的。我们不能制造一个"安全"的器械,也就是说,不能制造出风险为零的器械。但我们可以管理风险。风险管理包括设定界限,然后设计产品,以使其在这些界限内不会构成不可接受的风险水平。界限包括预期用途、预期用户、预期使用环境以及规定的治疗方法。根据参考文献[9],在制造商没有明确声明预期用途的情况下,那么通常理解的使用模式可以构成预期用途。

安全是一个系统的重要属性。这是因为用户与系统交互,而不仅仅是与系统的某些部分交互。例如,汽车是一个系统。用户与汽车系统交互,以获得运输的受益。轮胎是汽车系统的一个组件。如果轮胎存放在仓库中,其解体不会构成安全风险。但如果轮胎是汽车系统的一部分,其解体确实会带来安全风险。

5.1 风险定义

"风险"有多种定义。让我们来看一些定义。
1）伤害发生的概率与该伤害的严重度的组合[2]。
2）关于不良事件发生的客观不确定性[13]。
3）发生不良事件的概率。
4）在危险情况中遭受伤害的概率。

为了提供有益的信息，风险需要是可衡量的——可以是定量的，也可以是定性的。仅仅知道存在伤害的风险并不是很有用。人们需要知道风险的大小，才能做出合理的决策。考虑药品的风险披露，例如，辉瑞公司描述了服用立普妥（Lipitor®），一种常见降胆固醇的他汀类药物的风险如下。

1）腹泻。
2）胃部不适。
3）肌肉和关节疼痛。
4）感到疲倦或虚弱。
5）丧失食欲。
6）上腹部疼痛。
7）尿液呈深色或琥珀色。
8）皮肤或眼白发黄。
……

以上伤害中没有提及任何发生概率。没有这些信息，就无法就是否服用立普妥（Lipitor®）做出合理决策。考虑一下，某种伤害发生的概率是99%或是0.01%，难道这种信息不会影响您的决定吗？

如果没有定量数据，提供相对的、定性的信息也会有所帮助。例如，如果Crestor®（另一种流行的降胆固醇药物）声称与Lipitor®相比，它们的副作用风险更低，则患者可能会选择Crestor®而不是Lipitor®。

5.2 风险类型

"风险"一词可能会因听众的不同而在他们的脑海中引发许多不同的想法。项目管理者可能会考虑项目按时完成的风险。首席执行官（CEO）可能会考虑业务风险。工程师可能会考虑无法满足要求的技术风险。律师可能会考虑侵犯他人知识产权（IP）的风险。

表 5-1 是一些风险类型的例子。

表 5-1 风险类型的例子

序 号	风险类型	序 号	风险类型
1	项目风险	3	知识产权风险
2	财务风险	4	信息安全风险

序　号	风险类型	序　号	风险类型
5	技术风险	7	合规风险
6	进度风险	8	安全风险

在本书中，我们仅仅关注安全风险。重要的是，当您使用"风险管理"这个术语时，要确保您的听众明白您所指的是哪种类型的风险。

由于对风险的理解不足，伤害与风险常常被混淆。制造商需要披露医疗器械或药品的剩余风险。如前文第 5.1 节中立普妥（Lipitor®）的例子所示，通常会列出一系列伤害来满足这一要求。本书有助于对这些术语进行更清晰的区分，以帮助减少或防止此类混淆。

医疗器械的安全风险应与项目或业务风险分开管理，以避免对患者安全的关注被淡化。

5.3　风险的影响因素

风险的一个主要影响因素是人，无论是系统的设计者、生产者、维护者，还是系统的用户。假设意图是好的，人类对风险产生影响的主要原因在于现实与人们所拥有的心智模型之间的不一致。心智模型在生活中是必要的。考虑这样一个模型：把手放进沸水中会导致烫伤。想象一下，如果您失去了这个心智模型，则每次都不得不重新学习它。

Leveson[14] 认为所有模型都是抽象的，它们通过抽象出被认为不相关的细节并专注于被认为最相关的现象特征来简化所建模的事物。在选择哪些因素相关、哪些不相关时，通常是任意的，完全由建模者选择。然而，这种选择在预测未来事件的有用性和准确性方面起着至关重要的作用。

我们拥有的心智模型是基于理论或经验观察的假设。它们的有用性取决于它们对现实进行建模的准确程度。如果我们在风险管理中使用的模型不正确，那么我们设计的安全风险控制措施可能无法有效降低风险。

因果关系的事件链模型是事故建模中最常见的方法之一，这在前面的图 4-1 中已经进行了描述。将事件链模型扩展到风险管理，可以发现防止伤害的最明显对策是在伤害发生前打破事件链。虽然这是一个有用的模型，但应注意考虑可能间接影响模型的因素。例如，20 世纪 70 年代，如果您想在冰上安全停车，建议是反复踩刹车，以避免车轮锁死和打滑。现代汽车则配备了防抱死制动系统（ABS），在驾驶配备防抱死制动系统的汽车时，最迅速的停车方法是尽力踩下制动踏板，因为制动系统会自动进行制动泵操作。如果使用老式汽车的制动模型来驾驶现代汽车，实际上会降低汽车的制动能力并增加停车距离，从而增加汽车碰撞的风险。

5.4　风险感知

ISO/TR 24971[15] 指出："重要的是要考虑到，不同利益相关者群体对风险可接受性的感知和理解可能会有所不同，并且可能受到其背景和利益性质的影响。"为了满足公众舆论的期望，可能需要对某些风险给予额外的权重。在某些情况下，可能有必要考虑到已识别出的利益相关者的关注点代表了社会的价值观，并且这些关注点已被考虑在内。

风险感知和容忍度受到人类心理的强烈影响。同样的情况会被不同的人以不同的方式感知。事实上，这也是股票市场运作的原因——有些人认为亏钱的风险高，所以他们卖出，而另一些人认为亏钱的风险低，于是他们买入。

当不良事件发生时，公众对该事件风险的感知会突然飙升。20世纪80年代初，苏联的航空公司Aeroflot发生了一系列飞机坠毁事件，所有涉及坠毁的飞机都是图波列夫Tu-154型号。当时，有些人如果得知自己乘坐的航班是图波列夫的飞机，就会拒绝登机。在任何行业中都会出现类似的情况，包括医疗器械行业。当某一特定的医疗器械涉及不良事件时，所有其他同类型的器械都会变成可疑器械。您可能还记得与硅凝胶乳房植入物破裂相关的不良事件，这让许多女性感到恐惧，即使她们自己没有受到影响。

风险感知还受到其他因素的影响。例如，是否暴露于危险似乎是非自愿的、可以避免的、来自人为来源的、由于疏忽的、源于不为人知的原因或针对社会中脆弱群体的。人们往往对自然风险的容忍度高于对人为风险的容忍度。对儿童风险的容忍度低于对成年人风险的容忍度。

迈克尔·刘易斯（Michael Lewis）在《思维的发现》（*The Undoing Project*）[16]中说："人们所谓的风险厌恶，实际上等同于人们为了避免后悔而自愿支付的费用，是一种后悔溢价。"假设您在赛马场，您有5美元可以下注，他们给您10∶1的赔率，也就是说，您有机会在短时间内获得1000%的资金回报，或者您可能会损失这5美元。如果您不愿意承担这个风险，意味着您愿意支付50美元的溢价，来避免如果您的马没有赢，您就失去5美元的遗憾。在医疗器械领域，这种心理表现为人们愿意放弃设备带来的高概率的受益，以避免设备带来的低概率的健康损害。这种计算方式会在一个人绝望时发生变化。例如，绝症患者愿意接受高风险的设备以获得较低的受益。

5.5 风险计算

ISO 14971[1]的第5.5条要求制造商估计与每个已识别的危险情况相关的风险。该标准在其附录C中提供了一个图（见图5-2）。这个图的解释是，在危险出现后，通过一系列事件的进展，一个危险情况就会出现，在这个情况下，人、财产或环境暴露于危险之中。危险情况发生的概率为P_1。在危险情况下，对象（人、财产、环境）可能会受到伤害，这个概率为P_2。P_1和P_2的乘积就是风险。另一种解释方法是：风险是在危险情况下遭受伤害的概率。

请注意，在图5-2中，伤害周围有一条虚线。其原因在于，即使在相同的危险情况下，不同的人（对象）会产生不同程度的伤害。例如，当暴露于流感病毒时，一些免疫系统强大的人可能没有任何反应，而一些人可能会出现发烧和疼痛的典型症状，还有一些人甚至可能死于流感。ISO 14971并未规定如何处理这些不同程度的伤害，而是留给制造商自行选择如何应对这种现象。

传统上，许多制造商采取保守的做法，假设最坏情况下的伤害。这会带来两个问题。首先，对于许多伤害来说，

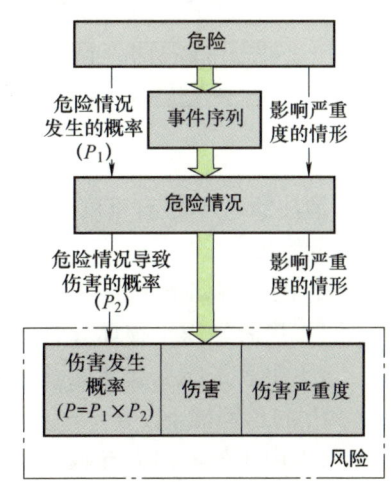

图5-2 风险估计（ISO 14971）

虽然可能性很小，但患者可能会死亡。采用"最坏情况"策略的制造商会发现自己面临着对其器械危险的夸大描述——似乎显示出大多数与器械相关的危险都可能导致患者死亡，尽管历史数据显示并非如此。这些制造商发现自己被迫过度设计他们的器械，浪费了大量工程资源。第二个问题是，资源会被集中用于基于最坏情况分析的最高严重度的伤害上，而实际上更可能发生的中等严重度的伤害却得不到足够的关注。这意味着较低风险的伤害会优先于较高风险的伤害。请记住，风险 = $P_1 \times P_2$。仅基于伤害的严重度来做出优先级决策，会忽略了伤害发生的概率。

BXM 方法使用了一个基于 ISO/TR 24971[15] 表 4 中术语和定义的 5 级伤害严重度表。这些术语和定义可以在下面第 17.2 节的表 17-3 中找到。需要注意的是，自从本书第一版以及 ISO 14971[17] 第二版以来，这些术语发生了一些变化。

1)"灾难性的"被改为"致命的"，因为 ISO 14971 将最高严重度类别定义为"死亡"。"灾难性的"这个词可能会被误解为某种非常严重的情况，但不一定是死亡。"致命的"这个词则是明确无误的。

2)"严重的"被改为"重大的"，因为"严重的"一词在其他标准（如 IEC 62304[10] 和 ISO 14155[18]）中有不同的含义。使用"重大的"一词有助于减少混淆。

在使用 5 级伤害严重度模型的情况下，可以对图 5-2 进行增强，如图 5-3 所示。

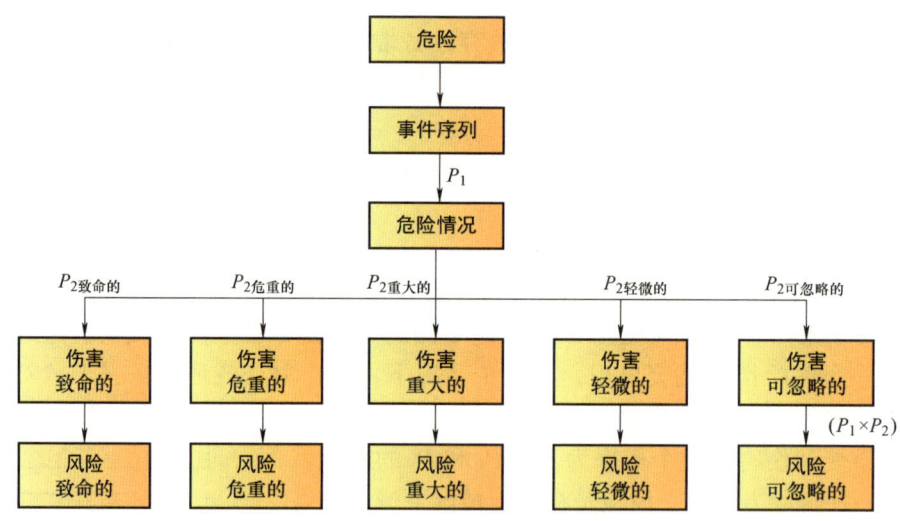

图 5-3　5 级风险估计

请注意，P_1 是有维度的，而 P_2 是无维度的。因此，**风险**（Risk），即 $P_1 \times P_2$，具有与 P_1 相同的维度。

P_1 的示例如下。

1)患者暴露于损坏导管的概率为每 1000 次使用中有 1 次。
2)患者未能从起搏器获得起搏的概率为 $<10^{-5}$ 每患者年。

P_2 的示例如下。

1)由于颅内出血导致死亡的概率为 2.5%。
2)由于角膜划伤导致永久性损伤或不可逆损伤的概率为 4%。

第 6 章
风险管理标准

有许多标准涉及医疗器械的安全，如 ISO 14971[1]、IEC 60601-1[7]、IEC 62304[10]、IEC 62366[19]、ISO 10993-1[20] 等。图 6-1 说明了六个这样的标准。ISO 14971 是医疗器械风险管理的核心标准，在欧盟和美国都得到了认可。图 6-1 中的其他医疗器械安全标准对 ISO 14971[1] 做出了规范性引用，这意味着 ISO 14971[1] 的要求也成为了它们的要求。ISO 14971[1] 建立了一个框架，并定义了一套执行风险管理的要求，但并没有规定任何具体的过程。

大多数安全标准正逐渐变得以结果为导向，而不再是以规定为主。它们规定了预期的输出结果，并让您可以自由选择自己的方法。这既是福音也是挑战。一方面，您可以自由地创建自己的过程；另一方面，这些标准并没有告诉您该如何做，所以您选择的方法可能会受到质疑，您必须做好为其进行辩护的准备。

对于所有受监管的医疗器械，制造商必须证明已采用了正式的风险管理过程，并且相应的安全风险已被降低到可接受的水平。

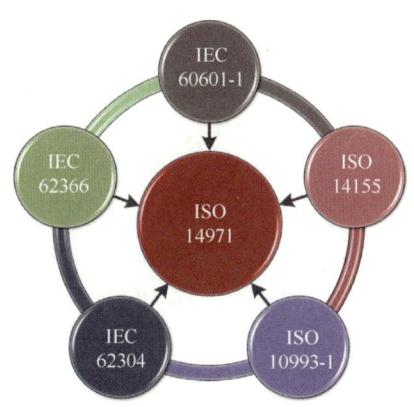

图 6-1　ISO 14971 为核心标准

 提示： 美国食品药品监督管理局（FDA）维护了一个公认共识标准的数据库。您可以通过以下链接访问该数据库：https://www.accessdata.fda.gov/scripts/cdrh/cfdocs/cfStandards/search.cfm

6.1　ISO 14971 的历史和起源

ISO 14971 最初于 1998 年制定，共有 112 个国家参与。它被广泛认可为医疗器械风险管理的国际标准。

为了制定 ISO 14971，成立了 ISO/TC 210 WG4 工作组。同时，IEC 60601-1 的第三版也计划将医疗器械的风险管理纳入其中。为了联合工作，成立了 JWG1 IEC/SC 62A 工作组，因此 ISO 14971 是 IEC 和 ISO 合作的产物。之所以选择 ISO 作为代号，是因为 14971 不仅仅是只涉及医用电气设备，而是涵盖了所有医疗器械。

ISO 14971 于 2000 年首次发布。2007 年 3 月发布了第二版，取代并取消了 2000 年的版本。2012 年，欧盟发现 ISO 14971：2007[17] 与欧盟指令 93/42/EEC 医疗器械指令[3]、90/385/EEC 有源植入式医疗器械指令（AIMDD）和 98/79/EC 体外诊断指令之间存在差异，在 ISO 14971[17]第二版中增加了三个附录：ZA、ZB 和 ZC，并形成了欧洲协调标准 EN ISO 14971：2012[21]。2019 年 12 月，ISO 14971 第三版发布，取代并取消了 ISO 14971 的前两个版本。ISO 14971：2019[1]在欧洲被 CEN/CENELEC 采用，形成了 EN ISO 14971：2019。ISO 14971：2019 和 EN ISO 14971：2019 完全相同。

为了帮助 ISO 14971[1]的用户，ISO 发布了配套文档：ISO/TR 24971：2020[15]，作为实施和维护符合 ISO 14971[1]风险管理体系的指南。ISO/TR 24971：2020[15]不包含规范性要求。为了方便读者，ISO/TR 24971：2020[15]的章节编号与 ISO 14971[1]的章节编号保持一致。ISO/TR 24971：2020[15]的附录 A、B 和 C 提供了关于实施 ISO 14971：2019[1]第 1 部分~第 10 部分的额外见解和指导。

虽然 ISO 14971 主要用于医疗器械，但它也可以用于参与医疗器械制造的其他实体，例如供应商。该标准也适用于在某些司法管辖区内不一定被视为医疗器械的其他产品，例如隐形眼镜、纹身设备和被列入欧盟 MDR 附录 XVI 中的其他产品。

在 ISO 14971 之前，没有其他标准来解决医疗器械的风险管理问题。ISO 14971 作为框架被起草，因为很难创建一个适合所有医疗器械的特定过程。制造商需要创建符合 ISO 14971 的内部程序，并使其最适合其产品。

ISO 14971[1]要求制造商建立、实施、记录和维护一个持续的风险管理过程，并将其应用于医疗器械从概念到退役和处置的整个生命周期。

ISO 14971 是作为通用安全标准编写的，涵盖所有医疗器械。因此，安全风险管理可以从使用其他特定的安全标准受益，例如 IEC 60601-1、IEC 62304、ISO 10993-1 等。特别是 IEC 62366-1 在可用性方面对 ISO 14971 进行了补充，可用于处理因使用错误而可能产生的危险情况。

ISO 14971 不要求制造商建立质量管理体系（QMS），但欧盟 MDR[2]和 IVDR[22]确实要求制造商建立涵盖风险管理（RM）的质量管理体系。因此，建议建立一个质量管理体系并确保将风险管理过程纳入其中。

ISO 14971[1]不仅适用于管理对人类的伤害风险，还适用于对数据、财产和环境的风险。有时，对数据、财产或环境的损害会导致对人的伤害，例如，救生设备软件的损坏或向环境释放有毒物质可能会导致对人的伤害。有时，对数据、财产或环境的损害不会导致对人的伤害。在这两种情况下，ISO 14971 都可用于管理伤害的风险。显然，这两种伤害类型截然不同，最好分别管理。

6.2 协调标准

从严格的法律意义上讲，监管机构并不要求遵守 ISO 14971[1]。根据欧盟法规，使用标准（或协调标准）是纯粹自愿的，您可以通过其他方式遵守欧盟医疗器械法规（EU MDR）附录 I 中的通用安全和性能要求。然而，在风险管理方面，ISO 14971[1]是公认的参考标准，遵守该标准可以更容易地说服公告机构，使其相信您的设备是可接受安全的。

符合 ISO 14971[1]还会为质量管理体系（QMS）带来其他好处。例如，ISO 13485[23]中第 7 条关于产品实现和第 8.2.1 条关于监测和测量期间反馈的内容都与风险管理有关，可以通过符合 ISO 14971[1]来实现。

第 7 章

风险管理过程的要求

ISO 14971[1]为管理医疗器械的风险提供了一个如下的框架。这个框架不是规定性的，而是有特定的要求和期望。

1）有形成文件的过程，并将其应用于整个产品生命周期。
2）有一个风险管理计划。
3）识别医疗器械的危险及相关的危险情况。
4）估计和评估各个风险。
5）控制风险。
6）验证风险控制的有效性。
7）确保所有已识别的风险都有完整的风险控制措施。
8）评估综合剩余风险。
9）证明受益超过风险。
10）进行风险管理评审。
11）生成风险管理报告。
12）监测生产和生产后信息，并根据发现采取适当行动。
13）创建和维护风险管理文档。
14）说明危险、风险、风险分析、评价与控制，以及风险控制的验证之间的可追溯性。
15）使用能胜任的人员进行风险管理。

制造商可以自由创建内部过程，以满足上述要求。
风险管理过程至少应包括以下几个要素。

7.1 风险分析

风险分析的要求如下。
1）提供所分析的医疗器械的描述和识别。
2）定义分析的范围——包括哪些内容，排除哪些内容。
3）识别医疗器械的预期用途及可合理预见的误使用情况。
4）识别医疗器械的安全特性。
5）识别该器械可能存在的危险。
6）对于每个已识别的危险，描述合理预见的事件序列或事件组合，这些事件可能导致危险情况的发生。
7）估计每个危险情况的风险。

您需要确定执行风险分析的人员，这对于确认这些人的资格是否符合要求是必需的。此外，必须记录分析的日期。

1. 危险识别

标准[1]要求制造商根据预期用途、可合理预见的误使用和与安全相关的特性，在正常和故障状态下识别和记录与医疗器械相关的已知和可预见的危险。这定义了在不同使用条件下可能出现的四种类型的危险。表 7-1 总结了这种危险分类法。

表 7-1 危险分类法

故障状态	危险类别	
	已知	可预见
正常	X	X
故障	X	X

有多种技术可以用于识别系统危险。例如，故障树分析（详见第 14.1 节）和失效模式和影响分析（详见第 14.4 节）。

其他危险识别技术包括：搜索已发表的文献，查找类似器械的已报告危险；搜索 MAUDE[30] 和 Eudamed[31] 等数据库；查阅 ISO 14971[1] 的表 C.1，表 C.1 列出了许多常见的危险，这些危险有助于识别与您的医疗器械相关的危险。

2. 风险估计

风险估计的方法在第 17 章中有详细解释。

7.2 风险评价

风险评价需要了解风险可接受性准则。有关风险评价的详细讨论，请参见第 21 章。

7.3 风险控制

有关风险控制的详细讨论，请参见第 18 章。有关风险控制验证的详细讨论，请参见第 19 章。

7.4 综合剩余风险评价

综合剩余风险是在降低和接受每个单独的风险之后，所有单个风险的总和。标准[1]要求在风险管理计划中记录评价综合剩余风险的方法。确定综合剩余风险并非易事，不能简单地将所有单个风险相加来确定。可以采用不同的方法，以下介绍了三种方法。

1. 方法 1：定量方法

如果您按照本书中介绍的 BXM 方法，您可以使用布尔代数计算所有单个风险的总和，并得到五级严重度类别中每个严重度类别的风险数值。然后，您只需要将每个严重度类别中的综合剩余风险与可接受性准则进行比较。如果综合剩余风险高于风险可接受性准则，则不可接受。否则，便可接受。

2. 方法 2：定性或半定量方法

在这种方法中，您可以通过统计每个代表性单元格中的单个剩余风险数量，创建单个剩余风险的可视化表示。它看起来类似于图 7-1 或图 7-2。然后，您评价该风险特征的可接受性。如果有一个参考器械，可能是您自己的上一代器械，您可以比较新器械与旧器械的风险特征。如果没有可比较的参考风险特征，那么您就需要寻求具有相关医疗器械知识、经验的权威专家的主观判断。

		定性严重度		
		可忽略的	中等的	重大的
定性概率	高	2		
	中	5	8	
	低	7	3	

图 7-1　定性风险特征示例

		定性严重度				
		可忽略的	轻微的	重大的	危重的	致命的
定量概率	经常					
	有时		9			
	偶尔	2	3	11		
	很少		5	7		
	非常少					

图 7-2　半定量风险特征示例

3. 方法 3：风险差异法

在这种方法中，您将被分析的器械与一个非常相似的、已经获批，并在市场上使用的对比器械进行比较。这个对比器械可能是您自己的上一代器械。这种逻辑方法的基础是推断对比器械具有可接受的综合剩余风险。该方法的假设是，被分析器械与对比器械之间的差异很小，且其受益是可比的。接下来，我们识别出被分析器械与对比器械之间的不同的单个风险。

如果我们能够证明被分析器械中不同的单个风险低于对比器械的风险，那么从逻辑上讲，可以推断出被分析器械的综合剩余风险是可以接受的。

7.5　风险管理评审

在医疗器械的风险管理过程结束时，标准[1]要求对最终结果进行评审。有关风险管理评审的详细讨论，请参见第 24 章。

7.6　生产和生产后活动

一旦风险管理过程完成并且医疗器械被投放市场，制造商就需要持续监控产品的使用情况。这可以采取监测的方式，即主动获取信息，或采取投诉处理的方式，即被动接收信息。所有收集的信息都应根据需要用于更新风险管理工作的结果。有关生产和生产后活动的详细讨论，请参见第 25 章。

第 8 章

质量管理体系

您的质量管理体系（QMS）是对外部标准的内部反映。您通过标准操作程序（SOP）将标准在公司内部落实。一个清晰、有条理且编写良好的 SOP 向监管机构传达了一个信息，即您的 QMS 是一致且符合适用标准的。更重要的是，编写良好的 SOP 可确保您的人员能够忠实、准确地遵循内部过程，从而产生正确的结果和高质量的工作。反之，编写不佳且令人困惑的 SOP 可能导致不符合项，引发来自监管机构的观察和警告，重则还会导致严厉的处罚，包括法律裁决及公司停业。

除了 SOP 外，许多公司还采用模板和作业指导书来协助高质量地执行风险管理工作。SOP 层次更高，用于确保符合适用的标准，作业指导书则提供了开展工作的详细指导。

与所有其他受控文档一样，风险管理文档必须按照 QMS 中规定的方法进行控制。如果缺乏这种严格的控制，极易导致分析与其评估目标脱节，从而导致不希望的结果，例如遗漏危险、患者受伤、审计发现问题等。

有趣的是，ISO 14971[1] 并不要求制造商必须建立质量管理体系。然而，几乎所有医疗器械制造商都符合 ISO 13485[23]，该标准规定了 QMS 的要求。此外，欧盟 MDR[2] 第 I 部分（32）指出，所有制造商都应制定一个 QMS。拥有一个 QMS 是最佳实践，具有许多好处。良好的风险管理过程的一个重要好处是能够对提议的变更进行安全影响分析。在任何良好的 QMS 中，都会对受控设计的任何提议的变更进行影响分析。这种影响分析的一个方面应是确定提议的变更对安全的影响。如果没有正式规范的风险管理过程，对提议的变更的安全影响将只是一个猜测。

第 9 章
可用性工程与风险分析

医疗器械提供了越来越多的好处，但同时也变得越来越复杂。用户必须与这些器械进行交互才能获得它们提供的好处。用户接口对用户的成功使用至关重要。设计用户接口，使其直观、易于学习和使用并非易事。由于医疗器械的可用性不足而导致的使用错误已成为不良安全事件日益增加的来源。随着医疗保健的发展以及更多家用医疗器械作为节约成本的措施的推广，包括患者在内的技能较低的用户现在也在使用医疗器械。这使得可用性工程成为安全风险管理中越来越重要的方面。可用性工程过程旨在分析和评估与使用错误相关的风险，并帮助推动更好的设计，以确保用户取得成功。

区别：

使用失效，包括使用错误，描述了用户在与医疗器械进行交互时，未能实现预期结果的情况。即使没有错误发生，器械的设计也可能使得用户使用器械变得困难或不可能。力量、触及范围或感觉敏锐度的物理限制可能阻止用户执行所需的任务。此外，用户接口可能会引起困惑，导致用户在执行任务时犯错，这些都是使用错误。

标准 IEC 62366[19] 并不使用"使用失效"这一术语，而是定义术语"使用错误"为"用户使用医疗器械时的操作或缺少操作导致与制造商预期或用户预期不同的结果。"为了与标准[19]保持一致，本书使用术语"使用错误"来表示上述的使用失效和使用错误。

值得注意的是，在过去，通常使用"用户错误"或"人为错误"这两个术语。这将产生一种暗示，即用户应该受到指责，而制造商是无可指责的。虽然用户确实会犯错误，但在许多情况下，对设计进行改进或提供培训可以帮助减少用户犯错的可能性。使用"用户错误"这一术语的问题在于，它将注意力集中在结果上，而不是原因上。FDA 和可用性工程标准不提倡使用"用户错误"这一术语，而是使用"使用错误"。

医疗器械可用性工程的主要标准是 IEC 62366[19]。该标准的最新版本，即 2020 年 6 月发布的 1.1 版，包含了第 1 版（2015 年 2 月）及其勘误（2016 年 7 月），以及修改单 1（2020 年 6 月）。IEC 62366 由 IEC 和 ISO 共同制定，既作为 IEC 标准发布，也作为 ISO 标准发布。

该国际标准描述了一个可用性工程过程，以提供与医疗器械可用性相关的可接受安全风险。值得注意的是，可用性工程的范围不仅限于安全，还涉及用户如何有效且轻松地与医疗器械交互，以实现其期望的结果。因此，客户体验和满意度也受到可用性工程的影响。

配套文档 IEC TR 62366-2[24] 提供了关于将可用性工程应用于医疗器械的指导。该技术报告包含了有助于根据 IEC 62366[19] 实施可用性工程的背景信息，支持超出安全范围的扩展目标，例如任务效率和用户体验。

IEC 62366[19]提供了评估和缓解与正确使用和使用错误相关的风险的过程。恶意行为和非正常使用被排除在风险管理过程之外。有关这些术语的进一步解释,请参见第9.1节和第9.2节。此排除项有一个例外:安全漏洞蓄意规避制造商实施的风险控制措施。因此,它们符合非正常使用的定义,但它们应该被纳入风险管理的范围。

值得注意的是,FDA将人因工程与可用性工程视为同义词。参见FDA人因工程指南[25]第3.6节。此外,FDA已将术语"用户错误"替换为"使用错误"。这意味着FDA认为使用错误是器械的不合格,因为设计过程中应该考虑人因工程。继续这一思路,在某些情况下,将用户视为系统的一部分并得出用户需求可能是有意义的。

随着自动化、人工智能和机器学习的发展,机器逐渐接管了更多的人类的任务和决策。虽然这带来了许多好处,但一个意想不到的副作用是,人们因为对机器信任和依赖的不断增加而变得不那么警觉。因此,人们变得更容易犯错误。这方面,我们可以从航空航天领域的经验中得到启示。自动化在航空领域已经使用了很长时间,以减少飞行员的工作负担并提高安全性。然而,当飞行员变得过于依赖自动化时,他们的技能开始退化。当自动化无法处理某种情况并且责任落到人类飞行员身上时,飞行员可能会感到恐慌。航空领域有句老话:"作为航空公司的飞行员,99%的时间是无聊的,1%的时间是彻底的恐惧。"

提示:从产品开发的开始阶段就启动可用性工程。虽然FDA要求进行总结性研究,但他们也希望得到关于整个设计过程中的可用性工程如何执行的总结。

9.1 关键术语

表9-1是一些关键术语的定义。对这些术语的清晰理解对于正确处理使用错误非常重要,也有利于与团队成员的沟通。

表9-1 一些关键术语的定义

术 语	定 义
非正常使用 (Abnormal Use)	有意识的、故意的行为或对某行为的故意忽略,这些行为与正常使用相反或违背了正常使用,并且超出了制造商对用户接口相关风险控制的任何进一步合理措施(参考文献[19]的3.1)
行为错误 (Action Error)	使用错误的原因之一。与执行一种动作中的错误有关,而不是主要由于感知或认知缺陷造成的
认知错误 (Cognition Error)	使用错误的原因之一。与认知缺陷有关,而不是主要由于感知缺陷或无法执行动作造成的
正确使用(Correct Use)	没有使用错误的正常使用(参考文献[19]的3.3)
形成性评价 (Formative Evaluation)	为探索用户接口设计的优点、缺点和意想不到的使用错误而进行的用户接口评价(参考文献[19]的3.7) 也称为形成性研究
与危险相关的使用情景 (Hazard-Related Use Scenario)	可能会导致危险情况或伤害的使用情景(参考文献[19]的3.8)

(续)

术　语	定　义
失误（Lapse）	记忆失效。指用户拥有相关知识，但因暂时忘记了这些知识而根据错误的信息做出决策，并在没有疏忽的情况下执行该决策 该术语在 IEC 62366:2007 版中使用，但在 2020 版中未使用
恶意行为（Malice）	有意对人、财产或环境造成伤害的行为
差错（Mistake）	判断和/或推理过程中的缺陷或失效。用户在没有疏忽的情况下执行任务 从 IEC 62366:2007 附录修改而来 该术语在 IEC 62366:2007 附录 B 中使用，但在 2020 版中未使用
误使用（Misuse）	医疗器械的不正确或不适当使用（参考文献［17］的 4.2 注 1） 注：这不是官方定义
正常使用（Normal Use）	按照使用说明或对没有使用说明的医疗器械按普遍接受的惯例进行操作或待机，包括任何用户的常规检查和调整（参考文献［19］的 3.9）
感知错误（Perception Error）	使用错误的原因之一。与感知缺陷有关，而不是主要由于认知缺陷或无法执行动作造成的
基本操作功能（Primary Operating Function）	涉及与医疗器械安全相关的用户交互的功能（参考文献［19］的 3.11）
疏忽（Slip）	用户拥有相关知识和意图，但执行时出错。注意力错误 该术语在 IEC 62366:2007 版中使用，但在 2020 版中未使用
总结性评价（Summative Evaluation）	在用户接口开发结束时进行的用户接口评价，旨在获得用户接口可以安全使用的客观证据（参考文献［19］的 3.13） 注：总结性评价通常用于验证风险控制的有效性
任务（Task）	实现一个预期结果的与医疗器械的一个或多个用户交互（参考文献［19］的 3.14） 注：任务可以进一步分解为"步骤"
可用性（Usability）	用户接口的特性，即便于使用并因此在预期使用环境中建立有效性、效率和用户满意度（参考文献［19］的 3.16）
使用错误（Use Error）	使用医疗器械时的用户操作或缺乏用户操作导致与制造商预期或用户预期不同的结果（参考文献［19］的 3.21） 注：使用错误包括用户无法完成任务的情况
使用情景（Use Scenario）	特定用户在特定使用环境中执行的特定任务序列，以及造成的所有医疗器械响应（参考文献［19］的 3.22）
用户接口（User Interface，UI）	用户和医疗器械交互的方式（参考文献［19］的 3.26） 注：用户接口包括用户与医疗器械交互的所有要素，包括医疗器械的物理方面，以及视觉、听觉、触觉显示器，不仅限于软件界面，还包括随附的文档

9.2　区别

如第 9.1 节所定义的，非正常使用是指"有意识的、故意的行为或对某行为的故意忽略，这些行为与正常使用相反或违背了正常使用，并且超出了制造商对用户接口相关风险控制的任何进一步合理措施"[19]。示例包括鲁莽使用、破坏行为或故意忽视安全指示。

恶意行为是指有意造成伤害的行为。恶意行为与非正常使用的区别在于，恶意行为有造成伤害的意图，而非正常使用则是可能造成伤害的鲁莽行为。

排除非正常使用和恶意行为后，剩下的就是正常使用。正常使用包括器械的预期用途，即器械的医疗应用，以及其他附带用途，如维护、运输等，如图 9-1 所示，有关此概念的进一步详细说明，另请参阅 IEC 62366[19] 的 3.9 注 1。

任何正常使用都可能存在使用错误，这些错误可能导致危险情况。

对于使用错误和误使用，ISO 14971[1] 的 3.15 注 2 指出："可合理预见的误使用可能是有意的或无意的。"这可能会造成有意和成功的超说明书使用（即误使用）与无意的使用错误之间的混淆。虽然风险管理解决误使用和使用错误的安全风险，但为了减少混淆，建议区分这两个术语：误使用和使用错误。

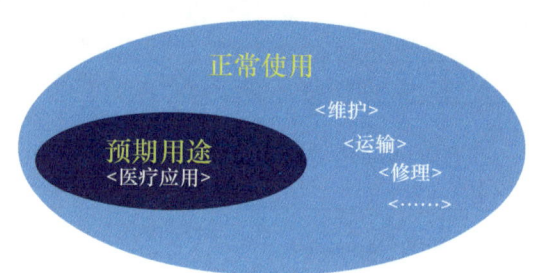

图 9-1　正常使用的类别

可用性工程关注的是提高器械的可用性，以减少使用错误。相比之下，防止故意误使用则需要采取措施，使得执行某些操作更加困难甚至不可能。

9.3　用户 - 器械交互模型

人与技术系统交互的建模有助于预测使用错误，其源于航空航天和国防领域的飞机驾驶舱和机组站的设计工作。这个模型将人分为以下三部分。

1）输入 / 感知。

2）处理。

3）输出。

图 9-2 所示为用户与医疗器械交互的模型。在该图中，使用错误有两种可能导致危险情况的方式。

1）用户向医疗器械输入了错误的内容，这进而产生了危险的输出。例如，用户在输液泵的用户接口上输入了错误的剂量。

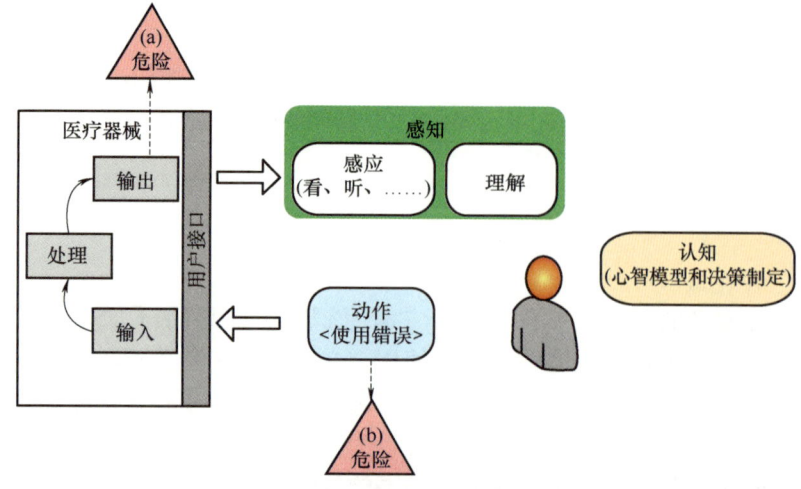

图 9-2　用户与医疗器械交互的模型

2）由于感知错误或认知错误，用户采取的行动造成了危险。这一行动可以发生在医疗器械上，也可以在医疗器械之外。例如，糖尿病患者误读或误解了血糖监测仪上的血糖读数，从而给自己注射了过高的胰岛素剂量。

使用此模型有助于预测潜在的使用错误，还有助于确定与医疗器械交互所需的人的能力。这进而可以指导用户接口的设计，使医疗器械更加安全和有效。

感知示例：看、听、触。感知可能会由于环境条件影响而被扭曲、中断或不能被感知，例如，外科医生可能无法通过戴手套的手感知表面纹理。

认知示例：解释、了解、计算、决策。在压力、疲劳、繁重或多任务工作负荷的情况下，认知也可能会困难或受到影响。

动作示例：按压、触摸、扭转、拉动、推、跟随。在疲劳、疼痛、受伤或如戴手套的障碍条件下，动作可能会受到挑战。

可能导致使用错误的设计因素如下。

1）可视性、可听性、触感不足。

2）复杂或混乱的控制系统，可能导致用户的心智模型与实际情况不一致。

3）器械状态、设置含糊不清或不明确。

4）控件与动作的映射不佳，或显示的信息与器械的实际状态不符。

在大多数情况下，使用错误是患者/用户对系统的心智模型与系统实际行为之间的不一致导致的。例如，在大多数房屋中，安装在墙壁上的电灯开关的方向通常是这样的：向上的动作会打开灯，而向下的动作会关闭灯。现在想象一下，如果您进入一个电工把开关装反的房间，您会根据上述的心智模型，向上拨开关来打开灯。当这样做失败时，您就会向下拨开关来获得想要的效果。

并非所有的使用错误都会导致危险。BXM 方法运用可用性工程的原理来识别由使用错误导致的危险。具体来说，为此目的执行了医疗器械使用 - 误使用失效模式和影响分析（UMFMEA）。UMFMEA 的输入是医疗器械的使用情景和任务分析。有关 UMFMEA 的更多详细信息，请参见第 14.8 节。

9.4　使用错误

在本节中，我们将更深入地探讨使用错误。使用错误是指用户未能通过与医疗器械的交互达到预期和期望的结果。这种情况是如何发生的呢？

（1）用户无法执行任务　这可能是由于用户接口令人困惑，或用户的身体条件使得某些操作不可行。

（2）用户完成了任务，但遇到了显著困难　例如，由于用户接口令人困惑，用户经历了挣扎、犯错误，并在最终完成任务之前发现并纠正了错误。虽然严格意义上讲，这不算作使用错误，因为用户最终完成了任务，但建议将这种类型的交互也视作使用错误，以便得到适当的关注。

险情或未遂事故，即用户的任务几乎失败也应被视为使用错误，以便它们可以为设计改进决策提供信息。

（3）用户错误地执行了任务　原因如下。

1）感知错误。示例：由于字体大小、对比度、亮度、布局等原因，用户无法读取显示内容。

　　2）认知错误。

　　①记忆失效：无法回忆起以前获得的知识；失误，即用户拥有相关知识，但暂时忘记或遗漏了某项操作。

　　②基于规则的失效：将规则错误地应用于任务；将不适当的规则应用于任务。

　　③基于知识的失效：用户没有相关知识，例如，未接受培训或未阅读使用说明；用户应用了错误的心智模型，例如，在不寻常的情况下进行即兴处理。

　　3）注意力错误。疏忽：用户拥有相关知识和意图，但执行时出错，例如，将键盘上的两个键搞混。

　　4）操作错误。例如，按错按钮，原因可能是按钮太小且彼此过于接近。或者在用户接口上双击按钮，例如，打算通过按下 4 来输入输液泵的剂量，但不小心双击了该键，结果输入了 44 的错误剂量。

9.5　环境因素

　　环境因素是导致使用错误的一个重要原因。一些可能导致使用错误的环境因素如下。

　　1）温度。

　　2）湿度。

　　3）振动。

　　4）大气条件。

　　5）干扰。

　　6）照明。

　　7）物理环境。

　　8）声学噪声。

　　9）工作负荷相关的压力。

　　10）环境中的其他系统和器械。

　　虽然您可能无法控制医疗器械周围的环境因素，但了解和意识到这些因素对于医疗器械用户接口的正确设计至关重要。

　　　　提示：考虑使用器械的典型工作流程。如果您的器械取代了现有器械，则旧有行为可能会延续到您的系统使用中。

9.6　控制可用性风险的设计措施

　　在大多数情况下，对医疗器械设计的更改可以降低使用错误带来的风险。以下是一些此类设计控制的示例。

　　1）按键去抖动：如果同一个按键在 250ms 内被按下，则忽略第二次按下。

2）合理性检查：评价用户输入的合理性。如果输入超出范围或不合理，则通知用户。

3）合适的尺寸：使用人体测量数据来调整用户接口的大小，使物理错误的可能性降低，例如，按键尺寸应适合人类手指。

4）报警类型：使用 IEC 60601-1-8[26] 作为正确设计报警器的指南。

5）字体大小：使用 AAMI HE 75[27] 获取可视化显示器字体大小的指导。

如果采用此类设计措施来降低风险，则应验证它们在降低风险方面的有效性。

9.7 任务分析

IEC 62366[19] 要求制造商识别可能与医疗器械安全相关的用户接口特性。实现这一目标的常用工具是任务分析。任务分析是一种正式且系统的活动，任务分析首先要创建用户与医疗器械的顺序操作和同步操作的详细描述。任务分析通常从高层次的使用情景开始，然后添加任务，最终详细列出各个步骤的细节。任务分析的结果被输入 UMFMEA（参见第 14.8 节）。因此，使用条件和用户特征很重要，应包括在任务分析中。任务分析结果通常以表格或流程图形式存储。

任务分析应该从高层次的概念开发阶段开始，并随着用户接口设计的成熟而逐渐细化。由于设计过程中的设计会多次迭代，因此任务分析应与用户接口（UI）设计保持同步，以确保风险管理与 UI 设计的有效性。

出于风险管理的目的，需要关注的是用户执行的步骤，以及执行这些步骤的错误如何导致危险。

9.8 可用性与风险

一些使用错误可能导致危险。UMFMEA 分析所有使用错误，并在"失效最终影响"列中记录使用错误导致的危险。与其他 FMEA 一样，这些作为危险的最终影响随后被记录在风险评估和控制表（RACT）中以进行风险估计。

风险是 P_1（危险情况发生的概率）与 P_2（危险情况导致伤害的概率）的乘积。P_1 本身是 $P_{危险}$ 和 $P_{暴露于危险}$ 的乘积。通常，$P_{危险}$ 可以从 FMEA 中的发生概率等级得出。然而，关于风险，IEC 62366[19] 附录 A 的 5.5 有以下说明。

> 与危险相关的使用情景的选择可以基于相关危险的潜在后果的严重度。这样做可能需要关注危险而不是风险，因为危险发生的概率（这是风险的一个组成部分）可能非常难以估计，尤其是对于没有生产后数据的新型医疗器械。
>
> 另一种与危险相关的使用情景的选择依据是对患者或用户造成伤害的风险。这些数值同样难以确定，因为它们基于与发生概率密切相关的假设，如果没有数据，可能很难证明其合理性。最后，只有在有数据提供合理依据的情况下，才应基于危险的严重度和发生概率的组合来使用风险值作为与危险相关使用情景的优先排序依据。这些概率或发生概率的数值可以从现有或之前版本的相同医疗器械的生产后数据中得出，或基于对风险控制措施有效性水平的确定性，这同样需要有数据支持其合理性。

ISO/TR 24971[15]在其5.5.3提供了一些指导，即当无法获得准确可靠的定量数据或基于合格专家共识的合理定性估计时，需要建立风险的上限。通常，这意味着假设$P_1=1$，并仅基于P_2进行风险估计。ISO/TR 24971[15]建议将风险控制的重点放在防止危险情况的发生上，即将P_1降为零，或降低伤害的严重度，即降低P_2。

制造商有以下三种选择。

1）理想情况下，消除危险情况，即通过消除危险或防止暴露于危险，将P_1降为零。

2）收集数据，以便估计P_1，从而可以计算风险。

3）使用严格的设计过程来降低伤害风险。

以下小节将探讨每个选项。

9.8.1 消除危险情况

使用错误导致的风险通常在用户接口设计时进行控制。但是，在某些情况下，需要在用户接口之外部署风险控制措施。在某些情况下，可以通过消除危险或防止暴露于危险来消除与使用相关的危险情况。例如，假设有一种医疗器械需要手动输入患者的实验室结果以确定辐射剂量。数据输入时可能会发生错误。如果更改设计，使数据自动从实验室传输到器械，则消除了这种与使用相关的危险的可能性。通过防止暴露来消除危险情况的一个例子是安全针刺器，在不使用时，针头始终受到保护。

提示：从可用性角度来看，因为用户行为的变化，一个被设计的具有可接受安全的系统可能会随着时间的推移而变得不安全。例如，考虑一个诊断系统，临床医生需要检查设备输出的合理性。如果设备性能可靠、准确，它将获得临床医生的信任，以致临床医生变得自满并停止检查设备的输出。

9.8.2 数据收集

如果医疗器械基于现有的已上市产品，并且有生产后数据可用，则可以根据这些数据来推导使用错误导致发生危险情况的概率。将此概率与P_2数据结合使用，来估计使用错误产生的风险。

如果是新型医疗产品，或者部分正在分析的用户接口是新的，或者无法获得足够质量的生产后数据，则策划并执行形成性和总结性研究，以产生必要的数据来支持P_1的估计，基于P_1的数据计算使用错误的风险。

9.8.3 降低风险和符合IEC 62366过程

可以假设设计过程的严格程度与使用错误发生的概率之间存在反比关系。设计过程越严格、越深思熟虑，产品设计引起使用错误的可能性就越小。在第三种选择中，制造商可以遵循IEC 62366[19]标准，以尽可能降低使用错误的发生。

如果没有P_1的值，就无法估算使用错误的风险。如果不估算使用错误的风险，这些风险将无法纳入综合剩余风险的计算中。

第 10 章

生物相容性与风险管理

国际标准 ISO 10993-1[20]旨在保护人类免受使用医疗器械可能带来的潜在生物学风险。它描述了在风险管理过程框架内对医疗器械进行生物学评价的过程。

ISO 10993-1[20]的附录 B 将医疗器械的生物学评价描述为基于符合 ISO 14971[1]要求的更广泛风险管理背景下的一项设计验证活动。附录 B 包含了 ISO 14971[1]在进行生物学评价时的应用指南。

ISO 10993-1[20]附录 B 的 B.2 和 B.3 描述了一个连续的过程,制造商可以通过这个过程识别与医疗器械相关的生物学危险,估计和评价这些风险,控制这些风险,并监测控制措施的有效性。

通常,制造商的目标是使用已被证明在生物学方面对医疗用途具有可接受安全性的现有材料。然而,有时可能会发现现有的被证明的材料不适合手头的特定医疗器械。

在为与接触患者的医疗器械,特别是植入式器械选择材料时,重要的是识别出因使用所选材料而产生的所有危险,并对每种危险的风险进行估计和评价。

应用 ISO 14971[1]风险管理方法可以识别、估计和评价由生物学危险引起的风险,并判断它们的可接受性。

由于生物学评价是医疗器械风险管理活动的一个组成部分,因此必须提前策划。这包括文献检索、生物学评价、生物学评价的评审和批准,以及剩余风险的记录。

在生物学评价中,患者/用户的安全风险是材料毒性、暴露途径和暴露持续时间,以及材料物理特性的函数。例如,粗糙表面比光滑表面具有更大的暴露面积。

ISO 14971[1]和 ISO 10993[20]要求对医疗器械进行潜在危险的特性分析。这包括材料本身、所有添加剂和加工助剂、与灭菌过程的相互作用,以及材料在使用过程中的化学转化(例如降解)。还要考虑与包装材料的相互作用或来自包装材料的污染。医疗器械材料的直接和间接组织接触都应考虑在内。

可能影响医疗器械材料生物安全性的因素如下。

1)使用过程中产生的机械磨损、应变、振动和变形。
2)生物力学相互作用,如磨损、摩擦、粘附。
3)生化相互作用,如与酸、酶的相互作用。
4)热、冷。
5)辐射。
6)化学物质,如灭菌过程中使用的环氧乙烷。
7)清洁溶液。

风险估计需要两个组成部分:①暴露于危险的可能性;②在危险情况下遭受伤害的概率。确定暴露于生物学危险的可能性取决于以下因素。

1）有毒材料的生物利用度——毒素存在的可能性有多大？
2）暴露的可能性。
确定在暴露情况下遭受伤害的概率取决于以下因素。
1）毒素的性质。
2）毒素的数量（剂量反应）。
3）暴露的组织（例如完整的皮肤与黏膜）。
4）暴露的持续时间。
5）几何特性（例如颗粒大小、孔隙率、表面纹理）。

大量信息可以从已发布的文献、现有的内部数据或材料供应商处获得。如果无法获得此类信息，则可能需要进行化学或物理特性分析，或生物学试验以收集所需数据。

与高风险应用（例如脑植入物）相比，低风险应用（例如暂时性完整皮肤接触）的数据要求不那么严格。

一旦风险被估计出来，就会根据风险管理计划中定义的风险可接受性准则对其进行评价。对于生物学风险，可以采取某些措施来降低风险。例如，使用无毒理学风险的材料替换具有毒理学风险的材料，可以实现固有安全的设计。其他可能的风险控制措施如下。
1）减少暴露时间。
2）减少暴露表面积。
3）使用能够减少不良生物反应的涂层、材料。
4）改变制造工艺，以减少或消除有毒添加剂或制造助剂。
5）改进清洁或冲洗过程以去除有毒残留物。

需要注意的是，一些风险控制措施可能会在设计的其他方面引入新的危险或增加风险。在这种情况下，可能需要进行一些重新测试。

医疗器械材料的生物学评价依赖于风险评估来为不进行某些测试提供理由。从项目成本和进度的角度来看，这很有价值，更重要的是从伦理角度来看，可以避免某些动物试验。

需要考虑的一个重要的因素是，即使某种材料本身被证明足够安全，也不能推断出该材料在与其他材料结合使用时仍然是安全的。因此，使用最终工艺生产的最终形式的整个器械都需要进行生物学试验。

如第 25 章所述，生产和生产后数据必须被监测，以发现是否存在不良影响的情况，包括由于生物相容性造成的不良影响。必须按照需要根据这些经验更新风险管理文档。

第 11 章

信息安全对安全的影响

医疗器械越来越多地与其他医疗保健系统相连接，网络安全的攻击面也在不断扩大。安全漏洞可能通过多种方式对患者造成伤害。由于本书侧重于医疗器械的安全风险，我们将专注于信息安全对医疗器械安全风险的影响。网络安全是一个比本章涵盖的范围更广的主题。

信息安全风险分析是与安全风险管理平行且相关的过程。就安全而言，信息安全是危险的另一个潜在原因。与信息安全相关的危险类型如下。

1）不可用性：安全攻击可能导致医疗器械变得不可用。在某些情况下，例如生命支持设备，这会产生危险。

2）编程或代码的更改：安全攻击可能会改变医疗器械的代码或编程参数，从而改变其行为或性能。

如图 11-1 所示，在比较安全和信息安全的因素时，影响的方向是相反的。在安全领域，人类可能会因医疗器械的危险而受到潜在伤害。而在信息安全方面，医疗器械是人类有意或意外攻击的潜在伤害目标。医疗器械的信息安全可能会影响其安全，进而反馈到对人造成伤害。

信息安全威胁可以分为以下三组。

1）第 1 组：有意的——恶意行为（目的是造成伤害）。

2）第 2 组：有意的——误使用（目的是做好事，例如绕过繁琐的用户接口）。

3）第 3 组：无意的——使用错误。

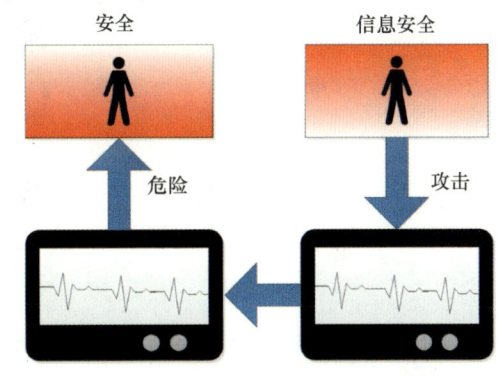

图 11-1　安全与信息安全的关系

传统上，恶意行为通常不包括在安全风险分析中，例如，某人使用医疗器械作为武器的危险不包括在安全风险分析中。然而，由于恶意行为是信息安全风险威胁的正常且可预期的一部分，因此我们在安全风险影响评估中包括了上述第 1 组。

第 2 组是来自信息安全风险分析的有效输入，应该在 UMFMEA 的失效原因或机制中记录。在这种情况下，信息安全威胁可能会损坏系统的某个功能，从而对安全产生影响。

第 3 组已经在 UMFMEA 中涵盖。

风险管理涉及识别危险，并估计由这些危险带来的风险。风险估计需要了解危险情况发生的概率。对于与信息安全相关的危险，估计漏洞被利用的概率非常困难。传统观点建议使用动机作为攻击可能性的指标，但经验表明，动机的作用比人们想象的要小。对于许多攻击者来说，破解的挑战和漏洞利用带来的刺激感就已经足够了。

重要的是要考虑到，虽然信息安全威胁可能对安全产生不利影响，但信息安全风险控制本身也可能会造成安全危险。估计由信息安全的风险控制产生的危险的发生概率与估计软件失效的发生概率一样困难。

FDA 发布了一份名为《医疗器械网络安全上市后管理》[28] 的指南。在该指南中，FDA 指出，"由于漏洞利用的复杂性、漏洞的可用性和漏洞工具包等因素，估计网络安全漏洞利用的概率非常困难。"该指南[28] 建议，在没有概率数据的情况下，使用"合理的最坏情况估计"，并将危险情况发生的概率设为 1。或者，FDA 建议制造商使用"网络安全漏洞评估工具或类似的评分系统来评估漏洞，并确定响应的必要性和紧迫性。"

为了处理安全漏洞带来的安全风险，使用网络安全漏洞评估工具等方法评估医疗器械对安全威胁的脆弱性。有了这些知识，假设漏洞已经存在，估计漏洞所引发的最坏危险情况。此外，假设暴露于该危险的概率为 100%，并识别潜在的伤害。为了确定与信息安全相关的安全风险的可接受性，在缺乏可量化数据的情况下，参考文献 [28] 建议使用一个结合漏洞可利用性与伤害严重度的定性矩阵。图 11-2 摘自参考文献 [28]，可作为模型使用。它表明了受控风险和不受控风险之间的模糊边界。针对不同应用的矩阵的具体结构由制造商决定。

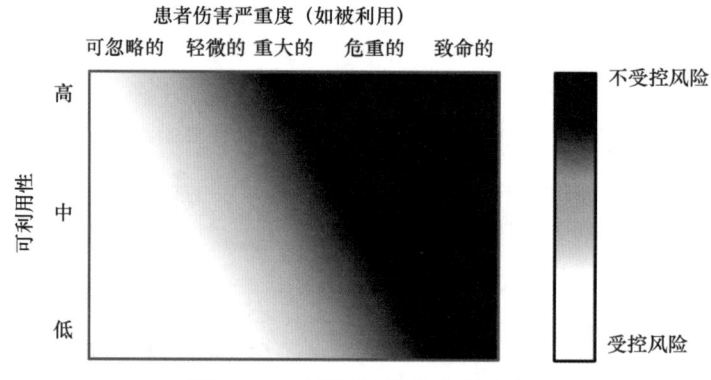

图 11-2　可利用性与伤害严重度

如果您使用单一值来表示伤害严重度，可以在矩阵中绘制信息安全威胁的可利用性与伤害严重度的关系。在 BXM 方法中，每种伤害在伤害评估列表（HAL）中有五个概率值，对应五个严重度等级。选择可能性最高的严重度，并类似地绘制信息安全威胁的可利用性与伤害严重度的关系。

根据矩阵从最关键到最不关键对信息安全威胁进行分类，使用最有效的方法和工具按紧急程度的顺序进行处理。这样，尽可能降低与信息安全相关的安全风险。

接下来，分析由信息安全风险控制措施本身引发的潜在安全风险。尽可能降低由信息安全风险控制措施引发的安全风险。

虽然很难预测网络安全漏洞的概率，但可以估计由信息安全风险控制措施造成的危险的概率，因为这些措施是在制造商的控制下实施的。例如，如果使用加密算法来保护某些数据，那么可以估计加密/解密过程中出现错误的概率。

至此，因网络安全威胁引发的安全风险已尽可能降低。如果产品的综合风险被认为是可接受的，并且产品被发布，那么应使用上市后的风险管理过程，以与其他安全风险相同的方法来维护和更新信息安全危险的风险管理文档。

第 12 章

BXM 方法

本书介绍的方法称为 BXM。BXM 方法符合 ISO 14971[1] 标准，被设计用来为制造商、患者和监管机构提供益处。BXM 方法的特点如下。

1）简单：BXM 方法易于理解和执行。BXM 过程图提供了一个清晰的决策和行动的流程图。分析人员始终可以知道自己处于过程的哪个阶段，已完成了哪些工作，以及还剩下哪些工作。

2）效率：BXM 方法的基本前提是将系统分解；对系统的各个组成部分进行风险分析；然后将底层分析整合到系统级的分析中。这种技术允许不同的团队同时分析系统的不同组成部分，从而实现并行工作流。此外，它还可以更有效地利用工作人员的时间。例如，在分析系统的机械部件时，电气工程师不需要参与，因为他们不会为该分析提供显著价值。

分解和整合策略还支持模块化和重复使用。如果某个特定组件在多个系统中使用，甚至是同一系统的不同版本中使用，则可以重复使用对该组件的分析。

3）准确性：将复杂的系统设计分解为几个更简单的部分，有助于理解并降低遗漏或错误的概率。

4）可适应性：ISO 14971[1] 要求对医疗器械的风险进行管理，但并未规定使用任何特定工具或方法。因此，可以根据手头医疗器械的复杂性来调节 BXM 方法。例如，绷带的风险分析、估计、评价和控制都可以包含在一个 RACT 中，而对于复杂的手术机器人，BXM 方法中识别的所有工具、技术和工作成果都会被使用。

5）可解释性：BXM 方法是简单、紧密结合且具有逻辑性、易于解释的。监管评审人员可以更容易地理解这个过程，从而减少疑问。产品开发团队也可以从 BXM 方法的这一特性中受益，能够更顺利地为团队增加新的成员，并减少技术评审中的困惑。

在接下来的章节中，将详细介绍 BXM 方法。

12.1 系统分解

假设处于顶层的系统被称为第一级（L1）。在图 12-1 的例子中，L1 系统被分解为两个二级（L2）组件。每个 L2 组件进一步分解为多个三级（L3）组件，依此类推。这种分解遵循系统架构。

分解的标准以及分解到何种程度取决于系统的新颖性和您所需的可重复使用程度。对于新颖的系统，应对其进行更深入的分解。如果某个组件在其他系统中被重复使用，那么应分解到对可重复使用组件进行分析的层级。这样，对它的分析结果就可以在其他地方重复使用。为了说明这一点，这里提供了两个例子。

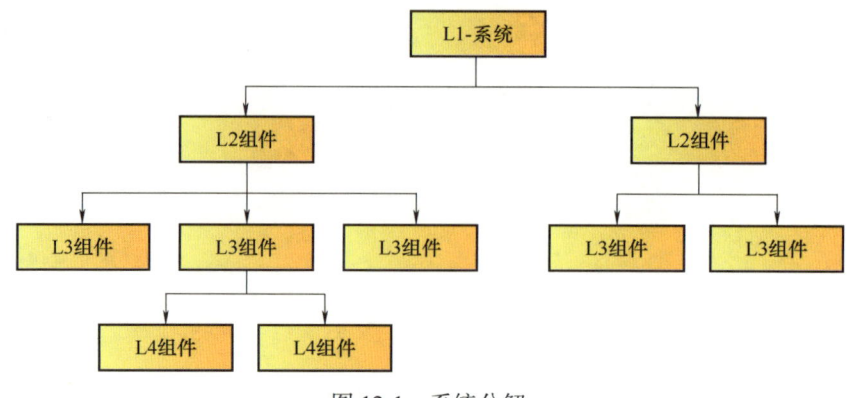

图 12-1　系统分解

例1：我们正在对一辆汽车进行安全分析。这辆汽车的燃油系统已经在多个车型中使用，并且有大量的性能数据可用。在分解这辆汽车时，当涉及燃油系统时，我们不再进一步分解它，因为已经有关于它的相关知识和历史数据可用。

例2：假设某汽车制造商在三种不同的汽车型号中使用相同的制动卡钳（见图12-2）作为制动系统的一部分。这个制动系统已经被充分理解，并且在该领域有使用的历史。因此，通常情况下，我们不需要进一步分解制动系统。但如果我们打算设计一种新的制动系统，并且将使用相同的制动卡钳，我们尚未对制动卡钳进行过分析，又希望在未来的制动系统中重复使用制动卡钳的分析结果，那么在这种情况下，我们会将制动系统分解到制动卡钳的层级。

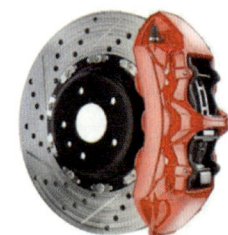

图 12-2　制动卡钳

12.2　整合

整合是与分解互补的概念，如第12.1节所述。整合策略中的主要概念是分层多级失效模式和影响分析（FMEA）。有关这种机制的详细信息，请参见第14.4.2节和第16.1节。

BXM方法使用系统的架构设计作为路线图，并查找每个架构元素的失效模式。这种方法中的一个关键原则是严格遵守分析的范围和边界。该原则允许对给定组件进行FMEA分析，而不需要考虑其所在的系统。换言之，FMEA只需要关注在分析边界内识别最终影响。该原则的一个巨大好处是，架构组件的分析可以像物理组件按照系统架构整合一样进行整合。

12.3　定量风险估计

BXM方法的另一个特性是风险的定量估计。相关详细信息，请参见第17.3节。风险的定量估计提供了一种简单的方法来评价剩余风险的可接受性。它归结为两个数字的简单比较：剩余风险和可接受风险水平。BXM方法使用布尔代数来计算系统的剩余风险，既包括单独剩余风险计算，也包括综合剩余风险计算。

由于其数学方法的优势，BXM方法适合于软件工具的实现。使用软件工具进行风险管理的好处如下。

1）客观和自动地确定风险的可接受性。
2）避免了易出错的手动计算/评估风险。
3）能够始终保持最新的风险评估。
4）能够评估提议的设计变更的安全影响。
5）能够在多个项目中重复使用伤害概率的估计。
6）能够计算系统（医疗器械）的综合剩余风险。

第13章

风险管理过程

ISO 14971[1]要求制造商拥有一个形成文件的风险管理过程，并提供该过程的规范。该标准提供了一个风险管理过程的框架，但未提供具体的过程，这由制造商自行决定。

BXM方法使用的过程如图13-1所示。广义上讲，它包括危险识别、风险估计、风险控制、风险评价和生产及生产后信息的监测。

此过程适用于以下情况。

1）每种新器械或衍生器械。
2）现有器械的新适应证。
3）已发布器械的每次更改（部分）。
4）已发布器械的实现过程的每次更改（部分），包括对供应商/制造地点的更改。
5）发现标签错误或不符合要求的产品。
6）对患者安全具有潜在风险的CAPA事件。

该过程从形成风险管理文档（参见第13.2节）和编写风险管理计划（参见第13.3节）开始。确定您的医疗器械的安全状态（如果有）将是有益的，这将有助于设计和风险管理决策。接下来，进行初步危险分析（参见第14.3节）。之后，项目过渡到设计和开发阶段。

随着设计逐步完成，将在整个设计和开发阶段执行和迭代失效模式和影响分析（参见第14.4节）。如果相关，还会进行额外的活动，如信息安全风险评估和生物学评估，以识别系统的危险。这些活动与故障树分析（FTA）一起构成了危险识别阶段。

接下来进入风险估计阶段（见第17章）。在这一阶段，所有的危险及其原因、相应的危险情况和伤害都会被汇总在一个称为RACT的表格中。RACT是BXM风险管理过程的核心。在任何符合ISO 14971标准的风险管理过程中，都会有类似RACT的内容，它可能被称为其他名字，如风险表、风险矩阵、风险分析图表等。此时，可以对各个风险进行估计，如果不可接受，则应用额外的风险控制措施将其降低到可接受的水平。如果无法进一步降低单个风险，则对这些单个风险进行受益-风险分析。在所有单个风险都得到管理后，将评估综合剩余风险，并将其与设备的潜在受益进行比较。

如果器械的受益没有超过综合剩余风险，并且无法进一步降低风险，那么制造商可以选择修改器械或器械的预期用途，以尝试平衡风险和受益。如果仍然无法成功，则该器械可能无法投入商业使用。

如果器械的受益超过综合剩余风险，则会更新RACT，包括自初始生成RACT以来实施的所有额外风险控制，并披露重大的剩余风险。

随后，进行风险管理评审，以确保风险管理计划得到忠实执行，并确保器械的受益超过其风险。接着会生成风险管理报告，并提交以获得监管批准。

如果有类似医疗器械的风险管理文档可用、相关且充分，则可以也应该将其应用于当前

第 13 章 风险管理过程 45

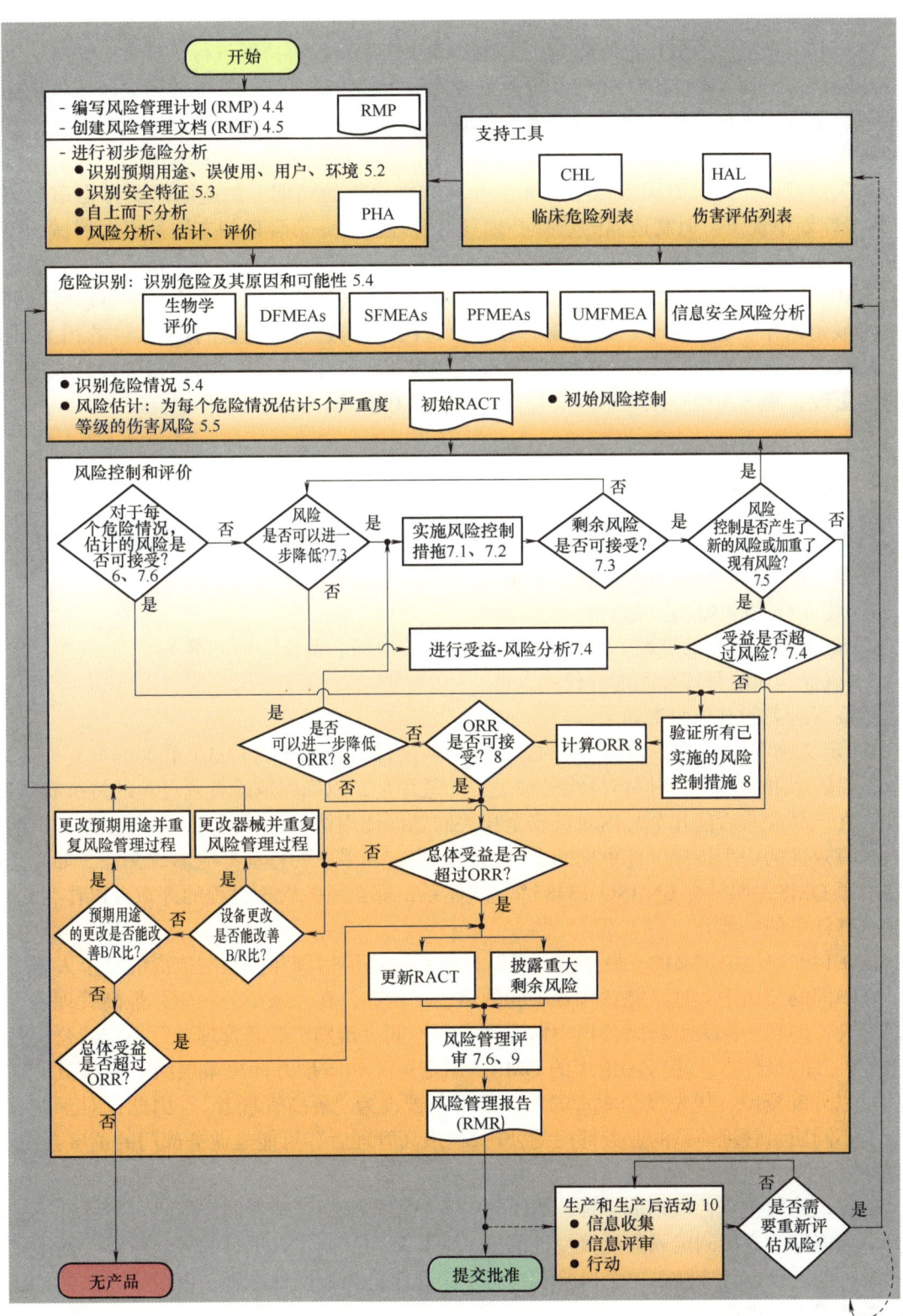

图 13-1 BXM 风险管理过程

医疗器械的分析中。

在产品发布后，只要产品在市场上，生产和生产后监控将持续进行。投诉、调查、上市后临床随访，甚至 ISO 14971 标准本身的更改等输入都将被考虑。如果任何更改或发现需要修改风险管理的工作成果，将进行必要的更改，并将结果反映在风险管理文档（RMF）和风险管理报告（RMR）中。有关此主题的更多详细信息，请参见第 25 章。

ISO 14971[1] 并未明确规定生产和生产后数据评审的周期。制造商需要在上市后监督（PMS）计划中规定，但制造商的选择必须具有合理性。一个合理的方法是根据器械的风险和新颖性来选择周期。例如，如果器械风险较高且具有新颖性，那么在上市后立即频繁地评审其 RMF 是合理的，比如每年两次。随着对器械的了解逐渐增加，评审频率可以降低到每年一次或每两年一次。对于只是在现有器械上迭代的器械，如果已经有了大量的相关知识，可以从较低的频率开始。无论如何，如果在现场发生不良事件，或者对器械的设计或适应证进行了更改，则必须检查风险管理文档以评估其潜在影响。

13.1 管理职责

ISO 14971[1] 的 4.2 明确规定了最高管理者的具体职责。最高管理者需要通过以下方式提供证据，证明其对风险管理过程的承诺。

1）建立合适的风险管理过程。
2）确保提供充足的资源（人员、工具、设施、时间、资金、顾问等）。
3）确保为风险管理分配能胜任的人员。

最高管理者的其他职责如下。
1）定义确定风险可接受性准则的方针并形成文件（详情见第 13.3.1 节）。
2）按计划的时间间隔评审风险管理过程的适用性，以确保风险管理过程的持续有效性。例如，在产品发布后前几个月内对其安全相关问题的使用情况进行评审，这可以作为风险管理过程有效性的一个指标。评审期间做出的任何决定和采取的行动都应形成文件。如果您已经建立了 QMS，如符合 EN ISO 13485[23] 的体系，那么风险管理过程的评审可以作为 QMS 常规管理评审的一部分。

ISO 14971[1] 中定义的"最高管理者"是指在最高层指挥和控制制造商的一个人或一组人。在不同的公司中，这可能意味着不同的角色。例如，在一家小公司中，最高管理者可能是总经理，但在一家大型跨国公司中情况则有所不同。辨别"最高管理者"在您的公司是哪个（些）人的最佳方式是考虑适用的 QMS。制定风险和质量方针决策层级上的人员，以及那些可以分配资源、优先级和职责的人，都可以被视为"最高管理者"。因此，对于拥有多个具有不同质量管理体系的业务部门的公司，"最高管理者"可能是业务部门的董事会成员，例如研发经理、质量经理和总经理。

制定风险可接受性准则的方针：ISO 14971[1] 要求最高管理者制定风险可接受性准则的方针。该方针不直接制定风险可接受性准则，而是为团队制定其项目的风险可接受性准则提供指导框架。该方针应涵盖单个风险和综合剩余风险的可接受性准则，以及在无法估计伤害风险的情况下的准则。

方针的层级是高于程序的，它不需要成为 RMF 的一部分，但必须是 QMS 的一部分。

该方针将指导风险可接受性准则的制定，这些准则对不同产品可以相同，也可以不同。

方针的构成可以包含以下要素。

1）目的和范围。

2）需要考虑的因素，例如：相关的协调标准；相关的国际、国家标准；特定地区的监管要求；最新技术水平；利益相关方的关注点。

3）风险控制方法：尽可能合理地降低（ALARP）风险；可合理达到的最低（ALARA）风险；在受益风险比不受负面影响的情况下，使风险尽可能低（AFAP）。

4）方针及风险可接受性准则的评审和批准要求。

详情可参考 ISO/TR 24971[15] 的 C.2。

确定在何时达到 AFAP 的方法未在欧盟医疗器械法规（EU MDR）[2]或体外诊断法规（IVDR）[22]中提供。

请注意，利益相关方的关注可能对风险可接受性准则产生积极或消极的影响。例如，政治、社会或心理因素可能要求更高的安全性。相反，利益相关方的关注也可能导致接受更高的风险。例如，许多人关注医疗器械的制造可持续性和碳足迹。这促使一次性医疗器械的制造商为同一产品创造了一种新型可重复使用版本。虽然新设计的碳足迹较小，且更具可持续性，但与同一器械的一次性版本相比，其重复使用带来了更高的安全风险。

ISO/TR 24971[15] 的附录 C.2 为制定风险可接受性准则的方针提供了建议的结构和示例语言。

13.2 风险管理文档

风险管理过程的最早的活动之一是创建风险管理文档（RMF）。风险管理文档是风险管理产出物的存储库。风险管理文档的目的是便于快速和方便地访问风险管理产出物。风险管理文档可以采用任何支持其目的的形式。例如，风险管理文档可以是纸质形式，存放在文件夹和文件柜中，也可以是电子形式，以计算机文件的形式保存。它甚至可以是指向不同位置文件的索引。

风险管理文档应有明确的负责人——负责其维护和管理的人。这在产品开发结束及产品发布后尤为重要。这是因为风险管理是一个持续的过程，只要产品仍在市场上销售，风险管理产出物就需要定期更新，并需要妥善归档到风险管理文档中。

ISO 14971[1] 没有规定 RMF 中必须包含项目的列表，以下是 RMF 中可能包含项目的列表。

1）风险管理计划。

2）自上而下的分析，例如故障树分析（FTA）。

3）初步危险分析（PHA）。

4）设计失效模式和影响分析（DFMEA）。

5）软件失效模式和影响分析（SFMEA）。

6）过程失效模式和影响分析（PFMEA）。

7）使用/误使用失效模式和影响分析（UMFMEA）。

8）风险评估和控制表（RACT）。

9）风险管理报告。

10）风险管理文档的评审和批准记录。
11）临床危险列表（CHL）。
12）伤害评估列表（HAL）。
13）受益 - 风险分析。
14）风险控制的验证。
15）生产和生产后活动日志。
16）定期安全更新报告（PSUR）。
17）上市后监督报告（PMSR）。
18）安全和临床性能摘要（SSCP）。
19）现场安全通知（FSN）。

13.3 风险管理计划

ISO 14971[1]要求在风险管理过程开始时创建风险管理计划（RMP）。RMP 应包含以下要素。

1）目的和范围。范围应明确风险管理计划涵盖的产品开发过程的阶段。最初可以为产品开发过程的早期阶段编写计划，然后更新 RMP 以包括其余阶段。

2）系统概述。①系统描述，包括系统的功能、组成部分、适应证、预期用途、用户及使用环境；②确定分析的范围，特别是包含和排除的内容。一个常见的错误是超出分析范围，包含了不属于所分析系统的外围部件。

3）说明您的风险管理策略，即说明管理您系统风险的主要策略。

示例：①对于治疗咨询系统，您可以选择让医生参与决策循环；②对于深部脑刺激器，可能要求在植入手术中使用精确的脑内导航以避免引起脑出血。

4）列出您策划的风险管理活动，您将使用哪些技术？

示例：初步危险分析、故障树分析、失效模式和影响分析、受益 - 风险分析等。

5）识别任何特殊工具，如专用的 FTA 软件、定制软件等。

6）确定负责风险管理活动的人员、角色及其权限，包括谁将负责 RMF 的维护。

7）明确风险管理活动的评审要求。①您将在项目的哪些阶段评审风险管理过程的输出？②每次评审的目标是什么？③谁将负责评审？

8）定义风险可接受性准则，包括无法估计危险发生概率的情况。

9）定义如何评价综合剩余风险。

10）描述如何进行受益 - 风险分析。

11）描述验证活动和可交付结果，包括风险控制措施的实施验证以及风险控制措施的有效性验证。

12）描述风险管理对产品开发过程其他方面的影响，例如样本量确定、生产接受标准等。

13）描述生产和生产后信息的记录、评审、处理，以及如何将其反馈到风险管理过程中。这可能包括对上市后监督计划的引用。

上述列表描述了 RMP 的最佳实践。但是，根据 ISO 14971[1]，对 RMP 的最低要求是第 1 项、第 2 项、第 6 项~第 9 项、第 11 项和第 13 项。

13.3.1 风险可接受性准则

如第 13.1 节所述，ISO 14971[1] 要求定义并记录制定风险可接受性准则的方针。该方针可以适用于制造商所有种类的医疗器械，或专门针对不同类别的医疗器械。同样，该方针可以对单个风险和综合剩余风险采用相同的标准，也可以不同。制造商可以考虑医疗器械所销售地区的适用法规要求。

为了保持客观性，风险可接受性准则应在开始风险评估之前制定，并记录在 RMP 中。

对于某些危险，协调或公认的国际标准可以提供特定的安全要求和声明符合标准的准则。对于满足这些要求和符合标准中准则的医疗器械，这些危险的风险被认为是可以接受的。这些标准的要求（如工程或分析过程、特定的输出限制、警告说明或设计规范）可以被视为由标准制定者建立的风险控制措施，旨在处理特定危险情况的风险。

在许多情况下，标准制定者已经执行并完成了风险管理的要素，并为制造商提供了设计要求和测试方法等解决方案，以确定符合性。因此，制造商在进行风险管理活动时可以利用标准制定者的工作，而不需要重复分析，从而满足标准的要求。因此，国际标准提供了关于风险可接受性的宝贵信息，这些信息已在全球评估过程中得到验证，包括多轮评审、评论和投票。

在没有适用的协调或公认的国际标准的情况下，根据医疗器械的销售地，也可以应用特定于某个地区的类似策略。也就是说，特定国家可能拥有适用的产品安全国家标准。因此，符合该标准将确定在该国家的风险的可接受性。

综合剩余风险的评价是在对单个风险的评价之后进行的。根据制造商的方针，综合剩余风险的可接受性准则可能与单个风险的准则相同，也可能不同。

在 BXM 定量方法中，综合剩余风险是一个计算出的概率数值，它与伤害的最大可接受概率进行比较，以确定其可接受性。如果不使用定量方法，可以采用另一种方法，即为器械创建一个安全风险特征，并将其与参考风险特征进行比较。

风险特征示例可能类似于图 13-2。创建这种风险特征的方法如下所述。

使用严重度等级（见表 17-3）和概率等级（见表 17-4）来确定每个危险导致的伤害风险。如果您的过程使用单一的伤害 - 严重度方法，那么 R 表示某个伤害类别的伤害发生的概率，例如危重的（4 级）。对于系统的所有危险，统计每个风险落在图 13-2 矩阵中每个单元格的次数，并按照图 13-2 填充矩阵。这将是该器械的风险特征。将其与参考风险特征进行比较，以确定可接受性。参考风险特征通常是市场上已获批准的类似设备的风险特征。如果您的器械是首创的，那么

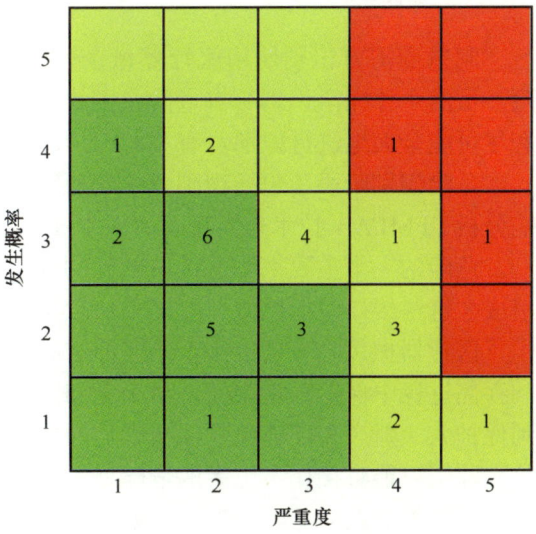

图 13-2 风险特征示例

可以组织一个专家小组来确定其风险特征在与器械的受益相比较时是否可以接受。当您的器械获得监管部门批准后，其风险特征将成为未来产品的参考风险特征。

新产品的风险特征与参考风险特征进行比较的结果并非显而易见。一种比较方法是请专家小组给出新风险特征是否等于或优于参考风险特征的意见。更好的方法是创建一个算法，客观地将新风险特征与参考风险特征进行比较。例如，一种可能的算法是为每个风险特征分配一个得分，该得分是矩阵中每个单元格的条目与其严重度和发生概率等级的乘积之和。即

$$得分 = 所有单元格的 \sum (N \times S \times O)$$

式中，N 是单元格中的条目数量；S 是该单元格的严重度等级；O 是该单元格的发生概率等级。

得分越低越好。这是一个非常简单的算法，可以考虑使用更复杂的算法。

另一种方法可以是方针声明，例如：没有红色区域的风险，且处于黄色区域的风险不超过 1/3。

13.3.2 降低风险终点的其他考虑

博德温（Bordwin）在参考文献［29］中指出："法律书籍中充斥着指控器械设计缺陷的案件，原告声称这些缺陷导致了伤害或死亡。""当产品存在设计缺陷时……产品即存在缺陷……当产品可能导致的可预见的伤害风险可以通过卖方采用合理的替代设计来减少或避免时，该产品在设计上存在缺陷……"

大多数医疗器械公司很可能在某些时候会面临法律挑战，并需要在责任诉讼中为自己辩护。正如上面引用的那样，在此类诉讼中，指控通常是制造商没有采取合理措施来降低器械造成伤害的风险。在这种诉讼中，拥有一个合理、可辩护并且有据可查的方法来确定降低风险的终点，对于法律辩护来说将是非常有价值的。特别是，产品的安全绝不能因商业利益而妥协。

13.4 危险识别

制造商需要识别使用医疗器械产生的所有风险。这需要了解与器械使用相关的所有危险。虽然声称完全识别所有危险是困难的，但使用标准化的临床危险列表（CHL）可以帮助您尽可能全面地进行识别。有关 CHL 及其创建方法的详细信息，请参见第 13.5 节。

危险识别阶段还包括识别危险的原因及其发生的可能性。这可以通过使用失效模式和影响分析（FMEA）技术来实现。有关 FMEA 的详细信息，请参见第 14.4 节。

危险的一个主要来源是接口部件的互操作性。大多数医疗器械由相互连接和交互的部件组成，这些接口包括机械、电气和信息接口。此外，还应考虑与外界的接口。

医疗器械风险分析中一个重要但有时被忽视的方面是包装。包装必须能够在处置、运输和存储过程中保护医疗器械。对于无菌产品，包装还需要保持产品的无菌状态。包装还应起到保护人、财产和环境免受器械影响的作用。

除了可能直接伤害患者的危险外，还应考虑可能间接伤害患者的危险。间接危险的一个例子是信息类型的危险。例如，如果诊断设备产生假阴性结果，可能会误导临床医生未能向患者提供所需的治疗。

13.5 临床危险列表

危险的识别是一个认知过程,不仅需要对系统运行有透彻的了解,还要对用户交互、外围设备和环境有深入了解。临床危险列表(CHL)是一个包含所有已知和可预见的可能由使用医疗器械产生的危险的完整列表。列表的完整性声明是特别且值得注意的。这种声明可以通过创建和更新 CHL 的机制来实现。

识别与医疗器械相关的危险的一个好的起点是 ISO 14971[1] 的表 C.1。将此表作为思维刺激工具,您可能会发现很多危险与您的器械无关,但另一方面,它也会引起您注意到一些您可能忽略的危险。IEC 62366[19] 的表 B.2 是另一个可以作为识别使用错误引发的危险的思维刺激工具的来源。接下来,检查其他来源,以下是一些建议。

1)查找类似产品的文献。
2)您的基于 CAPA 的内部历史数据、投诉处理数据库和修理记录。
3)不良事件数据库,例如 MAUDE[30] 和 Eudamed[31]。
4)附录 D 提供了获取其他不良事件数据库的链接。
5)来自专家的意见。

在编制完成临床危险列表后,检查它是否有重复和错误的项。人们在 CHL 中输入不是危险的项是很常见的。一种常见的错误是将原因、危险情况或伤害输入列表中。可以使用以下测试来区分真正的危险:"如果有人暴露于此项,他们是否可能受到伤害?"

CHL 中的项不是危险的示例如下。

1)缺失标签。
2)软件。
3)出血。

经过初步清理后,将列表提交给专家进行评审,例如临床医生、临床研究人员或有类似器械经验的研发工程师。经过第二轮评审后,该列表应该可以被批准并在风险管理过程中使用。

为了可读性,您可能希望将危险分组,例如电气危险、化学危险和生物学危险。

您可能会发现一些危险需要进行分级。例如,接触到 80℃、150℃ 和 250℃ 的热表面可能会产生截然不同的伤害。在这种情况下,相同的危险(热表面)可以被列出多次,每次都有不同的限定条件。

CHL 是一个不断更新的文档。如果在任何时候出现了之前未列入 CHL 的新危险,则需要修订和更新 CHL。这就是如何声明完整性——在任何给定时间,CHL 都尽可能完整。

提示: 除非某个危险与伤害评估列表(HAL)中某种伤害相关,否则它不应包含在临床危险列表(CHL)中。

13.6 临床危险列表的例外情况

有时,您会遇到一些不符合危险的定义,但却具有极大可能造成伤害的项目,举例如下。

1）未校准的治疗用 X 射线发生器（没有指示）。

2）消毒包装上的针孔。

3）有触发机制缺陷的吻合器。

接触带有针孔的无菌包装本身不会造成伤害，但包装内的物品可能会引发感染。使用一个有触发机制缺陷的吻合器本身不会直接造成伤害，但如果患者被放置了错误的吻合钉，可能就会受到伤害。

由于在这些例子中，用户可能不会意识到其伤害的高可能性，因此使用这些器械几乎可以肯定会导致患者受伤。为了不忽视这种情况，您可以在 CHL 中创建一个高潜在风险原因的部分。在实际操作中，这些项目将作为具有安全影响的最终影响出现在顶层系统 FMEA 中。您可以在 RACT 的"危险"列中引用它们，并将其视为危险。但实际的危险情况不是这些元素的暴露，而是暴露于它们产生的危险，例如高剂量 X 射线。

13.7 伤害评估列表

BXM 风险管理方法中的另一个关键工具是伤害评估列表（HAL）。HAL 是一个列出了所有可能由于使用所分析的系统而导致的潜在伤害的列表。表 13-1 为一个 HAL 的部分示例。

注意：表 13-1 中的数据是虚构的，不应用于实际分析。

表 13-1　HAL 示例

编号	伤害	MedDRA 代码	IMDRF 代码	严重度等级					总计
				致命的	危重的	重大的	轻微的	可忽略的	
伤害 1	二度烧伤	10039798	E170405	0.0%	1.0%	70.0%	20.0%	9.0%	100%
伤害 2	心室颤动	10047290	E060110	84.0%	10.0%	5.0%	1.0%	0.0%	100%
伤害 3	疼痛	10033371	E2330	0.0%	0.0%	30.0%	65.0%	5.0%	100%
伤害 4	感染（败血症）	10040047	E0306	20.0%	45.0%	25.0%	10.0%	0.0%	100%

HAL 提供了 P_2 值，即在危险情况下受到伤害的概率。换言之，假设危险情况已经发生。

这里介绍的 HAL 模型灵感来源于 ISO 14971[1]。在创建 HAL 时，请注意以下几点。

1）对于每种伤害，提供了五个 P_2 值，每个严重度等级一个。P_2 值包括任何后续伤害。例如，对于引用的"感染"这种伤害，后续伤害可能会是"器官衰竭"，这是一种危重的伤害。对于"感染"，$P_{2\text{危重}}$ 的数值包括感染导致的器官衰竭的情况。

2）有时在危险情况下不会发生伤害。在这种情况下，最低严重度等级"可忽略的"包括"无伤害"的结果。

3）所有五个 P_2 值的总和加起来为 100%。这意味着所有可能性都被考虑在内——从无伤害到死亡。

4）伤害的结果是所有潜在情况的汇总。例如，对于表 13-1 中的伤害 1，如果一些烧伤患者得到医疗救治，而另一些没有得到救治，那么伤害 1 的 P_2 值考虑了这两种情况，得到救治和没有得到救治。

创建 HAL 需要有远见和良好的判断力。伤害的结果取决于许多因素。同样的伤害在不同患者群体、不同条件下会有不同的结果。例如，考虑触电伤害，即由于电击造成的损伤。电源的电压和电流、人的皮肤阻抗、电击在身体上的位置等因素都会影响伤害的严重度。HAL 的创建者可以选择对触电伤害创建多项记录，例如，触电由以下原因引起。

1）暴露于 100~200V 电压。
2）暴露于 200~400V 电压。
3）暴露于 400V 以上电压。
4）无防护的手部暴露。
5）戴手套的手部暴露。
6）用户站在水中时暴露。
……

将这种策略应用于所有伤害可能会产生一个非常大的 HAL。另一种选择是将触电的各种情况汇总为一项记录——触电。这种方法虽然在确定伤害的风险时提供的精确度较低，但在 HAL 的规模上更为实用。一个折中的方法是关于您的器械最可能的伤害级别对 KOL 进行咨询，并将伤害仅分级到最可能的水平。找到正确的平衡是风险管理的艺术。

请记住，只有合格的人员（例如医生）才能为伤害分配严重度。

有两种方法可以用来创建 HAL：①使用已发布的数据；②使用专家意见。

以下是这两种方法的详细说明。

方法 1：使用已发布的数据。该方法是首选方法，因为它依赖于实际数据。以下是方法 1 要遵循的步骤。

1）确定用于文献搜索的准则和排除准则。
2）使用第 1 步中的搜索准则搜索已发表的科学文献或其他正式来源。有许多数据库，例如 PubMed 或 Cochrane®，可用于此目的。
3）根据排除准则筛选搜索结果。
4）评审剩余文献，以确保选择的文献适用于您的系统。
5）从每篇文献中提取 HAL 中每种严重度等级（致命的、危重的、重大的、轻微的、可忽略的）伤害的观察数量。
6）汇总所有选定文献中的每种严重度等级的每种伤害的观察数量，这将为 P_2 的计算提供分子。
7）对于每种伤害，汇总所有选定文献中所有严重度等级的观察总数，这将为 P_2 的计算提供分母。

示例：假设我们选择了 14 篇与所分析系统相关的已发布文献，而且假设我们感兴趣的伤害是颅内出血。

1）所有文献中报告的颅内出血总数 = 79。
2）颅内出血导致的死亡总数（致命的）= 2。
3）有症状的持续性颅内出血总数（危重的）= 15。
4）有症状的经过治疗的暂时性颅内出血总数（重大的）= 25。

5）无症状的未经治疗的颅内出血总数（轻微的）= 37。

6）在任何情况下，医生都不会认为颅内出血属于不便或暂时不适（可忽略的）的情况。因此，P_2（致命的）= 2/79 = 2.5%，P_2（危重的）= 15/79 = 19.0%，P_2（重大的）= 25/79 = 31.7%，P_2（轻微的）= 37/79 = 46.8%，P_2（可忽略的）= 0/79 = 0.0%，总计 = 100%。

提示：如果您有访问注册数据的权限，这是比已发布的临床研究数据更好的来源。原因在于，临床研究中通常选择那些最有可能从治疗中受益的患者，而注册数据则考虑了所有使用该器械的患者。注册数据涉及的患者群体通常比临床研究中的要大得多，因此更能代表真实世界。此外，与投诉数据相比，注册数据更具优势，因为注册数据是主动收集的，而投诉数据的收集是被动的，并且可能会漏报。

方法 2：使用专家意见。在这种方法中，您需要寻求多位专家的意见，并向他们提出问题：在伤害已经发生的情况下，以下各类伤害的可能性是多大。

1）死亡。
2）永久性或不可逆损伤。
3）需要医学或外科干预的损伤或损害。
4）不需要医学或外科干预的暂时性损伤或损害。
5）不便、暂时不适或无伤害。

对 HAL 中列出的每种伤害都要询问这个问题，然后将所有专家的回答汇总成一个总体表格。图 13-3 为这种方法的图形表示。

方法 2 不如方法 1，因为它依赖于临床医生的主观意见。临床医生的意见通常是基于他们与患者的个人经验形成的，这种经验自然是有限的。接受采访的临床医生数量越多，HAL 数据的质量就会越好。这种技术背后的原理是通过消除判断中的固有变异性来消除噪声。

以上原理已有一个多世纪的历史。1906 年秋季，英国科学家弗朗西斯·高尔顿（Francis Galton）[查尔斯·达尔文（Charles Darwin）的表亲]参加了普利茅斯乡村博览会。博览会上有许多动物，其中有一头获奖的大公牛。人们有机会以 6 便士的价格购买一张票，并猜测公牛的重量，猜得最准的人将赢得奖品（见图 13-4）。

高尔顿收集了参与比赛的 878 张票并进行统计分析。他做的其中一件事是计算这些猜测的平均值。878 个猜测的平均值是 1197 磅，而公牛的实际重量是 1198 磅。通俗地说，这种现象被称为群体智慧。詹姆斯·苏罗维茨基（James Surowiecki）在他的书《群体的智慧》[32]中详细讨论了这个话题。

Delphi 技术——提高 HAL 的 P_2 数值准确性的额外方法，建议在第二轮访谈中向受访临床医生说明汇总的 HAL，给予他们修正初步估计的机会。一旦在看到集体意见的汇总后，他们可能会改变他们的初步估计。如果他们在一些初步估计上改变了意见，收集新的数据并用临床医生的最新数据更新 HAL。理论上，您可以重复这个过程直到达成共识。然而，在实践中，通常只进行一轮重复访谈。

第 13 章 风险管理过程 55

专家5	编号	伤害	严重度等级					剩余
			致命的	危重的	重大的	轻微的	可忽略的	
	伤害1		0%	0%	0%	0%	0%	100%

专家4	编号	伤害	严重度等级					剩余
			致命的	危重的	重大的	轻微的	可忽略的	
	伤害1		0%	0%	0%	0%	0%	100%

专家3	编号	伤害	严重度等级					剩余
			致命的	危重的	重大的	轻微的	可忽略的	
	伤害1		0%	0%	0%	0%	0%	100%

专家2	编号	伤害	严重度等级					剩余
			致命的	危重的	重大的	轻微的	可忽略的	
	伤害1		0%	0%	0%	0%	0%	100%

专家1	编号	伤害	严重度等级					剩余
			致命的	危重的	重大的	轻微的	可忽略的	
	伤害1		0%	0%	0%	0%	0%	100%
	伤害2		0%	0%	0%	0%	0%	100%
	伤害3		0%	0%	0%	0%	0%	100%
	伤害4		0%	0%	0%	0%	0%	100%
	伤害5		0%	0%	0%	0%	0%	100%
	伤害6		0%	0%	0%	0%	0%	100%
	伤害7		0%	0%	0%	0%	0%	100%
	伤害8		0%	0%	0%	0%	0%	100%
	伤害9		0%	0%	0%	0%	0%	100%
	伤害10		0%	0%	0%	0%	0%	100%

编号	MedDRA 代码	IMDRF 代码	FDA 代码	伤害	严重度等级					总计
					致命的	危重的	重大的	轻微的	可忽略的	
伤害1					0.0%	0.0%	0.0%	0.0%	0.0%	0.0%
伤害2					0.0%	0.0%	0.0%	0.0%	0.0%	0.0%
伤害3					0.0%	0.0%	0.0%	0.0%	0.0%	0.0%
伤害4					0.0%	0.0%	0.0%	0.0%	0.0%	0.0%
伤害5					0.0%	0.0%	0.0%	0.0%	0.0%	0.0%
伤害6					0.0%	0.0%	0.0%	0.0%	0.0%	0.0%
伤害7					0.0%	0.0%	0.0%	0.0%	0.0%	0.0%
伤害8					0.0%	0.0%	0.0%	0.0%	0.0%	0.0%
伤害9					0.0%	0.0%	0.0%	0.0%	0.0%	0.0%
伤害10					0.0%	0.0%	0.0%	0.0%	0.0%	0.0%

图 13-3　根据专家意见创建 HAL

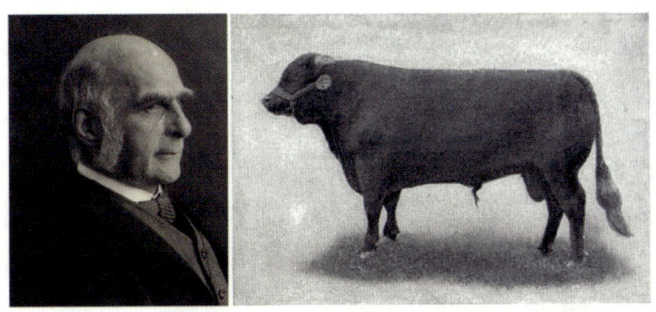

图 13-4　弗朗西斯·高尔顿（左）和公牛体重估计

第14章

风险分析技术

风险分析中的危险可以通过使用多种工具识别。最常见的两种工具是故障树分析（FTA）、失效模式和影响分析（FMEA）。本章将介绍 FTA 和三种类型的 FMEA：DFMEA、PFMEA 和 UMFMEA。此外，还将介绍另外两种工具：思维导图分析和 P 图。最终使用多少种工具由分析师选择。虽然额外的分析会消耗更多资源，但它们也降低了遗漏某些危险及其因果链的可能性。

14.1 故障树分析

14.1.1 概述

FTA 技术由贝尔实验室于 1962 年开发，最初用于"民兵"导弹系统，后来在民用航空、航天和军事应用中广泛使用。1998 年发布的 MIL-HDBK-338B 为该技术提供了参考。在 1979 年宾夕法尼亚州"三哩岛"事故之后，美国核管理委员会扩展了 FTA 的使用范围，并在 1981 年出版了手册 NUREG-0492，即《故障树手册》。该手册在 2002 年由 NASA 更新为《故障树的航空航天应用手册》[33]。

FTA 是一种自顶向下的演绎推理过程，它从不希望的系统结果开始，并试图找出所有可能导致这些不希望的系统结果的可信事件序列。故障树是一个图形模型，它描绘了可能导致位于树顶部事件的事件之间的并行和顺序组合的逻辑关系。

FTA 可以对各种环境和工作场景下的正常和故障条件进行建模，还可以对故障依赖性和共因失效（CCF）进行识别和建模。

故障树（FT）是使用逻辑门构建的，如与（AND）门和或（OR）门。因此，故障树适合数学表示、逻辑简化和归约。因此，描述一个系统不止有一个正确的故障树，而可能有多个逻辑上等效的故障树。

由于其性质，FTA 除了可被用于定性分析外，还可被用于定量分析，来估计非期望顶事件的发生概率。重要的是要理解故障树本身并不是一个定量模型，而是一个可以进行定量评估的定性模型。

在设计细节尚未确定之前可将 FTA 应用于新产品。在这种情况下，可通过 FTA 在高层次上揭示可能导致系统危险的潜在事件序列，从而提醒设计团队系统的安全关键因素。当应用于现有系统时，FTA 可用于识别设计弱点，并帮助确定设计升级，使系统更加安全。

FTA 的一个主要输出是顶事件的最小割集。一个割集是一个基本事件的集合，如果这些事件都发生，将导致故障树的顶事件发生[33]。最小割集是指基本事件的最小集合，如果这些事件都发生，将导致顶事件的发生。术语"最小"用于表示在到达顶事件的给定路径中，如果任何一个基本事件都没有发生，那么顶事件就不会发生。最小割集也可以用于识别中间事件。如果一个最小割集仅由一个基本事件组成，则表明了对单点失效的脆弱性。

当将概率应用于故障树时，可以识别出主导割集。这些是对顶事件发生具有最高概率贡献的路径。此外，FTA 还可以提供基本事件的相对重要性，以及顶事件对不同基本事件的敏感性。基于这些知识，可以确定活动和资源的优先级，以最大程度地降低顶事件发生的可能性。

FTA 的一个优势在于它与 FMEA 不同，FMEA 的层级结构对分析是重要的和相关的，而 FTA 中的层级结构并不重要。FTA 只需要寻找事件的贡献者，并跨越层级边界。FTA 的另一个优势是它易于学习，并且由于其图形化特性，易于理解。FMEA 是一种自下而上的单线程分析技术，而 FTA 是一种自上而下的多线程分析方法。

FTA 不是风险管理，但在执行风险管理时，FTA 被用来寻找通向危险情况的路径。除了危险情况之外，可能还有许多与其他学科有关的顶事件，例如可靠性、服务等。就其本质而言，FTA 是一种头脑风暴技术，用于识别通向危险情况的事件。这意味着 FTA 受限于分析人员的想象力。如果他们没有想到，它就不会出现在 FTA 中。这就是为什么 FTA 分析人员必须对所分析的系统有深入了解的原因。FTA 并不是全面的，该技术适用于感兴趣的顶事件，即可预见的危险情况。因此，如果我们没有预见到某种危险情况，它就会被排除在分析之外。

在 FTA 中，"故障"和"失效"这两个词的含义取决于它们被考虑的环境。失效可以是故障的结果。但当故障被视为其潜在因素时，它可以被看作是一个失效。"事件"是一个更通用的词，既可以应用于故障，也可以应用于失效。

提示：谨慎选择顶事件对 FTA 的成功至关重要。如果顶事件过于笼统，分析将变得难以管理；如果顶事件过于具体，分析则可能无法提供足够广泛的系统视角（NUREG-0492[34]）。

14.1.2 理论

故障树是并行和顺序事件的图形表示，这些事件通过逻辑门互相连接，最终导致一个顶事件。顶事件通常代表一个不希望发生的结果，例如危险情况，而低层级事件包括故障、使用错误和正常条件。图 14-1 所示为一个 FTA 图示例。逻辑门说明了导致该逻辑门输出的低层级事件之间所需的关系。逻辑门顶部的事件称为"上级"事件，而门下的事件称为"下级"事件，并且是该门的输入。连接逻辑门的线条描绘了通往顶事件的路径。

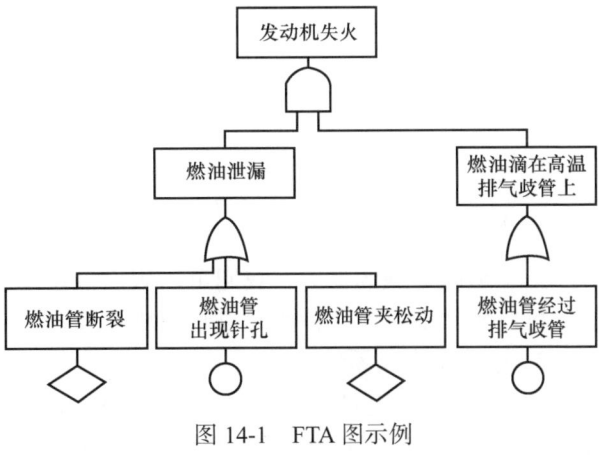

图 14-1　FTA 图示例

由于其逻辑结构，故障树可以转换为一组布尔方程。通过应用布尔代数的规则，可以对故障树进行简化和缩减。这种简化有利于推导出树的最小割集，也可以简化对所分析系统的输入和输出关系的理解。

故障树分析可以为我们提供：①树的最小割集；②系统组件的定性重要性；③易受共因失效影响的割集知识。

如果基本事件的概率已知，则定量分析可以提供：①顶事件发生的概率；②最小割集和组件的定量重要性；③敏感性评估。

敏感性评估显示了顶事件对导致顶事件的基本事件发生概率变化的敏感性。

1. 主要故障、次要故障和指令故障

参考文献［33］确定了三类故障：主要故障、次要故障和指令故障。

（1）主要故障　指在组件被认证的环境中发生的任何故障。例如，一个设计用于承受压力高达 p_0 的压力罐，在某个压力 $p \leq p_0$ 的情况下由于焊接缺陷发生破裂。

主要故障是组件固有的，是在设计条件下发生的。一个组件的主要故障被认为与另一个组件的主要故障独立，即组件 X 的主要故障不会导致组件 Y 的主要故障。

（2）次要故障　指在未经过认证的环境中发生的任何故障。换言之，指组件在超过其设计条件的情况下发生的故障。例如，一个设计用于承受压力高达 p_0 的压力罐，在压力 $p > p_0$ 情况下发生破裂。

次要故障是由未预见的外部因素造成的。

（3）指令故障　指正确执行指令，但执行的时间/地点错误。

指令路径是系统中的一连串事件，这些事件最终产生预期的指令。在指令故障的探明过程中，需要识别导致指令故障的故障序列。指令路径的终点将是主要或次要故障。

2. 直接、必要和充分

在故障的探明过程中，以及确定有贡献的低层级事件时，可以考虑以下测试。对于每个低层级事件，询问是否满足表 14-1 所列条件。

表 14-1　条件列表

直　接	下一个较低层级的事件是否直接发生在相关事件之前 优点：它可以防止您的思维跳跃，遗漏原因。参考文献［33］中提到："构建故障树的基本范式是'小处着眼'，或者更准确地说是'短视思考'。"
必　要	下一个较低层级的事件是否是导致相关故障的必要条件 优点：它有助于维护因果关系并避免无关的条目
充　分	已识别的较低层级事件是否足以导致相关故障 优点：确保在给定的下一级事件情况下，上一级事件确定会发生

出于风险管理的目的，我们可以假设该设计已经经过同行评审、分析、建模和测试。因此，可以排除由于设计者错误引起的故障。

3. 组件状态与系统状态

故障可以是组件状态（State of Component）或系统状态（State of System）。参考文献［33］定义："'组件状态'故障是指与一个特定组件唯一相关的故障。'系统状态'故障是指不与一个组件唯一相关的故障。'系统状态'故障的直接原因涉及多个组件。"

4. 共因失效

共因失效（CCF）描述了由于共同原因导致两个或多个组件失效的情况。在直接-必要-充分逻辑的范式中，故障树中并未明确对这些失效的共同原因建模。相反，共同原因描述了一个隐含的依赖关系，其中多个故障在共同原因发生时被触发。一旦识别出共因失效，就应将其包含在故障树中，以提高对其影响的认识。

共因失效的例子如下。

1) 环境因素，例如温度、湿度、压力、振动。
2) 校准错误。
3) 制造错误，导致所有产品都有缺陷。
4) 错误的工作指令，导致所有用户都错误操作设备。

共因失效在冗余系统中尤为重要，在冗余系统中，安全性基于冗余系统不会同时发生失效的假设。在这种情况下，一个单一的原因可能会同时破坏所有的冗余系统。

14.1.3 符号

故障树是通过逻辑连接的节点构建的。这些节点代表各种事件，例如基本事件、未探明事件等。节点之间通过逻辑门相连接。为了表示不同类型的节点和逻辑门，使用了特定的符号。图 14-2 所示为一些常见的 FTA 符号。

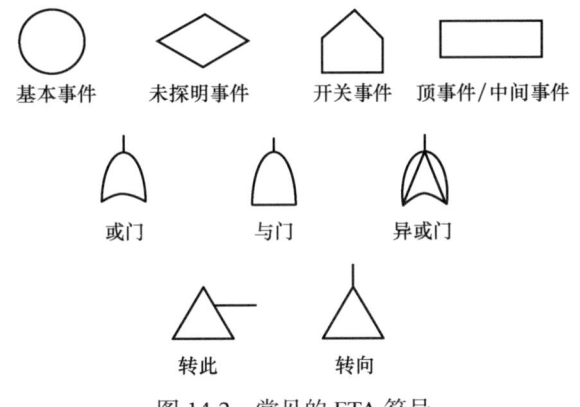

图 14-2 常见的 FTA 符号

FTA 符号及定义见表 14-2。

表 14-2 FTA 符号及定义

符 号	定 义
基本事件	一个基本的初始事件，例如组件故障，不需要进一步分析
未探明事件	由于缺乏信息或后果不重要而未进一步探明其原因的事件
开关事件	通常预期会发生的事件，例如设备被使用
顶事件/中间事件	一个将进一步分析的事件
或门	当一个或多个输入事件发生时，输出事件发生
与门	当所有输入事件都发生时，输出事件发生

(续)

符　号	定　义
异或门	当且仅当一个输入事件发生时，输出事件发生
转移	表示树的部分内容被转移到另一个位置。用于管理页面上树的大小，避免重复

为了方便标注事件和门，有时会使用图 14-3 中的样式，其描述性文本输入故障树符号上方的矩形中。

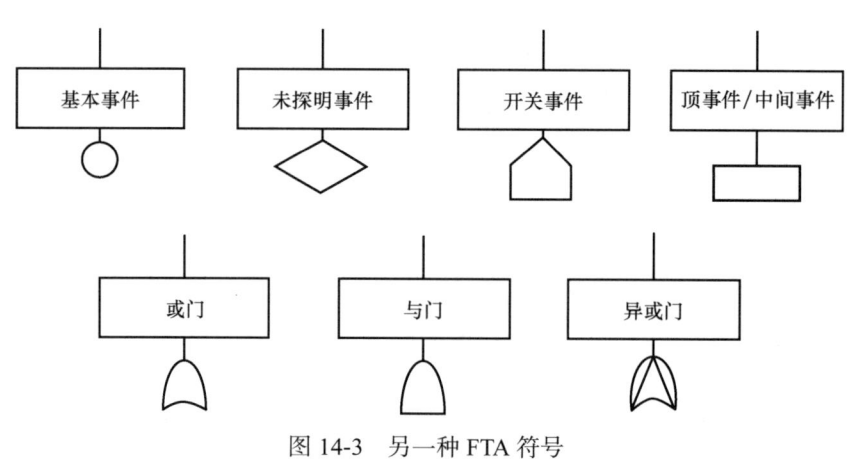

图 14-3　另一种 FTA 符号

14.1.4　方法

1）获取系统需求和架构设计：了解系统运行的原理，通常从功能框图入手更为容易。如果您无法绘制系统的功能框图，那么可能是您对系统的理解不足，无法进行适当的 FTA。

2）理解 FTA 的目的：在风险管理中，我们使用 FTA 来识别导致危险情况或伤害的事件序列。

3）定义分析的边界：了解什么包含在分析中，什么不包含在分析中。分析范围内的将是那些被分析的与顶事件相关的贡献者和事件，而分析范围外的是那些不进行分析的贡献者[33]。分析边界的外部接口应作为影响因素纳入分析中，但我们并不分析外部影响因素行为的原因。同样，也可以对外部影响因素做出假设。例如，对于一个市电供电设备，您可以假设市电频率为 60Hz。

4）定义顶事件：在风险管理中，顶事件可能是危险情况。您也可以将伤害用作顶事件。但在 BXM 方法的构建中，假设在暴露于危险情况时就会出现伤害（参见第 4.2 节）。

顶事件的系统环境或初始状态可能需要指定。

5）对于每个故障，检查其是否为组件状态（SC）故障，如果不是，它就是系统状态（SS）故障（更多详细信息参见第 14.1.2 节第 3 点）。使用 SC 或 SS 标记故障。如果它是系统状态故障，则需要进一步分析；如果它是组件状态故障，则由主要故障、次级故障或指令故障引起（更多详细信息参见第 14.1.2 节第 1 点）。如果两个或多个低层级故障共同导致组件故障，则使用或门将低层级故障连接到组件故障。

6）分析每个故障：询问哪些故障是导致高层级故障的直接、必要和充分的低层级事件

（更多详细信息参见第 14.1.2 节第 2 点）。使用适当的逻辑门将高层级故障与低层级事件连接。

7）对于故障树中的每个故障，重复步骤 5）和 6），直到树的终点为止。终点是所有事件均为基本事件、未探明事件或开关事件的地方。

8）识别容易受到 CCF 影响的组件，并为 CCF 的影响正确建模。

9）查找故障的依赖性。

10）确定最小割集：识别依赖单一基本事件的任何最小割集。

11）如果有基本事件的定量数据，则计算顶事件（危险情况）发生的概率，同时进行重要性和敏感性分析。

故障树中的信息可用于初步危险分析（参见第 14.3 节）。例如，危险情况的概率将为 P_1 值提供信息，事件序列可以从故障树的因果链中创建。

被动与主动组件：被动组件对系统的影响大致是静态的，如电线、管道和焊缝；主动组件对系统的影响则是动态的，如阀门和开关。从可靠性角度来看，历史上被动组件比主动组件的可靠性要高出两个到三个数量级。

提示：由于被动组件出现故障的可能性远低于主动组件，您可能希望在故障树分析中排除被动组件，因为它们对系统风险的影响很小。

故障树的分析必须深入足够的层次，以获得对失效机制和功能/失效相关性的有意义的认识。超出此深度的故障树开发是浪费精力，并且可能会分散注意力。

一种常见的启发式方法是将系统建模到能够识别功能依赖关系的深度，并深入到存在组件失效率数据的层次。

14.1.5 基本原则

本节中列出的基本原则旨在简化故障树的创建，同时减少混淆和不必要的工作。

（1）准确描述故障 选择合适的语法，明确说明故障是什么，如果故障的条件很重要，则说明在什么条件下发生故障。您可能需要进行详细描述，并以一种将来其他人或您自己都能理解的方式来描述故障。例如：导管球囊在外科医生充气时破裂。

（2）不要进行门到门的连接 门的输入、输出应有明确定义。直接进行门到门的连接绕过了定义低层级门的输出，是一种取巧。尽管如此取巧可能很有诱惑力，但它会使故障树变得更加难以阅读和理解。

（3）将低可能性故障标记为基本事件 如果很明显某个故障的可能性非常低，就不要将其向更低的层级进行分析，而应将其标记为基本事件。

（4）不要对被动组件进行建模 组件分为被动组件（如电线或管道）和主动组件（如开关或阀门）。历史上已知被动组件的失效率比主动组件低两个到三个数量级。尽管从技术上可以对被动组件的故障进行建模，但这对产品的风险分析并没有太大价值。

（5）对次要故障建模时要谨慎 由于 FTA 的目的是识别可信的危险情况，因此在对次要故障建模时要谨慎。次要故障通常发生在超出设计条件的情况下。超出设计条件通常不太可能发生。应考虑对此类故障进行建模的附加价值。

提示：由熟练的主持人来指导 FTA 工作会议。一位优秀的主持人能够引导头脑风暴和正确地构建故障树，同时可以防止参与者对诸如危险、原因和基本事件等概念产生混淆。主持有助于提高会议的效率和效果。

14.2 思维导图分析

14.2.1 概述

使用图示来使信息图形化是一种非常古老的技术。然而，"思维导图"这一概念是在 20 世纪 70 年代由英国流行心理学作家托尼·布赞（Tony Buzan）推广开来的。思维导图本质上是一种通过图形化的方法组织思想与想法的技术。它是一种非常有用的头脑风暴工具，并且是一种可用的 FTA 替代工具。思维导图示例如图 14-4 所示。

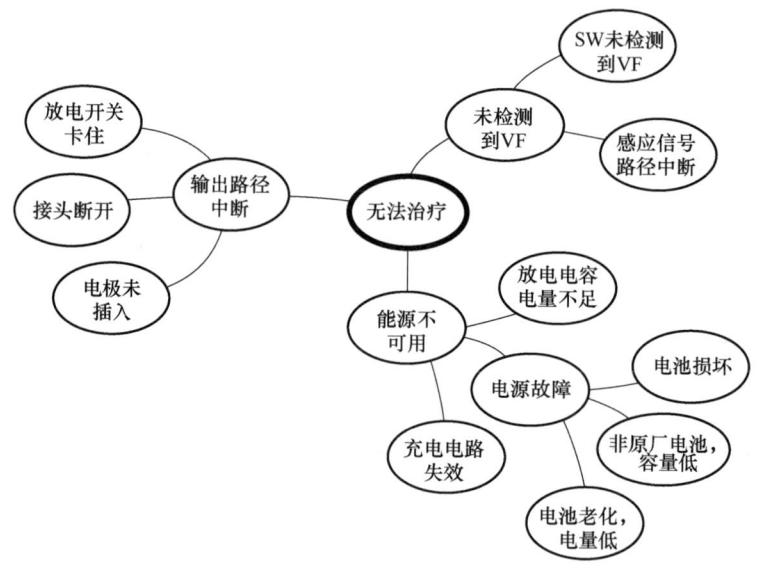

图 14-4　思维导图示例

思维导图相较于 FTA 的一个优势是它比 FTA 更容易学习，并且思维导图的软件要么是免费的，要么成本非常低。

14.2.2 理论

思维导图的构建从一个中心主题开始，该主题被标记为中心节点，第二层节点连接到中心节点。第二层节点包括到达中心节点的所有直接、必要和充分的路径。该模式对每个第二层节点重复，并依次对其他节点重复此模式。

在没有 FTA 专用节点（如开关事件和未探明事件）的情况下，应将每个分支分析到有意义的程度。如果某个事件由于当前信息不足而未进行分析，您可以在那里放置一个"待定"（TBD）作为提醒，之后再回来处理。

构建思维导图的主要目的是以图形化的方式描述一个不希望事件如何发生的故事。这些信息将在 PHA 的事件序列中进行记录。

不同于 FTA，思维导图不使用逻辑门。隐含地，所有连接都是或门。例如对于图 14-4 中的"未检测到 VF"，如果"SW 未检测到 VF"或"感应信号路径中断"中的任何一种情况发生，都可能导致未检测到 VF。

14.2.3 方法

步骤 1：获取系统需求和架构设计，了解系统运行的原理。
步骤 2：列出系统的顶事件，这些事件可以是危险或危险情况。
步骤 3：定义分析的边界——包括哪些内容，不包括哪些内容。
步骤 4：为每个顶事件创建一个思维导图，进行头脑风暴并识别通向顶事件的路径。

提示：尽管思维导图不使用逻辑门建模，并且其连接关系被解释为或门，但可以通过创建一个名为"与"的节点作为变通方法，其中多个分支可汇入该节点。只有当所有输入分支都发生时，"与"节点的输出才会发生。

14.3 初步危险分析

14.3.1 概述

ISO/TR 24971：2020[15]指出，初步危险分析（PHA）是一种归纳分析方法，旨在识别对特定活动、设施或系统可能造成伤害的危险、危险情况和事件。

PHA 是一种可以在开发过程早期使用的技术，用于识别在医疗器械设计细节尚不明确时可能导致伤害的危险、危险情况和事件。PHA 本质上是一个头脑风暴的论坛，您可以在其中尝试设想系统的所有潜在危险，估计它们的风险，并预测风险控制措施。PHA 常常是进一步研究的初期形式。

借助 PHA 生成的前瞻性知识，可以识别系统概念中的安全关键部分，估计系统相关的潜在风险，从而指导设计团队确定优先级并将资源集中在系统风险最高的部分。

当来自不同职能部门的人参与时，PHA 的效果最佳。这提供了多角度的分析，利用了多种视角的见解。在此过程中，风险管理可以作为一种工具，促进通常没有理由进行沟通的团队成员之间的沟通。

研发工程可以利用 PHA 生成的前瞻性知识，提前预测并将风险控制措施设计进系统，而不是在产品开发过程的后期，这样可以降低产品开发成本。

PHA 的另一个显著好处是，它可以作为对管理层的建议，告知管理层预计待开发器械的风险将超过其受益，不建议继续开发产品。尽早取消项目的成本远低于启动项目后在设计和开发阶段后期取消它的成本。

基本上，PHA 是 RACT 的早期版本。事实上，它使用相同的 RACT 模板。主要的区别在于这个阶段几乎没有实际设计信息，因此 PHA 使用大量的估计和预测。PHA 不是一个动态更新的文件，仅作为启动项目的指导。

强烈建议进行 PHA，尤其是对于新产品和新型产品的开发。

对于已经在市场上的遗留产品，进行回顾性 PHA 既没有必要，也没有用处。

14.3.2 方法

PHA 包括以下输入。

1）系统需求。
2）概念架构。
3）预期用途、预期用户和预期使用环境。
4）风险可接受性准则（来自 RMP）。
5）CHL。
6）HAL。

如果系统是先前已进行过风险分析的产品的新版本或迭代版本，那么建议将之前的风险分析作为新分析的输入。

PHA 的工作流程如下。

1. 安全特性

根据系统的预期用途、预期用户和预期使用环境，以及概念架构和系统需求，识别那些可能影响医疗器械安全的定性和定量特性。例如材料的选择、测量的精度、活动部件、用户所需技能以及是否需要校准/维护。考虑器械中使用的技术，以及它们可能如何导致危险。必要时，识别器械可以安全运行的操作规范限制。包括识别可能与安全相关的用户接口特性。

ISO/TR 24971[15] 的附录 A 提供了一份问题列表，这些问题可以帮助完成此项任务。

2. 功能失效模式和影响分析

功能失效模式和影响分析（FMEA）是一种可以在早期了解医疗器械安全的技术。在这种方法中，系统的功能被分解为较低层级、潜在的前因。然后评价每个基本功能的失效模式及其对顶功能的影响。

3. 识别系统危险

使用在本节第 1 点中获得的知识检查 CHL。识别与系统相关的危险，将 CHL 中其余的危险排除在分析之外，并给出所有这些危险被排除的理由。

还应考虑在可合理预见的误使用条件下可能遇到的潜在危险。请参见第 4.1 节对"可合理预见的误使用"的定义。

接口是失效的常见来源。特别注意那些由外部实体（供应商）设计的与系统组成部分的接口。同时，请记住也要考虑由接口之间使用条件引起的潜在危险。例如，维护功能通常不是医疗器械设计人员最关心的问题，维护人员是否可能将器械留在对临床用户具有潜在危险的状态？

假设系统的潜在危险情况，并对其进行故障树分析，以确定可能导致已识别危险情况的路径。这将为您提供可能导致危险情况的可合理预见的事件序列或组合。有关如何进行故障树分析的说明，请参见第 14.1 节。

请记住，在正常条件和故障条件下都要进行考虑。

使用故障树分析中的信息填充 RACT 模板。CHL 中所有适用的危险都应出现在 RACT 中，每个危险都会有一个或多个相关的危险情况。记录通向每个危险情况的潜在路径，这些路径很容易从故障树分析中得出。

识别将要实施的风险控制措施和策略，以最大限度地降低对患者的风险。为每条通向危险情况的路径填写 P_1 值。P_1 是危险情况发生的概率。如果有 P_1 的实际数据，就使用它。否则，通过团队的集体判断来估计 P_1 的值。在估计 P_1 时，请使用对您的产品有意义并有助于您做出风险控制决策的依据。对于长期植入式产品，"患者年"等单位是合适的。但对于重复使用的设备，"每次使用"更有意义。例如，由于血糖读数错误而导致的"胰岛素过量注入"的危险情况的 P_1 可以用"10^{-3} 每次使用"表示。

提示：应为单个器械估计 P_1，而不是整个器械队列。原因是增加器械的数量不会降低任何单个器械的安全性。如果 P_1 是基于整个器械队列估计的，那么随着更多器械的销售，给定危险的风险似乎会不断增加。

下一步是评价危险情况，并识别可能由每个危险情况引发的潜在伤害。根据具体情况，危险情况可能导致不同种类和严重度的伤害。在 BXM 方法中，每种伤害有五个 P_2 数值，分别表示不同严重度等级下发生伤害的概率。有关 HAL 的更多信息，请参见第 13.7 节。查找 HAL 中的 P_2 概率，并将它们的相应值填入 RACT 表格中。通过将每个危险情况的 P_1 乘以 HAL 中的五个 P_2 值来计算每个危险情况的风险。这将产生五个风险数值——每个严重度等级对应一个。如果您的方法使用了单个 P_2 数值，那么只需要使用该数值来计算风险即可。

计算每个危险情况以及整个系统的剩余风险。有关如何进行计算的详细信息，请参见第 17.3 节。

此时，PHA 已准备好发挥作用，并解答以下问题。

1）系统是否能够以可接受的风险水平构建？

这将帮助最高管理者决定是否应投入资源来进行医疗器械的设计和开发。使用 RMP 中的风险可接受性准则评价系统的综合剩余风险。系统在所有严重度等级中的综合剩余风险是否都可接受？进行初步的受益 - 风险分析。器械的预期受益是否超过了器械的综合剩余风险？如果没有，是否可以修改器械概念，使综合剩余风险变得可接受，并且器械的受益超过其风险？如果器械概念的改变无法实现这一点，那么是否可以通过改变器械的预期用途来实现综合剩余风险的可接受性，并使受益超过综合剩余风险？如果不能，那么项目就不应继续进行。

某些因素可能会提供未来潜在问题的早期预警。例如，如果植入器械的概念需要将患者组织暴露于如镍等有毒金属中，您可能预见到最终产品的剩余风险可能是不可接受的。

2）系统中最关键的安全因素是什么？

这个问题的答案有助于将资源集中在系统中最重要的安全关键因素上，寻找任何风险处于不可接受区域的危险情况。这些应成为设计和开发团队的最高优先级区域。如果所有危险情况的风险都是可以接受的，则需要主观判断它们的优先级。例如，可以查看每个危险情况与不可接受边界的距离，并按距离不可接受的程度进行优先排序。换言之，风险最接近不可接受边界的危险情况应获得最高优先级。

14.4 失效模式和影响分析

失效模式和影响分析（FMEA）是一种系统化的方法，用于探索项目或过程可能的失效模式，以及这些失效对系统性能、过程、环境和人员的影响。FMEA 是一种前向推理过程，也称为自下而上或归纳分析。FMEA 技术最初作为一种可靠性分析技术，由美国军方于 1949 年开发。后来，NASA 在多个太空项目中使用了这一技术。今天，许多行业，尤其是汽车行业，都使用这一分析技术来提高产品质量。

有不同类型的 FMEA 过程用于不同的目的。BXM 方法调整了 FMEA 使其适用于医疗器械风险管理，包括四种类型的 FMEA：设计 FMEA（DFMEA）、软件 FMEA（SFMEA）、过程 FMEA（PFMEA）和使用/误使用 FMEA（UMFMEA）。在用于风险管理时，FMEA 用于识别危险以及分析这些危险的表现方式，并估计它们发生的可能性。

对两个术语进行区分是很重要的：故障和失效。故障是指部件的异常状态，失效是指实体未能达到其指定或预期的目的。

1）故障可能导致失效，但不一定。
2）失效可能在没有故障的情况下发生。

在风险管理方面，FMEA 用于识别可能导致危险或危险情况的失效模式。重要的是要认识到，故障和失效的发生可能会导致危险，但不一定。而且，危险或危险情况可能在没有任何故障/失效的情况下发生。举例来说，一个为成年人设计的医疗器械，如果用于儿童，即使该器械完全按照设计正常工作，也可能会造成危险情况。或者，一个医疗器械可能有故障，但不会产生危险。例如，一个输液泵上的破裂显示屏虽然异常，但不会阻碍设备的正确使用。

在 FMEA 中，分析对象被分解为多个元素。这种分解的粒度是主观的，称为分解级别。在分析过程中，应考虑每个元素的失效模式及该失效模式对分析对象产生的后果。一般而言，识别失效模式和由此产生的影响是基于类似产品和过程的经验，或相关适用的科学知识的。

FMEA 分析的对象可以是整个医疗器械、一个子系统、一个组件、一个过程，或分析人员选择的任何其他对象。

 提示：在选择 FMEA 分析对象的分解粒度（分解级别）时，节省时间和资源的办法是避免深入分析那些已经了解且有良好历史记录的系统部分。

明确定义和理解分析范围非常重要。也就是说，分析的边界以及分析中包含的内容应该明确定义。还应明确识别与分析对象的接口。

运行环境非常重要。相同的失效模式在不同的运行环境中可能会有截然不同的严重度。例如，医疗器械在制造过程中进行功能测试时发生失效，与器械植入患者体内时发生失效的后果截然不同。

1. 促进 FMEA

FMEA 的成功执行受益于对 FMEA 会议的巧妙引导。主持人需要负责以下事项。

1）召开 FMEA 工作会议。
2）确保与会人员具备适当的能力。
3）确保在工作会议中提供适当的资源、材料和支持要素。
4）确保在每次工作会议开始时明确 FMEA 的目的、基本原则和操作背景。
5）协助识别原因、失效模式、影响和缓解措施。
6）限制冗长的讨论，引导团队得出有用的结论。
7）帮助团队保持专注，并在分析范围内进行讨论。
8）管理工作会议，并在因疲劳或其他因素导致团队工作效率下降时结束会议。

2. 分层多级 FMEA

分层多级（HML）FMEA 是一种技术，您可以采用它来提高并行处理的效率和进行模块化、可重复使用的分析。这种技术需要按第 12.1 节所述的系统架构进行系统分解。

系统 [图 14-5 中的第 1 级（L1）] 被分解为两个第 2 级（L2）组件。每个 L2 组件进一步被分解为多个 L3 组件，依此类推。您可以在较低层级的组件上执行 DFMEA 和 PFMEA。正如物理系统是从较低层级逐步集成到最高层级一样，较低层级的 FMEA 也可以逐步集成，直到生成顶层系统的 DFMEA。

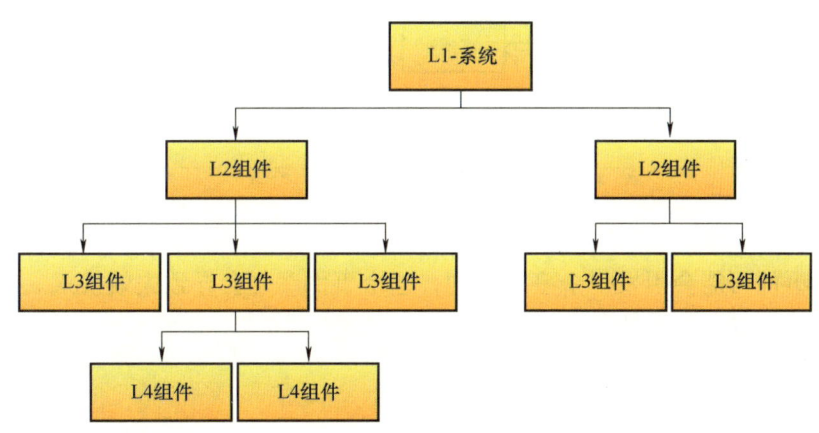

图 14-5 分层多级结构

这种技术的好处是多方面的，如下。

1）并行工作。让我们考虑图 14-6 中的例子，它描述了一个被分解成电子部分和外壳的电子温度计。电子团队可以进行电子部分的 FMEA，而同时机械团队则可以进行外壳的 FMEA。之后，他们的工作结果将整合到电子温度计系统的 DFMEA 中。

2）模块化和重复使用。如果在图 14-6 的例子中，制造商决定更新温度计外壳以获得新的外观，但保持电子部分不变，那么分层多级 FMEA 技术允许重复使用电子部分的 DFMEA，同时仅更新外壳的 D/PFMEA。

3）简化分析工作。HML FMEA 的另一个好处是，对于一个中高复杂度的系统，进行一个大型 FMEA 非常复杂、容易出错且难以维护。HML 允许将分析工作分解

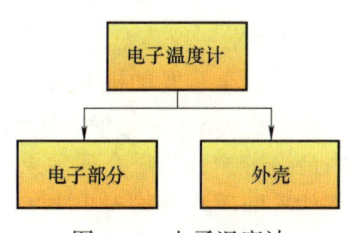

图 14-6 电子温度计

为多个较小且更易于管理的分析工作。

为了实现 FMEA 的模块化，您必须清楚系统架构并遵守分析边界。

具体来说，DFMEA 有助于实现模块的可重复使用性。PFMEA 可以在常规意义上重复使用，即基于旧有工作进行新分析并对其进行修订。UMFMEA 是特定于每个系统的，任何重复使用都取决于当前系统与之前系统之间的相似程度。

为了使 DFMEA 可以模块化地重复使用，需要严格遵守分析的范围和边界。在 DFMEA 中，对于具有安全影响的失效模式，严重度和可探测性等级取决于使用环境。因此，在重复使用 DFMEA 时，对于具有安全影响的失效模式，严重度和可探测性等级需要在使用环境下重新评审。

有关 HML FMEA 和 DFMEA 整合的更多详细信息，请参见第 16.1 节。

3. 失效理论

在 FMEA 的背景下，最终影响是指一系列事件链的结果。图 14-7 所示为这一概念的模型。

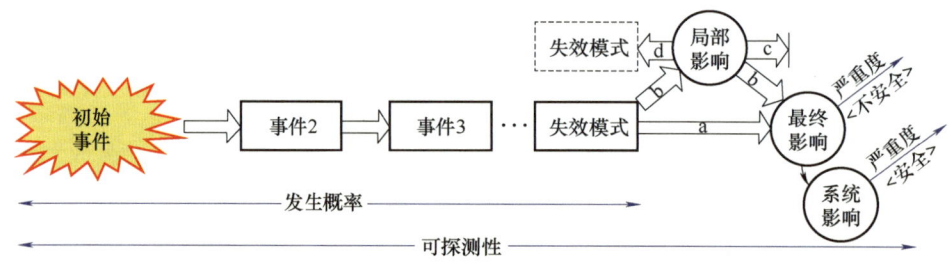

图 14-7 失效理论

一个初始事件可能会引发一个事件序列，这个事件序列会导致失效模式。在失效模式出现后，可能会发生以下几种情况。

1）最终影响可以直接显现。

2）局部影响可能先发生，随后引发最终影响。

3）可能仅显现局部影响，而最终影响保持隐藏。

4）局部影响可能触发系统内的另一个失效模式。

发生概率（Occ）是失效模式（Failure Mode）的发生概率 P_{FM}。它涵盖了从初始事件到失效模式的整个事件链。

请注意，最终影响（End Effect）的发生概率 P_{EE} 与 P_{FM} 不同。

一些缓解措施可以减少失效模式导致最终影响的可能性。例如，汽车发动机中的少量漏油可能导致油压下降，如果该问题未修复且汽车机油耗尽，发动机可能会产生故障（最终影响）。但通常，仪表盘上的警告灯会提醒驾驶员注意该问题。在这个例子中，如果驾驶员及时修理了汽车，发动机失效的最终影响将不会显现。

严重度（Sev）是最终影响的属性。对于与安全不相关的失效模式，严重度是在分析边界内最终影响最严重合理后果的显著性。对于与安全相关的失效模式，严重度在系统层面进行评估，即医疗器械对患者/用户的影响。如果分析对象是系统，则最终影响和系统影响是相同的。

可探测性（Det）适用于从初始事件到最终影响的整个事件链。探测可能发生在初始事件发生时或在事件链中的某个位置，甚至在最终影响显现后。在探测过程中存在一个隐含的假设，即缓解措施可以降低 Occ 或 Sev 评级。如果探测需要用户操作，用户必须能够识别探测到的事件，知道如何处理，并能够做出反应。

缓解措施可以降低失效模式发生的可能性（预防缓解措施）、改善可探测性（探测缓解措施）或降低最终影响的严重度（缓解缓解措施）。Sev、Occ 和 Det 的评级包括了所有已提到的缓解措施。也就是说，在提到某个缓解措施时，我们假定它将被实施并按预期工作。如果在验证后发现缓解措施未被实施或无效，则必须对 FMEA 中的 Sev、Occ 或 Det 等级进行修订。

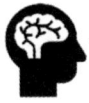

提示：描述缓解措施时要足够清晰，以便能够进行验证。

4. 基本原则

基本原则是 FMEA 团队用来确保工作会议顺利且富有成效的一组共识和协议。基本原则可以在过程进行中扩展、完善或澄清。

以下是一些建议的基本原则，您可以按照您的目的来调整和采用它们。

1）一次只考虑一个失效。

2）必须清晰了解并说明每个被分析对象的功能/属性（功能/属性的模棱两可的陈述使得很难判断该项目是否失败）。

3）应规定操作背景。

4）应定义失效。有些情况下，可能不清楚一个产品的性能下降到什么程度才算是失效。

5）仅考虑合理的原因和失效模式。

6）如果一个失效导致多个最终影响，每个最终影响都应列在单独的行中。

7）如果一个失效模式可以由不同的因果链引起，每个因果链都应列在单独的行中。

8）设计人员错误不作为失效原因进行分析，假设设计满足要求规范。重要的是不要将设计过程与设计相混淆。设计是设计过程的输出，设计人员错误通过过程来发现和避免，例如，同行评审、建模、仿真和测试。

9）如果缓解措施消除了失效模式，或使其可能性接近于零，您可以删除该行，或将该行作为历史信息保留在 FMEA 中。如果决定保留该行，应清楚地将其标记为不可信，仅供参考。

10）为了保持 FMEA 的关注点，DFMEA 将假设制造过程是正确的，PFMEA 将假设设计是正确的。

11）从风险管理的角度看，在 FMEA 中保留高危险的失效模式可能是可以容忍的。即，如果该失效模式的最终影响产生的危险在系统的其他地方得到了缓解，可使患者免受该失效模式的影响。

12）在分层多级 FMEA 结构中，使用相同的方法和等级标准。这是为了实现和促进 FMEA 的整合。

如上所述，这些基本原则旨在使 FMEA 会议顺利而富有成效。例如，如果对失效模式的分析揭示了缺失的需求或设计错误，这不意味着您要忽略它。相反，您应该将其传达给产品开发团队。这是 FMEA 如何为产品开发过程增加价值的方式。

5. 危害性排序

风险优先数（RPN）方法是一种常见且历史悠久的做法，它通过将严重度、发生概率和可探测性相乘，即 $S \times O \times D$，来对失效模式进行危害性优先排序。较高的 RPN 表示更高的危害性。这是一种易于理解和实施的技术，但 RPN 方法有许多缺点。

1）**RPN 不是连续的**。在一个将 S、O 和 D 分为五个等级的等级体系中，RPN 的范围是 1~125。但这个范围内的许多数字从未出现过，例如 28、31、49……

2）**RPN 对其他因素的敏感性**。让我们考虑严重度分别为 5 和 4 的两个失效模式 A 和 B。例 1：$O = 2$，$D = 1$；例 2：$O = 4$，$D = 3$。尽管严重度差异为 5 与 4，但在例 1 中，A 的 RPN 为 10，B 的 RPN 为 8，相差 2，在例 2 中，A 的 RPN 为 60，B 的 RPN 为 48，相差 12。

3）**连续的等级编号不是线性分布的**。虽然严重度的等级通常被线性解释，但发生概率的等级尺度通常是指数型的，例如 10^{-3}、10^{-4}、10^{-5}。这意味着在发生概率的等级中，等级 3 比等级 4 好 10 倍。

通常，FMEA 中失效模式的 RPN 会被在例如 1~125 的范围内进行等级排序，然后根据不同的 RPN 范围来规定采取的措施。例如，在表 14-3 中，1~125 的范围被划分为三个等级，并为每个等级规定了特定的行动。

表 14-3 RPN 分级

RPN	行　　动
53~125	三级——通过失效补偿措施降低 RPN
13~52	二级——如果安全影响为"是"，尽可能降低 RPN；如果安全影响为"否"，则在可行的情况下降低 RPN
1~12	一级——如果安全影响为"是"，尽可能降低 RPN；如果安全影响为"否"，则不需要进一步降低 RPN

已有一些改进 RPN 方法的尝试。其中一种方法称为 ARPN，严重度、发生概率和可探测性被放置在对数标尺上，因此，不是将 S、O 和 D 相乘，而是将它们相加。

另一种在汽车行业中使用的方法，称为行动优先级（Action Priority，AP）。《AIAG FMEA 手册》[35] 说明了一种基于 S、O 和 D 等级来确定失效模式优先级的方法。AIAG 方法将 S、O 和 D 等级分解为三个行动优先级：高、中、低。表 14-4 为 AIAG 行动优先级方案的一个示例。

一旦确定了每个失效模式的行动优先级后，类似于表 14-3，将规定具体的行动。《AIAG FMEA 手册》[35] 建议对每个行动优先级采取以下措施。

1）高优先级（H）：评审和行动的最高优先级。团队**必须**确定适当的措施来改善预防和/或探测控制，或证明并记录当前控制措施是足够的。

2）中优先级（M）：评审和行动的中等优先级。团队**应该**确定适当的措施来改善预防和/或探测控制，或者根据公司的判断，证明并记录当前控制措施是足够的。

3）低优先级（L）：评审和行动的低优先级。团队**可以**确定措施来改善预防或探测控制。

表 14-4　行动优先级等级

严重度	发生概率	可探测性	行动优先级（AP）
4~5	4~5	4~5	H
		2~3	H
		1	H
	2~3	4~5	H
		2~3	H
		1	M
	1	4~5	H
		2~3	M
		1	M
2~3	4~5	4~5	H
		2~3	M
		1	M
	2~3	4~5	M
		2~3	M
		1	L
	1	4~5	M
		2~3	L
		1	L
1	4~5	4~5	M
		2~3	L
		1	L
	2~3	4~5	L
		2~3	L
		1	L
	1	4~5	L
		2~3	L
		1	L

注：摘自《失效模式和影响分析：FMEA 手册（FMEAAV-1）》第 1 版，2019 年。经 AIAG（汽车行业行动小组）许可转载。AIAG 不对其材料在其他背景、与其他材料一起呈现或用于 AIAG 最初发布以外的用途时的准确性或有效性做出任何声明或保证。如需更多信息，或购买参考的 AIAG 出版物，请联系 AIAG，电话：(248) 358-3003 或访问 http://www.aiag.org。

BXM 方法建议在使用 RPN 时应用一种修改过的帕累托（Pareto）原则。将失效模式按 RPN 值降序排列，选取前 20%±10% 的失效模式。选择 ±10% 的原因是通常在 20% 左右会出现自然的分界点。±10% 提供了灵活性，以便找到并使用这个自然的分界点。除了这些最高等级的失效模式外，还应将任何最终影响/系统影响严重度等级≥4 的失效模式包括在采取缓解措施的高优先级组中。

如上所述，RPN 是一种简单但粗略的危害性优先排序方法。更精细的方法是使用危害性矩阵，见表 14-5，根据您组织的需要定制危害性排序。矩阵不一定是二维的（2D）。添加第三个因素，例如可探测性，将使矩阵变为三维的（3D）。尽管在页面上以图形显示三维矩阵可能不太方便，但计算机可以基于您设计的危害性矩阵来对危害性进行处理和排序。

表 14-5　危害性矩阵示例

危害性		严重度				
		1	2	3	4	5
发生概率	1	2	2	3	3	3
	2	1	2	2	3	3
	3	1	1	2	2	3
	4	1	1	1	2	3
	5	1	1	1	2	2

6. FMEA 的好处

虽然在本书中 FMEA 被用于安全风险管理，但 FMEA 还有许多其他优势和好处。由于它的系统性和全面性，FMEA 可用于检查分析范围内的**每个**元素的失效模式及其影响。这有助于探测和缓解或消除产品/过程中的失效模式，从而提高产品的可靠性和质量，进而提升客户满意度。

FMEA 是一种预测性分析技术。它可以提前识别和处理失效模式，避免在后期进行更改和修正，从而降低产品开发成本。减少返工还可以加快上市速度。

FMEA 的另一个好处是能够用于发现缺失或不充分的需求。设计人员根据系统需求设计器械，对设计执行 FMEA 可以揭示出缺失或不充分的需求。

提示：如果您发现很难或无法区分分析范围内某个项目的失效模式，这表明该项目缺少需求。

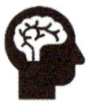
提示：缓解措施通常通过设计需求来实施。可追溯性分析可以揭示缺失的需求，例如，当缓解措施没有相应的设计需求时。

在 FMEA 工作会议中，您可能会发现对产品设计所做的一些假设并不正确，这可能导致比预期更高的失效概率。例如，设计人员可能假设产品将在 10~35℃ 的温度范围内使用，但在 FMEA 工作会议中，明显发现最高工作环境温度实际是 50℃。这种发现会揭示系统需求中的不足。可追溯性分析也可能揭示需求的不足。例如，您可能发现某个缓解措施的相应需求与缓解措施的意图不符。

在安全风险管理中，FMEA 作为一种技术，用于识别危险和可能导致这些危险的事件序列。同时，FMEA 中失效模式的发生概率等级被用于系统风险估计。FMEA 可以探测到许多失效模式，其中一些对安全没有影响。例如，电子温度计无法起动的失效是一个可靠性问题，可能会让护士感到烦恼，但对安全并不重要。这些发现对业务、客户满意度等方面有影响，但不会造成危险。了解系统的**所有**失效模式（无论是否与安全相关）对商业是有益的。虽然与安全相关的失效模式通常应该尽可能被缓解，但是否缓解及如何缓解非安全相关的失效模式完全是商业决策。

FMEA 的另一个好处是它可以作为供应商和客户之间的联系点，并促进双方的协作。供应商 FMEA 的最终影响将是客户 FMEA 中供应部件的失效模式。

为了充分利用 FMEA，应该尽早开始 FMEA，并在设计和开发过程中进行迭代。可以在概念和系统框图可用时立即开始进行高层次的功能分析。随着更多细节的出现，您可以继续进行系统 FMEA。随后，当子系统设计可用时，可以进行设计 FMEA 和使用/误使用 FMEA。当制造过程设计完成时，可以执行过程 FMEA。产品设计通常会不断演变和变化，这就需要更新 FMEA，继续迭代直到设计过程结束。这种细致的工作不仅可以帮助设计人员发现设计中的弱点并在产品投入使用之前纠正它们，还可以在设计发布后，轻松评价任何提议的新变更对安全的影响。

7. FMEA 的弱点

尽管 FMEA 技术具有强大的功能和实用性，但它也存在一些不足之处。以下是一些主要的弱点。

1）FMEA 无法识别需要多个独立失效模式的最终影响。

2）FMEA 不能体现各失效模式之间的相互作用。

3）由于 FMEA 从根本上将每种失效模式单独视为独立的失效，因此 FMEA 技术不太适合共因失效分析。

4）FMEA 无法识别哪些不是由失效引发的危险最终影响，例如由时序问题、生理变化等引起的危险。

5）FMEA 仅是一种定性分析工具，不具备定量分析能力。尽管 FMEA 可以帮助改进设计，但它无法用来预测可靠性数值或估计 P_1。

6）进行 FMEA 是一个耗时的过程。

7）FMEA 难以掌握。

了解 FMEA 作为一种技术的优缺点后，您可以在充分利用其优势的同时，避免被其缺点所蒙蔽。

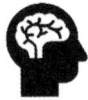

提示：您可以通过在 FMEA 的每一行中查找重复的原因来分辨共因失效。

---

8. FMEA 的所有权

建议设计工程部门负责 DFMEA 和 SFMEA，可用性工程部门负责 UMFMEA，生产部门负责 PFMEA。所有权意味着对工作成果的创建和维护负责。推荐这种分配的原因如下。

1）推荐的所有者对其所负责项目的工作原理最为了解，因此能够最好地识别失效原因并评价相应的缓解措施。

2）风险管理部门使用 FMEA 作为探测系统危险的技术，仅是 FMEA 的受益者之一。由于风险管理主要关注安全问题，如果风险管理部门负责 FMEA，注意力将主要集中在安全相关的失效模式上，而一些与安全不相关的失效模式可能得不到应有的关注。因此，可以获得的知识和可以传递给产品开发的价值可能无法实现。

提示：应让 FMEA 评审人员和利益相关方参与 FMEA 的制定，集体参与不仅丰富了分析，而且通过参与获得的熟悉度将使 FMEA 的评审变得更加容易。

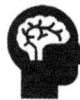
提示：FMEA 是一个项目。像管理项目一样管理它——分配资源、制定工作计划、安排时间表、为个人分配缓解措施，并跟踪每项缓解措施的完成和验证。如果缓解措施未通过验证测试，应将其从 FMEA 中撤回。

9. 决定何时进行 FMEA

执行和维护 FMEA 需要花费时间和金钱。那么何时进行 FMEA 是合理的呢？如果分析的对象简单、了解充分且无论是安全还是产品性能方面，风险较低，那么您可以只关注该对象的失效模式，而不必通过 FMEA 深入挖掘。执行 FMEA 的理由如下。

1）新颖的设计 / 技术。
2）高复杂性。
3）高安全风险。
4）任务高危害性。
5）适应证或使用条件的变更。
6）有不良现场问题的历史，例如，可靠性、使用错误等。

您可以对系统设计进行初步筛选，并将 FMEA 应用于架构中最关键的部分。初步危险分析（第 14.3 节）可以帮助对系统组件的安全危害性进行识别并进行优先级排序。

10. 应对 FMEA 的挑战

对任何中等到高复杂度的产品进行 FMEA 需要大量的时间和资源。参与者常常会感到疲倦，他们的输入质量开始下降。您可能会遇到冗长的争论而没有得到任何结论。这是人们往往不愿意进行 FMEA 的原因之一。或者，如果做了，他们会尝试尽快完成它，但仅仅是将其标记为"完成"。

以下是一些导致 FMEA 会议不成功的原因。

1）团队在几天内被隔离进行长时间的会议。
2）团队对分析的对象或分析对象的运行环境失去注意力。
3）只有 FMEA 电子表格的一小部分被投影在屏幕上，人们看不到所有的列或列标题，容易迷失。
4）一个人主导了对话，其他人保持沉默，只是点头同意。
5）参会人员查看电子邮件、智能手机或做其他工作，导致注意力分散。
6）人们会感到困惑，难以区分原因、失效模式和影响。
7）团队在对严重度和发生概率进行评分时，因为随着时间的推移，人们的心态会发生变化，导致评分不一致。
8）人们在某些项目上陷入长时间的讨论，导致一些参与人员的注意力分散。
9）人们感到疲倦，失去创造力，把通用的模糊回答放入分析中。
10）产品设计过程已经完成，也没有机会进行任何更改，发现重大问题会给企业带来巨大的痛苦和成本。因此，人们可能不愿进行深入分析，担心发现重大问题。

11）评分尺度的粒度过高。在估计评分时，较低粒度的尺度比较高粒度的尺度更好。高粒度尺度，例如 10 分制，可能导致在选择评分时出现不必要的长时间争论，例如 6 分与 7 分，因为相邻评分之间的差异可能不够明确。

以下是一些帮助顺利进行 FMEA 并确保成功的建议。

1）选择熟练的 FMEA 主持人。第 14.4 节描述了 FMEA 主持人的一些职责。大多数 FMEA 团队成员只是偶尔参与 FMEA 工作。因此，他们对该技术的机制逐渐生疏。在主持人的辅导和指导下，大多数参与人员能迅速掌握和记住相关技能。

2）尽可能重复使用现有的 FMEA，这可以加速工作进程。

3）将会议时间控制在 3h 以内，长时间的会议容易导致疲劳，降低工作质量。

4）向参与人员重述基本原则、失效模式、局部和最终影响的定义，并确保 FMEA 中的条目措辞正确。

5）如有必要，快速回顾失效理论（图 14-7）以及严重度、发生概率和可探测性的定义（第 14.4 节第 3 点）。

6）确保严重度、发生概率和可探测性的等级定义易于获取，例如打印在海报上并张贴在墙上。

7）确保会议的议程和目标明确：在会议开始时陈述，并将其张贴在墙上。

8）安排准备工作：在参加 FMEA 工作会议之前，参与人员应熟悉所分析的设计。FMEA 会议时间宝贵，不应用于解释对分析对象的基本理解。

9）准备实物样品、模型、图纸，让参与人员可以触摸和使用这些工具进行讨论。简单地触摸实物样品可以刺激思维，此外，使用模型/图纸传达关于失效模式的思想和观念更容易。对于 PFMEA，查看实际运行的制造过程也有相同的效果。

10）为了提高 FMEA 的一致性，首先对失效模式、原因和影响进行头脑风暴，然后再进行评级并定义缓解措施。

11）在头脑风暴环节，尽量保持思路的连续，只需要记录下想法，会议结束后再整理表格。有一个记录员来协助你可能会有所帮助。

12）控制讨论并保持专注，避免偏离主题的对话、冗长的个人工作经历分享和自负的辩论。

13）利用设计架构将 FMEA 工作分解成小部分以适合一场工作会议。进行大规模的 FMEA 分析是乏味的，而且随着会议间隔时间的延长，该过程容易出错。

14）一种保持更专注于失效模式分析的方法，是可以不从完整的 FMEA 模板开始，而是先专注于分析范围内的项目，以及它们的失效模式、失效机制和影响，之后再返回填写剩余的列内容。

15）使用失效模式和最终影响的数据库有助于加快工作速度，并在表述上保持一致性。

其他有助于提高 FMEA 过程效率的建议如下。

1）让负责分析主题的负责人提前填写失效模式和失效机制，作为 FMEA 工作会议讨论的基础。需要注意的是，有时看到问题的答案可能会抑制其他团队成员创造性地思考新的失效模式和原因。

2）让设计人员在进行设计工作时牢记 FMEA 模板可能是有用的，这可以促使他们在做设计决策时考虑失效模式。

提示：虽然 FMEA 处理的是故障条件下的失效，但有时在没有失效的情况下列出最终影响也是有益的。请参见以下两个示例。

示例 1：诊断测试未能检测到病毒。没有失效——测试只是没有达到 100% 的灵敏度。

示例 2：抛光步骤在金属表面留下了凹坑。这个过程没有失败，正常的金属表面有时也会出现凹坑。

在这两个示例中，最终影响与出现失效时相同。如果没有失效，也就没有失效的原因/机制。在这种情况下，可以在"失效原因/机制"列中写上"无故障"。这种技术是 FMEA 的扩展，用于提升风险管理的效果。

11. 重新审视 FMEA

FMEA 是反映最新产品设计、制造过程或其他过程（如安装、修理等）分析的动态文档。因此，需要定期重新审视和更新 FMEA。重新审视 FMEA 的原因如下。

1）更改预期目的/预期用途。
2）更改使用条件。
3）更改设计/过程。
4）生产线的迁移。
5）发现新的失效模式。
6）发现 FMEA 中的错误。

14.5 风险管理背景下的 FMEA

危险分析过程使用来自较低系统级别的 FMEA 汇总到风险评估和控制表（RACT）。FMEA 与 RACT 之间的关系如图 14-8 所示。

图 14-8 对集成式系统进行了建模（有关系统类型的描述，请参见第 4.3 节）。对于集成式系统，危险可能来自产品设计或制造过程中的失效。那些在系统级别上其最终影响为危险的失效模式会作为危险被记录在 RACT 中。请注意，所有系统危险必须能在 CHL 中找到。

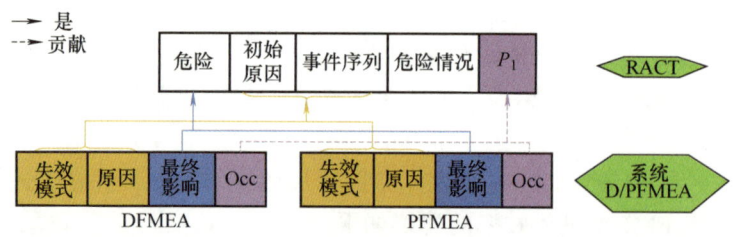

图 14-8 集成式系统——系统 D/PFMEA 到 RACT 的信息流

RACT 中的初始原因和事件序列是从系统 FMEA 的"原因"和"失效模式"列中提取的。本质上，"初始原因"和"事件序列"说明了危险如何出现的过程。

图 14-9 对分布式系统进行了建模，其中显示了系统 DFMEA 与 RACT 之间的关系。分布式系统的最终组装由用户完成，因此没有系统 PFMEA。用户在系统组装中的错误会被记录在 UMFMEA 中（见图 14-10）。对于分布式系统，PFMEA 通常进行到第 2 级，即系统的最高级集成组件（有关级别编号的示意图，请参见图 14-5）。

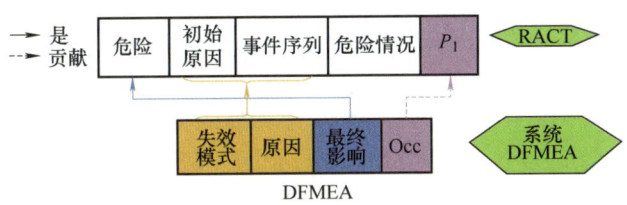

图 14-9　分布式系统——系统 DFMEA 到 RACT 的信息流

类似的关系存在于 UMFMEA 和 RACT 之间。某些使用错误的最终影响会导致危险。这些作为危险的最终影响被记录在 RACT 中。同样，初始原因和事件序列会从 UMFMEA 的"原因"和"失效模式"列中提取。初始原因和事件序列描述了如何由使用失效模式导致危险的发生。图 14-10 既适用于集成式系统也适用于分布式系统。

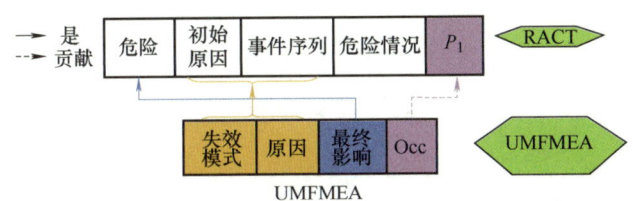

图 14-10　UMFMEA 与 RACT 之间的关系

P_1，即危险情况发生的概率，受到系统 FMEA 中的 Occ 级别的影响。"影响"意味着 P_1 是根据系统设计的所有方面的贡献估计的，而不仅仅是根据某个 FMEA。例如，假设对于一个输液泵，护士可能在泵的用户接口上输入错误的剂量，但该泵可能与医院的数据库相连，数据库中有患者的处方，泵可以将输入的剂量与患者的处方进行核对，如果差异足够大，泵可以提醒护士可能存在错误。在这种情况下，Occ 指的是使用错误的概率，而 P_1 指的是患者暴露于过量/不足剂量的概率，两者并不相同。系统 FMEA 中的 Occ 只能表示危险的发生概率，而不能表示暴露于危险的概率。

14.6　设计失效模式和影响分析（DFMEA）

进行 DFMEA 的目的是发现产品中可能导致产品失效的设计缺陷。与其他 FMEA 一样，DFMEA 也是一项团队活动。建议的 DFMEA 团队组成如下。

1）设计工程人员。
2）系统工程人员。
3）质量管理人员。
4）临床/医学人员。

5）风险管理人员。

最好在设计和开发阶段的早期完成 DFMEA。在所有细节尚未明确之前，可以并且应该对高层次设计进行初步 DFMEA。

并非所有失效都会对安全产生影响。使用 FMEA 有以下两方面的好处。

1）用于安全风险分析（危险分析）。

2）用于产品风险分析。产品风险会影响可靠性、性能和项目等多个方面，但与安全风险有所区别。

每个特定层级的 DFMEA/PFMEA 都会对上一级的 DFMEA 作出贡献。较低层级的 D/PFMEA 中的失效模式会成为上一级 DFMEA 的原因。较低层级 D/PFMEA 的最终影响会成为上一级 DFMEA 的失效模式。较低层级的失效模式的概率会对上一级的失效模式的概率产生影响。这一概念的图形描述如图 14-11 所示。

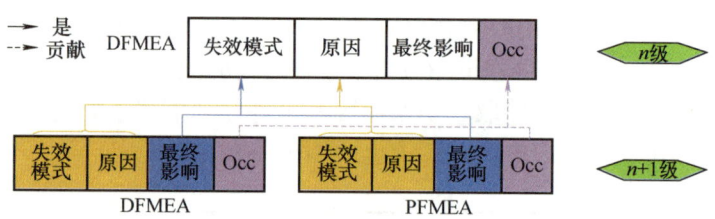

图 14-11 FMEA 层级之间的信息流

由于 FMEA 各层级之间存在这种层级关系，同一事件在不同的层级上可能会被视为原因、失效模式或最终影响。因此，很容易混淆原因、失效模式和最终影响。

面向制造的设计是产品成功的关键，这需要设计工程和制造工程之间的联系。这种联系是通过产品的 DFMEA 和 PFMEA 来推动的。

除了 FMEA 之间的垂直信息流外，还有水平信息流。图 14-12 所示为 FMEA 之间信息流的方向和内容。

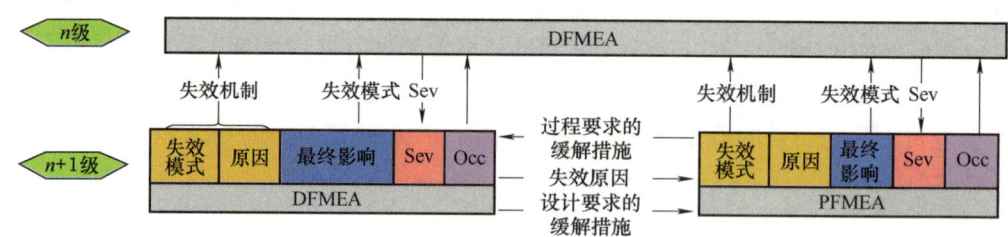

图 14-12 FMEA 之间的信息流

根据第 14.4 节第 4 点中的第 8 条基本原则，设计人员错误被排除在 DFMEA 之外。将设计人员错误排除在 DFMEA 之外并不意味着设计人员不会犯错误。这些错误通过过程来检测和纠正，包括同行评审、建模、仿真和测试。

可以分析设计过程，找出设计人员可能犯错的方式以及这些错误可能被忽略的方式。但那将是设计过程的 PFMEA，而 DFMEA 分析的是设计的输出及其可能失败的方式。

在产品开发的设计阶段结束时，DFMEA 应移交给已上市产品的工程部门并由该部门维护。作为对提议的变更影响分析的一部分,风险管理部门应随时了解 DFMEA 的任何提议的变更。

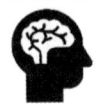 **提示**:记得在 DFMEA 中包含您的医疗器械的包装。

以下部分为 DFMEA 的工作流程。该工作流程与附录 B 中提供的 DFMEA 模板相对应。

1. 设置范围

范围为分析对象定义了分析的边界。例如,如果您打算分析除颤器,则应将产品的所有部分,包括包装,纳入分析范围。然后将范围分解为其组成元素。分解的粒度由您选择。您可以选择在详细的元器件级别(例如电容器)进行分析,也可以选择在中间架构级别(例如电源)进行分析。分析范围内的每个元素都应在 DFMEA 模板中作为一个项目引用,并分析其失效模式和影响。分析范围内的不同元素可以具有不同的分解深度。

分析范围应包括每个项目的失效模式以及这些项目之间接口的失效模式。

根据 AIAG FMEA 手册[35],一个系统的元素之间有以下五种接口类型。

1)物理接口——例如机械连接。
2)能量接口——例如电能、热能。
3)数据接口——例如警报、信息、比特流。
4)物质接口——例如液体、气体。
5)人机接口——例如开关、旋钮。

通常,能量、数据和物质通过元素之间的物理接口传输,例如通过电线或管道。我们称传输的内容为"有效载荷"。例如,电线的有效载荷可能是电能或数据,管道的有效载荷可能是液体或气体。物理接口应被视为分析范围内的一个元素。让我们来看看图 14-13 中的例子。系统 D 由元素 A 和 B、管道 C 以及两个连接器 1 和 2 组成。元素 A 包含通过管道 C 传输到元素 B 的液体。A、B 和 C 这三个元素以及连接器都应在系统 D 的分析范围内。

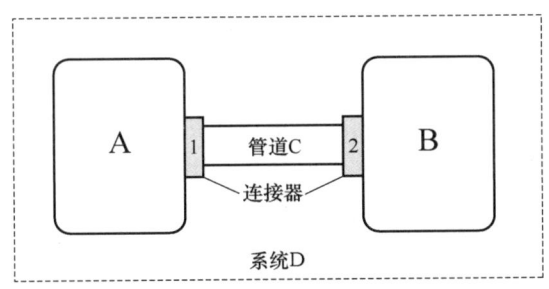

图 14-13 接口示例

现在,假设我们只对元素 B 进行 DFMEA。元素 B 需要液体才能正常运行,否则它会失效。缺少液体可能是由于元素 A 未能提供液体、管道 C 破损或连接器失效。如果我们使用分层多级 FMEA,B 应该与它之外的世界无关。B 只关心液体是否能够传输给它。对于 B 来说,缺少液体是一种外部影响,会被认为是失效的原因。但是,B 无法缓解或控制液体的供应。

有一个细微之处需要考虑。连接器 2 应该被包括在谁的分析范围内？管道 C 的 DFMEA，还是元素 B 的 DFMEA？这个决定取决于分析人员。一个合理的选择是将与 B 密切相关的部分包括在 B 的 DFMEA 中，而将剩余部分包括在管道 C 的 DFMEA 中。

提示： 某些组件失效的概率非常低。例如，设计合理的传输数字信号的导线在其设计环境中正常运行时，不太可能失效。因此，这种导线的失效对安全风险的影响可以忽略不计。在这种情况下，您可以选择将该元素排除在 DFMEA 分析之外。

2. 接口矩阵

Carlson[36] 建议创建一个矩阵，将分析范围内的所有物理元素分别列在矩阵的横轴和纵轴上，并标记需要分析的交点。这是一种很好的系统方法，可以避免在 FMEA 中遗漏内部接口。图 16-2（见第 16.1 节）中说明的汽车的矩阵示例可能见表 14-6。

表 14-6 汽车的矩阵示例

汽车子系统	发动机	车身	转向	制动	悬架	电气	车轮
发动机		X				X	X
车身					X		
转向					X		X
制动					X		X
悬架							X
电气							
车轮							

外部接口也应包含在分析中。

3. 识别主要和次要功能

分析对象有许多功能。应将该对象的功能划分为主要和次要两个子组。主要功能是指实现分析对象主要任务的功能，所有其他功能都是次要功能。

进行这种划分的原因是，最终影响的严重度等级会受到失效模式对分析对象功能影响的影响。表 14-8 的研究表明，主要和次要功能的使用可以帮助团队更快地就严重度等级做出决策。对于具有安全影响的失效模式，严重度等级是基于对患者 / 用户的系统影响来确定的。

4. 分析

对于分析范围内的每个项目，应识别其功能 / 属性和失效模式。功能 / 属性来自于项目的需求。使用动词 - 名词结构并列出功能 / 属性所需的所有条件。对于失效模式，回答以下问题：该项目在哪些方面无法满足其设计要求？失效模式可以是功能性的，也可以是非功能性的。

失效模式示例如下。

1）功能性的：①无法执行功能；②间歇性地执行功能；③仅部分实现功能；④实现了

非预期/意外的功能；⑤实现了降级的功能；⑥实现功能太晚、太早、太多、太少、太久。

2）非功能性：分析对象膨胀、冒烟等。

了解器械的使用条件非常重要。应考虑在正常使用条件下的失效模式，以及可合理预见的误使用条件下的失效模式。例如，如果一个组件设计用于 10~40℃的温度范围，并且已知有用户在高达 50℃的温度下使用它，那么应考虑在 10~50℃范围内的失效模式。

项目的每种失效模式应在模板中单独占用一行。

清晰准确地描述每个失效模式，不要使用带有判断性的语言，例如无法容忍的或可怕的。了解什么构成了失效。对一个元素没有充分的要求，就无法判断元素的某种状态是否是失效。

识别失效的原因/机制，包括可能导致失效模式的初始原因和实际事件链。包括内部原因（如部件老化）和外部原因（如环境温度），以及分析范围内各元素之间相互作用/接口的失效。在编写失效模式的原因/机制后，回顾您所编写的内容，它是否能够充分向其他读者解释为什么会产生该失效模式？

识别失效模式的局部影响、最终影响和系统影响（见图 14-7）。最终影响是从分析边界外部可观察到的影响。系统影响是失效模式在系统级别的影响。局部影响是无法从分析边界外部观察到的影响。局部影响可能会成为另一个失效模式的原因，这也称为失效模式交互。在这种情况下，最好在"失效原因/机制"列中编写因果链，以便日后再次使用并在其基础上进一步扩展。表 14-7 为一个 DFMEA 示例，其中"ID1"行的失效局部影响变成了"ID2"行失效模式的原因。

失效模式可能只有最终影响，而没有局部影响。通过填写"N/A""无"或其他符号来表明没有局部影响。留空单元格可能会被误解为分析不完整。最终影响也有可能在系统级别上没有产生可观察到的影响。

表 14-7 DFMEA 示例

	项目/功能			潜在失效模式和影响		
ID	项目	功能/属性	失效模式	失效原因/机制	失效局部影响	失效最终影响
1	电源	为器械提供能源	输出电压过低	高温→C1 电容泄漏	CLK 信号漂移	显示变暗
2	ASIC	刺激控制	刺激控制不稳定	高温→C1 电容泄漏→CLK 信号漂移	无	不规则输出脉冲

因为患者/用户与系统交互，如果失效模式可能导致系统危险，则严重度等级应基于系统影响进行判定。在某些情况下，系统影响可能是未知的。例如，在一个通用阀门的 DFMEA 中，制造商可能不知道阀门将被使用在何种医疗器械中，因此系统和系统影响将是未知的。已知的是阀门级别的最终影响，例如阀门在开启或关闭状态卡住。这个最终影响产生的影响取决于阀门的使用方式和位置。

根据系统架构，最终影响和系统影响可能是同一件事。例如，在 X 射线机的系统 DFMEA 中，最终影响是在分析边界内可观察到的，即 X 射线机本身。因此，最终影响将与系统影响相同。但如果 DFMEA 的对象是辐射剂量控制器，它是 X 射线机的一个子系统，那么辐射剂量控制器的失效模式的最终影响将与失效模式的系统影响不同。

提示： 建议在"失效最终影响"单元格中包含任何可能违反的要求。例如，在表 14-7 的"ID2"行中，假设有一个系统要求：Req123，要求输出脉冲是规则的。此时，应在"失效的最终影响"单元格中引用 Req123。这可为设计团队提供便利，有助于他们缓解失效模式。而且，如果提出设计变更，他们也可以轻松追溯到 FMEA。

安全影响与系统影响相关。要确定一个失效模式是否具有安全影响，我们需要了解分析对象在系统中的位置。在分层多级 FMEA 中，只有在将 FMEA 整合到系统 DFMEA 之后才能得知这一点。但也可能提前对安全影响进行一些估计。例如，如果确定某个失效模式会导致 CHL 中的某个危险，那么可以合理推测其安全影响最终会是"是"。例如，如果除颤器中的充电电路未能为放电电容充电，那么该失效模式的安全影响很可能是"是"，系统影响可能会被识别为失去治疗功能。另一种估计失效模式安全影响的方法是，判断它是否会导致违反了标记为"安全"的系统要求。

如果无法提前确定失效模式的安全影响，可以将安全影响设置为"否"作为通用设置，并使用模板的级别选项卡中的"无安全影响"列来确定严重度等级。由于 DFMEA 是一个不断迭代的动态过程，当 FMEA 汇总到系统 DFMEA 时，给定的失效模式是否与某个危险相关将变得显而易见。在整合 FMEA 并创建系统 DFMEA 之后，需要进行交叉检查，以确保基础 FMEA 中安全影响级别的一致性。任何最终影响如果可以追溯到某个危险，那么"安全影响"列中必须标注为"是"。

基于额外缓解措施的实施，失效模式的安全影响可能会从"是"变为"否"。

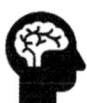
提示： 发生概率为零的失效模式被视为不可信，因此可以从 D/PFMEA 中排除。然而，为了让 D/PFMEA 的评审人员知道分析人员已考虑过某个失效模式，尽管它是不可信的，分析人员可以酌情在 DFMEA 中列出这些失效模式。不可信的失效模式应明确划分，并且不需要进一步分析。

分配等级。 表 14-8 ～ 表 14-10 分别提供了对严重度、发生概率和可探测性等级的建议。让我们来看一下每个等级。

对于没有安全影响的失效模式，严重度是指在分析边界内最终影响的最严重合理后果的显著性。对于具有安全影响的失效模式，严重度是指在系统层面上对患者/用户最可能造成的伤害程度。严重度等级的定义取决于失效模式是否具有安全影响。对于无安全影响的失效模式，使用表 14-8 中的左侧列；对于具有安全影响的失效模式，使用右侧列。

要对没有安全影响的最终影响进行严重度等级分配，需要了解分析对象的主要和次要功能。例如，如果失效模式导致主要功能完全丧失，严重度等级将为 4。严重度等级是对缓解措施有效性的衡量。

系统影响在所有 5 个严重度等级都可能具有一定的伤害概率。解决方法是选择最可能的严重度等级。例如：假设一个植入式器械的无菌密封失效可能导致器械污染，从而导致感染。在表 13-1 的例子中，感染最有可能导致危重的伤害（45.0%）。因此，在 DFMEA 中，无菌密封失效的严重度等级为 4 级，即危重的。请记住，在 DFMEA 中，此等级仅用于确定危害性和优先分配资源以缓解失效模式。危险的风险是在 RACT 中计算的，这是另一回事。

表 14-8 DFMEA 严重度等级定义

严重度（Sev）准则		
等级	严重度描述（无安全影响）	严重度描述（有安全影响）
5	所述的失效模式将导致分析对象立即失效（所有功能——主要和次要功能完全丧失）	致命的——系统级别的最终影响可能导致死亡
4	所述的失效模式将严重影响分析对象的功能（完全丧失主要功能，也可能丧失次要功能）	危重的——系统级别的最终影响可能导致永久性缺陷或不可逆损伤
3	所述的失效模式将减少分析对象的功能（部分丧失主要功能，完全丧失次要功能）	重大的——系统级别的最终影响可能导致需要医疗或外科手术干预的损伤或缺陷
2	所述的失效模式将对功能产生暂时性或自我恢复性影响（部分丧失次要功能）	轻微的——系统级别的最终影响可能导致不需要医疗或外科手术干预的暂时的损伤或缺陷
1	所述的组件失效不会对功能产生影响（给用户带来轻微不便）	可忽略的——系统级别的最终影响最多可能导致不便或暂时性不适

提示：在分层多级 FMEA 中，较低层级的 DFMEA 与物理组件相关联，并且是可重复使用的。如果一个组件被用于多个系统中，并且在这些系统中是危险的贡献者，那么同一组件在不同系统中可能会有不同的严重度等级。在重复使用的 FMEA 中，严重度等级需要根据组件被使用系统的环境进行调整。

发生概率等级可以通过多种来源进行估计，举例如下。
1）同一产品的现场失效数据。
2）类似对象在类似条件下的失效数据。
3）已发布的数据，例如 MIL-HDBK-338B。
4）供应商的数据。
5）专家意见。

发生概率等级是对预防缓解措施有效性的衡量。等级 1~5 仅为相对等级，可能无法反映失效模式的实际发生概率。如果使用定量准则来估计发生概率等级（参见表 14-9），请确保这些概率对于分析对象有一个有意义的基准。示例：每次使用、每设备年等。

表 14-9 DFMEA 发生概率等级定义

发生概率（Occ）准则				
类别	等级	定性准则		定量准则
经常	5	经常发生。失效几乎是确定的、经常失效		$\geq 10^{-3}$
有时	4	有时发生。失效是可能发生的、预期会重复失效		$<10^{-3}$ 且 $\geq 10^{-4}$
偶尔	3	偶尔发生。失效可能以不频繁的时间间隔发生		$<10^{-4}$ 且 $\geq 10^{-5}$
很少	2	很少发生。预期失效不常发生		$<10^{-5}$ 且 $\geq 10^{-6}$
非常少	1	非常少发生。预期失效不会发生		$<10^{-6}$

在风险管理的背景下，DFMEA 中的可探测性等级具有特殊含义。它与**在分析边界外部检测到最终影响并采取对策以最小化伤害风险的可能性**相关。

为了解释这一点，可以考虑限定词"外部"，如果一个失效模式在 DFMEA 的分析对象内部是可探测的，并且设计人员选择设计一种机制来对抗该失效模式，那么包含对抗机制的新设计将成为 DFMEA 的分析对象。这意味着内部探测已被纳入设计中。例如，一个医疗器械由网电源供电，如果漏电流超过一定数值，用户将受到电击。过大的漏电流是内部可探测的。设计人员内设了一个电路断路器，用于检测漏电流并切断该医疗器械的电源，以防止电击。包括电路断路器的新设计现在成为 DFMEA 的分析对象。DFMEA 中的可探测性等级不涉及这种内部失效模式探测。

另一个要注意的点是这里提到的"伤害风险"。由于我们使用 DFMEA 来服务于安全，因此重点是减少伤害，而不一定是提高可靠性、客户满意度等。例如，考虑一个出现故障会向手术部位释放过多能量的电外科器械。如果外科医生能够探测到失效模式的系统影响，例如，通过设备本身的报警或通过观察到患者组织的烧灼和冒烟，那么外科医生可以立即断开设备并对伤口进行医疗处理。

在 DFMEA 中，使用探测不是为了风险控制。在 DFMEA 的范围内，我们旨在使用危害性等级来对失效模式进行优先排序。对于严重度和发生概率等级相同的两个失效模式，可探测性能够使我们给予那些较难探测的失效模式更高的优先级。

对于没有安全影响的失效模式，从风险管理的角度来看，探测无关紧要。对于这些失效模式，将可探测性等级设置为 1。

有关可探测性等级的定义见表 14-10。如果有可用的定量数据，请使用定量数据。否则，请使用定性准则来确定可探测性等级。

表 14-10　DFMEA 可探测性等级定义

可探测性（Det）准则			
类　别	等　级	定　性　准　则	定　量　准　则
不可探测	5	对失效的物理或机械原理不了解、没有探测机会、没有探测方法、无法采取对策	$<10^{-3}$
低	4	对失效的物理或机械原理了解不足、探测机会低、不太可能采取对策	$<10^{-2}$ 且 $\geq 10^{-3}$
中等	3	对失效的物理或机械原理有一定了解、探测机会中等、可能采取对策	$<10^{-1}$ 且 $\geq 10^{-2}$
高	2	对失效的物理或机械原理有较好了解、探测机会高、非常可能采取对策	$<9 \times 10^{-1}$ 且 $\geq 10^{-1}$
几乎确定	1	探测的机会几乎是肯定的，并且对策是确定的	$\geq 9 \times 10^{-1}$

RPN 是衡量失效模式危害性的指标。RPN 是严重度、发生概率和可探测性等级的乘积。这个数值用于确定失效模式的优先级，并确定必须采取的失效补偿程度。表 14-11 提供了基于失效模式危害性的失效补偿行动建议等级。表 14-11 中的界限设置为 12 和 52。然而，制造商可以自行确定这些边界的位置。表 14-11 指出，对于 RPN 等级的最高级别，即 3 级，必须降低 RPN 值。

表 14-11 DFMEA RPN 表

RPN	行　动
53~125	3 级——通过失效补偿措施降低 RPN
13~52	2 级——如果安全影响为"是",尽可能降低 RPN;如果安全影响为"否",则在可行的情况下降低 RPN
1~12	1 级——如果安全影响为"是",尽可能降低 RPN;如果安全影响为"否",则不需要进一步降低 RPN

对于 2 级,与安全相关的失效模式应尽可能降低 RPN。而对于与安全不相关的失效模式,RPN 降低到什么程度是一个商业决策,取决于降低 RPN 所需行动的可行性。

对于 1 级,与安全相关的失效模式必须尽可能降低 RPN,因此处理 RPN 的方式与 2 级相同。然而,对于与安全不相关的失效模式,不需要进一步的行动。

注意,表 14-11 中的"尽可能"受到了欧盟 MDR[2] 的启发,并且是 ISO 14971[1] 提供的降低风险的选项之一。您可以根据您的质量管理体系(QMS)调整行动策略。

失效模式的危害性通过缓解措施来降低。缓解措施可以完全消除失效模式,降低失效模式发生的可能性,提高可探测性,或降低失效模式的最终影响/系统影响的严重度。缓解失效模式的设计措施示例如下。

1)使用冗余或备用系统。

2)使用高可靠性部件。

3)选择经过验证的生物相容性材料。

缓解措施应清晰具体地描述,以便能够进行验证。

对于初始等级,考虑设计中已包含的有助于降低危害性的设计特征。将这些特征列入"已有缓解措施"列。如果需要进一步降低初始危害性等级,建议采取额外的缓解措施,并在"最终等级"组中重新评估危害性等级。

"备注"列可用于记录等级选择的理由,或者解释为什么对具有安全影响的失效模式没有进一步采取缓解措施,或任何其他可能帮助未来 DFMEA 评审人员更好理解分析的信息。

在一些特殊情况下,失效模式和最终影响可能是相同的。例如,图 14-14 所示为对一个使用各种工具的手术机器人(系统)进行的建模。在一些工具上,安装了温度传感器。工具仅携带传感器并将传感器信号直接传递给系统,以显示体内的温度。对于每个工具,传感器都成为一个组件。假设传感器的失效模式是在受力时断裂。当这种情况发生时,传感器输出错误的电压。这在图 14-14 的底部行中有所体现。传感器 FMEA 的最终影响成为工具 FMEA 中"传感器"项的失效模式(蓝色箭头),这在图 14-14 的中间行中体现出来。现在,在工具级别上的最终影响仍然是输出错误的电压。继续上升到系统级别,错误的电压导致温度显示不准确。如这个例子所示,在工具 FMEA 的环境中,传感器的失效模式和最终影响是相同的。

尽管这种架构可能显得有些冗余和繁琐——例如在工具的 FMEA 中引用传感器故障,但它建立了重复使用 FMEA 的可能性。绕过工具 FMEA,直接在系统 FMEA 中引用传感器虽然是一种便捷的方式,但会破坏仪器 FMEA 的可重复使用性。

通过使用软件工具实现 FMEA 工作的自动化,遵循分层、模块化和可重复使用 FMEA 的 BXM 方法变得更加容易和省力。

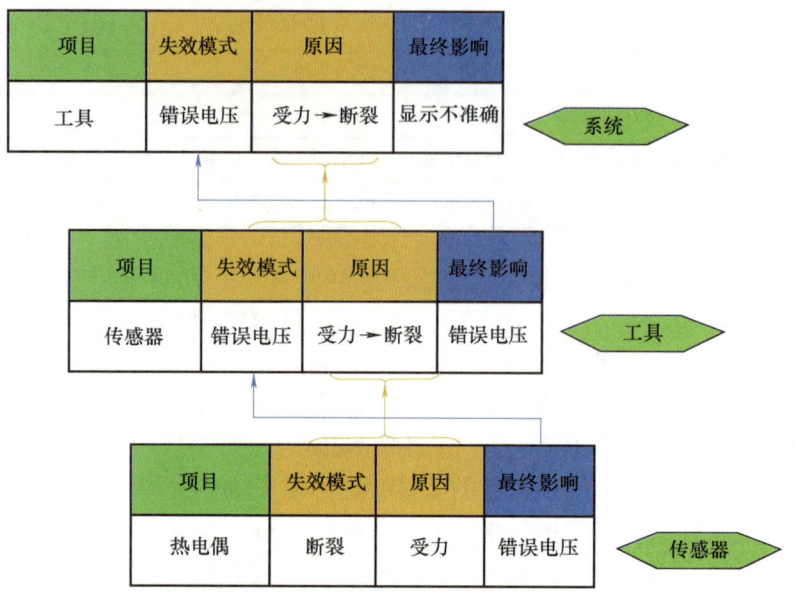

图 14-14 失效模式和最终影响相同

14.7 过程失效模式和影响分析（PFMEA）

过程是为生产产品或提供服务而组织的一系列任务。过程的设计是为了实现产品设计的意图。PFMEA 是一种结构化的方法，用于识别过程设计中的弱点，并为过程中的每个步骤分配危害性等级。PFMEA 是一种强有力的预防技术，因为它不是等待缺陷发生，而是提前预测并采取对策。

在风险管理中，过程通常指制造过程，但也可以包括其他过程，如服务、维修、维护和安装等过程。在本节的其余部分，重点将放在制造上，但您可以用任何可能影响医疗器械安全的过程进行替换。

PFMEA 在我们需要控制的过程上执行，并关注以下问题。

1）该过程因何原因未能交付符合规范的产品/部件？

2）在导致产品/部件不符合规范的过程失效中，每个过程步骤的关键程度是什么？

每个过程步骤都受到多个因素的影响。Kaoru Ishikawa 在他的鱼骨根本原因分析方法中识别了 5 个因素，通常称为 5M：人（人员）、机器（设备）、材料、介质（环境）和方法。其他人还添加了更多的因素（M），例如任务、管理和维护。AIAG FMEA 手册[35] 提出了 4 个因素：人、机器、材料、环境。一个假设是过程的步骤可能因这些因素中的任何一个而失败。这个概念将在 14.7 节第 4 点中进一步展开。

具有不良结果的过程的失效模式可通过各种手段进行缓解，例如通过设计或过程变更。实际上，失效模式被赋予了优先级，以便首先解决危害性最高的失效模式。

与其他 FMEA 一样，PFMEA 也是一项团队活动。建议的 PFMEA 团队组成如下。

1）制造工程人员。

2）制造技术人员。

3）系统工程人员。
4）质量部门人员。
5）临床/医疗人员。
6）风险管理人员。

以下部分为 PFMEA 的工作流程，该工作流程对应于附录 B 中提供的模板。

1. 确定范围

确定将作为分析对象的过程。这定义了分析的边界。您的过程是否包括接收检验？是否包括制造完成后的仓储？是否包括运输？要非常明确分析范围包括什么。

2. 识别主要和次要功能

识别过程产出的产品的主要和次要功能。主要功能是指实现被分析的过程产出的产品主要任务的功能。换言之，主要功能是购买产品的原因。所有其他功能都是次要的。例如，心脏起搏器对心脏产生刺激脉冲，但也记录器械故障。这两者都是功能，但产生起搏脉冲是器械的主要功能，记录故障是次要功能。

将功能分类为主要和次要功能的目的和好处是可加速确定没有安全影响的失效模式所对应的最终影响的严重度等级。

3. 过程流程图

过程流程图（PFD）是描述过程、其组成任务及其顺序的图形方法。PFD 代表了"遍历过程"时物理存在的过程流。PFD 有助于头脑风暴和沟通过程设计。PFMEA 过程需要一个完整列表，该列表包含组成分析过程的过程步骤。细节水平由团队决定。包含更多细节需要时间，但可降低遗漏失效模式的概率。对于高危害性的过程步骤，建议更详细一些，而对于不太关键的步骤，可以停留在较高的级别。

制造工程应该能够生成 PFD。生成 PFD 的一个好方法是首先记录过程的主要任务。然后添加详细任务和实现每个任务所需的步骤，包括返工和修理步骤。使用动词-名词结构描述过程步骤，例如钻孔、清洗零件。接下来，与利益相关方，例如制造工程师和技术员一起演练 PFD，以查找 PFD 中的疏漏。最后，根据 PFD 执行过程，以验证 PFD。此过程应添加任何发现的缺失步骤。

在 PFD 中定义的过程步骤是 PFMEA 的输入。

4. 分析

在 PFMEA 模板中引用 PFD 中描述的每个过程步骤。

过程步骤示例：冲洗外壳。

对于每个过程步骤，描述步骤的目的或意图。

目的示例：去除加工外壳上的碎屑。

识别影响过程步骤的因素：人（操作员）、机器（工具）、材料、环境。识别影响过程步骤实现设计目的的能力的过程特征。过程特征是可测量的、可控的因素，可以在过程执行期间进行监控。可以从过程步骤的功能和过程特征中推断过程步骤的失效。

对于每个过程步骤，识别它可能失败的方式。如果有多种失败方式，将每种失效模式输入单独的行中。

过程步骤可能包括以下失效模式。

1）完全失效。

2）部分失效。

3）间歇性失效。

4）可能导致失效的过程漂移。

过程步骤的结果可能是以下四种之一。

1）实现预期结果。

2）未实现预期结果。例如冲洗不完全。

3）实现了预期结果，但也产生了一些有害的意外结果。例如冲洗完成，但冲洗头碰撞到外壳。

4）未实现预期结果，并且产生了一些有害的意外结果。例如由于使用了错误的冲洗液，外壳被污染。

过程步骤的结果 2）、3）或 4）是过程步骤的失效模式，应在 PFMEA 中列出。

清晰描述失效模式。例如"未通过"或"失败"等描述不够清晰，无法提示适当的缓解措施。

在"失效原因/机制"列中，描述现实的潜在失效原因，例如冲洗计时器漂移。应清晰准确地描述失效原因，以便采取适当的缓解措施。考虑经典的石川（Ishikawa）过程失效原因分类如下。

1）人——与功能执行的人员有关的原因。

2）机器/设备——与执行功能的设备有关的原因，例如钻床、焊机、照相机。

3）材料——与用于执行功能的材料有关的原因。这可能包括添加剂，例如加工用油液、清洁溶液等。或者是设计人员所设定的产品本身的材料。例如，一个部件可能过于光滑，导致操作员把它掉落。注意这是设计错误—材料是符合预期的。

4）环境——可能导致功能未按预期执行的环境条件，例如热、噪声、照明、灰尘等。

避免非常富有想象力但不太可能的原因。虽然它们可能有趣，甚至使人愉快，但它们没有为产品开发过程增加实际价值，并在无休止的讨论中浪费了宝贵的工程时间。

在编写失效模式的原因/机制后，应回顾所编写的内容。回顾它是否充分解释了失效模式发生的原因？

设计失效模式被排除在 PFMEA 失效原因之外。假设设计符合要求的意图。如果设计与成功制造不匹配，可能会促使设计更改，但这不是设计失效。

接下来，确定失效模式的局部影响、最终影响和系统影响。最终影响是指在分析边界处可见的影响。存在最终影响意味着失效模式没有在过程内部被探测到并被阻止。最终影响是失效模式的结果，可以在过程产出的产品上感知到。例如外壳上的金属碎屑导致电子设备短路。一些最终影响可能会传播到系统级别，产生系统影响，这是患者/用户能够感知到的，并可能是一个危险。局部影响是指在过程产出的产品上不可感知的影响。它可能是过程内部的某些问题，这些问题可能会在后续的过程步骤中引发另一种失效模式，并产生其自身的最终影响，例如未处理的冲洗液。如果受污染的冲洗液被重复使用，可能成为另一种失效模式的原因，例如对工具的损坏。

安全影响是一个系统影响。为了能确定失效模式是否具有安全影响，我们需要了解过程产出的产品在系统中的作用，并分辨失效模式的系统影响。在分层多级 FMEA 中，只有在 FMEA 与系统 DFMEA 整合后才能知道这一点。但也有可能提前对安全影响做出一些估计。如果确定失效模式会导致 CHL 中的一个危险，那么可以推测安全影响最终为"是"。例如，如果在生产过程中使用有毒溶剂作为助剂来制造与患者组织接触的部件，而清洗过程步骤的失效可能会在医疗部件上留下有毒残留物，那么这个失效模式的安全影响很可能为"是"。另一个估计过程步骤失效的安全影响的方法是看它是否会违反标记为"安全"的系统要求。

如果无法提前确定失效模式的安全影响，可以将安全影响设为"否"作为通用设置，并使用模板中"无安全影响"列来确定严重度等级。由于 PFMEA 是一个动态过程，并经过迭代过程，当 FMEA 整合到系统 DFMEA 中时，会明显看到某个给定失效模式是否与某个危险相关。在整合 FMEA 并创建系统 DFMEA 后，会进行交叉检查以确保安全影响评级的一致性。任何追溯到危险的最终影响必须在"安全影响"列中标记为"是"。

对于没有安全影响的失效模式，严重度是在分析边界内最终影响的最严重合理后果的显著性。对于有安全影响的失效模式，严重度是系统层面上对患者/用户的最可能造成的伤害程度。严重度等级的定义会因失效模式是否具有安全影响而不同。在无安全影响的情况下，使用表 14-12 中的左侧列（无安全影响）对失效模式对过程产品的影响进行评级。对于具有安全影响的失效模式，检查系统影响并考虑系统层面上对患者/用户的最可能造成的伤害程度，选择表 14-12 中的右侧列（有安全影响）中与该伤害严重度相对应的等级。

表 14-12 PFMEA 严重度等级定义

等级	严重度描述（无安全影响）	严重度描述（有安全影响）
5	不符合监管要求、生产线长时间停工、完全丧失所有功能——主要和次要功能、报废产品>70%	致命的——系统级别的最终影响可能导致死亡
4	主要功能丧失或降级、不符合产品规范、报废产品达到 50%~70%	危重的——系统级别的最终影响可能导致永久性缺陷或不可逆损伤
3	次要功能丧失或降级、可靠性降低但仍在规范要求内、报废产品达到 25%~50%	重大的——系统级别的最终影响可能导致需要医疗或外科手术干预的损伤或缺陷
2	过程延期；报废产品达到 5%~25%；轻微的外观或可用性影响，但仍在规范要求内	轻微的——系统级别的最终影响可能导致不需要医疗或外科手术干预的暂时的损伤或缺陷
1	报废产品 0~5%、一些产品需要返工	可忽略的——系统级别的最终影响最多可能导致不便或暂时性不适

最终，严重度等级应来自 L1 DFMEA。对于供应商来说，可能不清楚其供应的部件失效的重要程度。客户必须告知供应商其供应的部件的严重度等级。这些知识可帮助供应商了解他们在生产所供应部件时需要的严格程度。

在 BXM 方法中，有 5 个等级的伤害严重度。有人可能想知道如何为 FMEA 中的系统影响选择严重度等级。答案是选择最可能的严重度等级。例如，假设密封可植入器械的无菌包装的过程步骤的失效模式是"密封不完全"，这可能导致器械污染，进而导致感染。在表 13-1 所示的例子中，感染的伤害在"危重的"等级中显示出最高的概率（45.0%）。因此，在 PFMEA 中，密封无菌包装的过程步骤的失效模式会被赋予严重度等级 4，即"危重的"。

记住，在 FMEA 中，该等级仅用于在缓解失效模式时确定危害性和优先分配资源。危险的风险是在 RACT 中计算的，这是另一回事。

PFMEA 中的"发生概率"（Occ）列的等级指示了失效模式发生的可能性。发生概率等级是对预防缓解措施有效性的衡量。1~5 的范围仅为相对等级，可能无法反映失效模式的实际发生概率。请参阅表 14-13 中的发生概率等级定义。如果有定量数据，请使用定量数据。如果没有，则使用定性定义来确定发生概率的等级。如果使用定量数据，请确保定义并使用一致的单位。发生概率等级应包含所有相关缓解措施的实施。换言之，选择发生概率等级时假设所列的缓解措施已经实施并有效。发生概率等级可以基于专家意见或类似过程的经验。

表 14-13 PFMEA 发生概率等级定义

发生概率（Occ）准则			
类 别	等 级	定 性 准 则	定 量 准 则
经常	5	经常发生。失效几乎是确定的、经常失效	$\geq 10^{-1}$
有时	4	有时发生。失效是可能发生的、预期会重复失效	$< 10^{-1}$ 且 $\geq 10^{-2}$
偶尔	3	偶尔发生。失效可能以不频繁的时间间隔发生	$< 10^{-2}$ 且 $\geq 10^{-3}$
很少	2	很少发生。预期失效不常发生	$< 10^{-3}$ 且 $\geq 10^{-4}$
非常少	1	非常少发生。预期失效不会发生	$< 10^{-4}$

可探测性（Det）是探测到失效模式的可能性。它是对在产品发布前探测到失效模式的概率的估计。因此，探测可能发生在因果链的任何位置，从失效模式的原因，到失效模式本身，再到最终影响。探测缓解措施及其相应的行动有助于降低过程步骤失效，退出过程，并表现出最终影响的可能性。探测缓解措施的例子包括视觉检查、光学自动检查、机械量具测试、功能测试。可探测性等级的定义见表 14-14。

表 14-14 PFMEA 可探测性等级定义

可探测性（Det）准则			
类 别	等 级	定 性 准 则	定 量 准 则
不可探测	5	无探测机会、无探测方法、不了解失效机制、无法采取对策	$< 10^{-3}$
低	4	探测机会低，例如，非常低的采样率、失效很难探测、不太可能采取对策	$< 10^{-2}$ 且 $\geq 10^{-3}$
中等	3	探测机会中等，例如，10% 的采样、通过操作员测量和判断探测过程失效、可能采取对策	$< 10^{-1}$ 且 $\geq 10^{-2}$
高	2	探测机会高，例如，100% 的视觉检查、通过探测差异的自动化站内控制探测过程失效并提醒操作员、很可能采取对策	$< 9 \times 10^{-1}$ 且 $\geq 10^{-1}$
几乎确定	1	失效是明显的、几乎确定能探测，例如，通过自动化测试设备或夹具进行 100% 检查、确定能采取对策	$\geq 9 \times 10^{-1}$

如果有可用的定量数据，请使用这些数据。否则，使用定性准则来确定可探测性等级。
RPN 是衡量失效模式危害性的指标。RPN 是严重度、发生概率和可探测性等级的乘积。这个数值用于确定失效模式的优先级，并确定必须采取的失败补偿程度。表 14-15 提供了基

于过程失效模式危害性的补偿行动的建议等级。表 14-15 中的边界设置为 12 和 52。然而，制造商可以自行确定这些边界的位置。表 14-15 指出，对于 RPN 等级的最高级别，即 3 级，必须降低 RPN 值。

表 14-15　PFMEA RPN 表

RPN	行动
53~125	3 级——通过失效补偿措施降低 RPN
13~52	2 级——如果安全影响为"是"，尽可能降低 RPN；如果安全影响为"否"，则在可行的情况下降低 RPN
1~12	1 级——如果安全影响为"是"，尽可能降低 RPN；如果安全影响为"否"，则不需要进一步降低 RPN

对于 2 级，与安全相关的失效模式应尽可能降低 RPN。但对于与安全不相关的失效模式，RPN 降低到什么程度是一个商业决策，取决于降低 RPN 所需行动的可行性。

对于 1 级，与安全相关的失效模式必须尽可能降低 RPN，因此处理 RPN 的方式与 2 级相同。然而，对于与安全不相关的失效模式，不需要进一步的行动。

14.8　使用 / 误使用失效模式和影响分析（UMFMEA）

UMFMEA 是一种用于分析医疗器械使用过程中失效影响的技术，也用于分析器械误使用的影响。我们对误使用与使用错误进行了区分。根据第 9.1 节的定义，使用错误是指用户未能通过与医疗器械的交互达到预期和期望的结果。使用错误不是用户有意为之的行为，而误使用则是用户有意为之的行为。

UMFMEA 是一种系统级别的 FMEA，类似于系统 DFMEA 或系统 PFMEA。这是因为用户与整个系统（医疗器械）进行交互。因此，UMFMEA 的分析范围是整个系统，其最终影响是系统影响，可能会是系统危险。UMFMEA 的输入是系统使用情景、任务和步骤动作的集合。

对于复杂的系统，可以将系统 UMFMEA 分解为多个部分，然后将它们整合来生成系统 UMFMEA。这种策略既允许并行工作流，也允许重复使用现有的 UMFMEA。例如，考虑一种使用多种手术工具的手术机器人。如果设计了一种新机器人，使用了其中一些相同的手术工具，那么这些手术工具的 UMFMEA 可以被重复使用。

正如其他 FMEA 一样，UMFMEA 会发现许多失效模式，其中只有部分可能对安全有影响。了解与安全无关的失效模式对于改进设计以提高用户体验或产品效果是有用的。风险管理只利用那些具有安全影响的失效模式。UMFMEA 是一种分析技术，既用于风险管理，也用于可用性工程工作。

通常，UMFMEA 考虑正常事件流中每个任务可能出现错误的方式。但用户并不总是遵循正常流程。有时，用户会犯错，走上意料之外的替代路径，他们甚至可能即兴创造新的路径。由于替代路径的数量可能非常庞大，任务分析可能无法考虑所有可能的替代路径。建议尽量考虑与器械安全关键操作相关的替代路径。

UMFMEA 不考虑分析范围内的恶意行为。

14.8.1 区别

在可用性工程和 UMFMEA 领域，有许多特定术语，清楚理解这些术语及其区别非常重要。如果没有这种明确性，就无法正确分析医疗器械或对您的分析进行交流。以下是一些重要术语的解释。

使用： 按照预期和提供的标签使用器械。

尝试使用的结果如下。

（1）成功的使用

（2）失败的使用

1）步骤动作未被执行。

用户有意图执行动作，但无法完成该动作。

示例：用户接口不允许执行动作，或用户接口难于理解，用户无法执行动作。

2）步骤动作已执行，但有困难。

用户有意图并执行了动作，但有困难。

示例：复杂的用户接口导致用户犯错误，虽然用户认识到并纠正了错误，最终完成了动作，但过程艰难且出错。

3）步骤动作执行得不正确。

用户有意图并完成了任务，但完成得不正确。要分析这种结果，请参见图 9-2。为将使用错误与设计失效区分开，我们将重点关注图 9-2 的右侧。步骤动作不正确包括以下潜在原因。

① 错误的感知：用户没有看到、听到或感知到预期的刺激，或者用户误解了信号。例如，将字母"O"误认为是数字"0"。

② 错误的认知：用户对系统有一个错误的心智模型，在感知正确情况下做出了错误的决策。可能的原因包括：缺乏知识/培训；对器械不熟悉；或者用户的记忆出现差错，即用户知道该做什么，但暂时忘记了，或者犯了错误。

③ 错误的动作：用户有正确的感知、认知和意图，但未能正确地执行动作。例如，手指滑动或身体无法触及、拉动、扭动等。

失败的使用既可能是由于用户的操作错误，也可能是由于用户未执行操作。患者生理或医疗器械中出现的意外结果不被视为使用错误。可使用上述三种失败的使用类别来指导您区分使用失效与其他类型的失效。

非正常使用： "有意识的、故意的行为或对某行为的故意忽略，这些行为与正常使用相反或违背了正常使用，并且超出了制造商对用户接口相关风险控制的任何进一步合理措施。"（参考文献[19]第 3.1 节）

例如：变更器械、无视器械警报或在制造商明确禁止的条件下使用器械。

示例 1：呼吸机报警系统被故意断开，以防止检测到危险情况。（IEC 62366[37] 第 C.3 节）

示例 2：违反随附文档中的说明，植入前未对医疗器械进行灭菌。（IEC 62366[37] 第 C.3 节）

可合理预见的误使用： 误使用不是使用错误，它是故意的和有意图的。如果不是有意图的，则可能是非正常使用或恶意行为。通常，为了患者的利益而超说明书使用医疗器械/药物是可预见的误使用。

示例：将患者送回家用输液泵进行静脉注射（IV）已成为常规做法。这些泵最初是为医院训练有素的医疗专业人员设计的。根据类似产品的经验，新输液泵的制造商可以合理地预见新输液泵将被误使用。

恶意行为：有意图地使用器械来伤害患者或损坏器械。

使用情景："特定用户在特定使用环境中执行的特定任务序列，以及医疗器械的任何结果响应。"（参考文献［19］第 3.22 节）

使用情景描述了用户与器械的交互，以实现期望的结果。

使用情景由一个或多个任务组成。每个任务又由一个或多个步骤动作（用户交互）组成。表 14-16 说明了这一分类方法。

表 14-16　用户操作的分类方法

使用情景 1	
任务 1	
	步骤动作 1
	步骤动作 2
	步骤动作 3
任务 2	
	步骤动作 1
	步骤动作 2

提示：使用动词或动作短语来命名使用情景标题、任务和步骤动作。例如检查状态、施加电击、从包装中取出垫片。

14.8.2　使用规范和预期用途

ISO 14971[1] 把预期用途和预期目的定义为"按照制造商提供的规范、说明书和信息，对产品、过程或服务的预期使用"。

IEC 62366[19] 把使用规范定义为"与医疗器械使用环境相关的重要特征的总结。

注 1：预期的医学适应证、患者群体、接触的身体部位或组织类型、用户特征、使用环境以及工作原理是使用规范的典型要素。

注 2：一些具有管辖权的机构将医疗器械使用规范的摘要称为'预期用途声明'。

注 3：使用规范是确定 ISO 14971：2019 中预期用途的输入。"

虽然"预期用途"和"使用规范"相似，但它们并不完全相同。预期用途是制造商声明的器械的目的及其使用方式，而使用规范则更多关注的是医疗器械的使用环境，从可用性工程的角度来看，包括预期用户、预期使用环境，以及器械的预期用途。

14.8.3　UMFMEA 工作流程

以下部分描述了 UMFMEA 的工作流程。该工作流程对应于附录 B 中提供的模板。

1. 确定范围

明确定义分析的范围。对于 UMFMEA，范围应包括系统及与系统交互的用户，例如患者、医生或服务人员。分析范围的外部影响被视为失效模式的原因，例如大的噪声、环境照度不足等。

2. 识别主要和次要功能

如同 DFMEA 和 PFMEA 一样，应识别分析对象的主要和次要功能。由于 UMFMEA 分析整个系统，此步骤应识别医疗器械的主要和次要功能。主要功能是实现系统主要任务的功能，所有其他功能都是次要功能。例如，如果一个心脏起搏器记录其提供的治疗历史，心脏起搏器的主要功能是起搏，次要功能是记录治疗历史。

3. 分析

分析系统的使用失效需要了解系统使用情景及其组成任务。正式可用性工程的任务分析是 UMFMEA 的良好基础。如果没有正式的任务分析，至少要有使用情景和参与者清单。图 14-15 所示的图形化表示是与您的团队进行沟通和协商的便捷方式，以确保完整列出使用情景和参与者清单。

接下来，对于每个已识别的使用情景，列出任务和参与者的步骤动作。这可以是表格或流程图。对于每个步骤动作，假设步骤动作可能的错误方式及其实际原因。考虑第 14.8.1 节中描述的区别。使用假设，例如用户无法看到、听到、理解、按压等。将这些信息记录在 UMFMEA 电子表格中。

列出失效模式的潜在影响。局部影响可能无法从系统外部察觉，但在系统内会产生内部影响。最终影响是从系统外部可观察到的。对于 UMFMEA，最终影响与系统影响相同。

在"已有缓解措施"列中列出所有现有的防止失效模式的缓解措施。

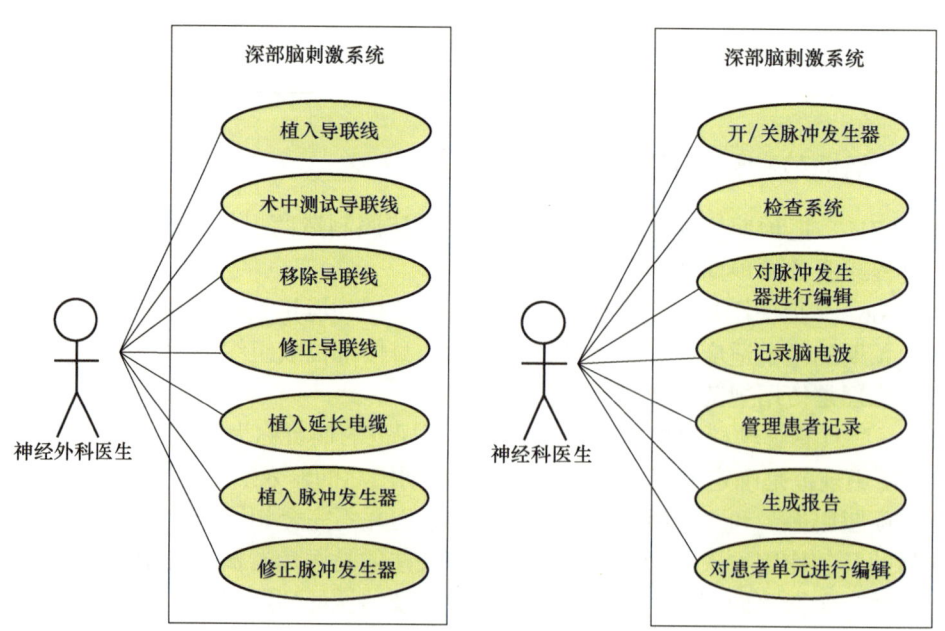

图 14-15　使用情景清单

如果最终影响是 CHL 中的危险，则安全影响为"是"，否则为"否"。

分配等级。表 14-17～表 14-19 分别提供了严重度、发生概率和可探测性的等级建议。请记住，这些等级包括所有现有的缓解措施。下面，我们来逐一查看每个要素。

严重度是最终影响在系统级别上最严重合理后果的显著性。根据最终影响是否具有安全影响，严重度等级的定义有所不同。对于没有安全影响的最终影响，使用表 14-17 的左侧列；对于具有安全影响的最终影响，使用右侧列。

对没有安全影响的最终影响分配严重度等级时，了解分析对象的主要和次要功能是有帮助的。使用第 14.8.3 节第 2 点的信息来确定主要和次要功能。例如，如果一个失效模式导致主要功能完全丧失，使用表 14-17 中的定性准则，则严重度等级为 4。

对有安全影响的最终影响分配严重度等级时，应考虑对患者/用户的影响。如果您使用单值的严重度等级来衡量危险，则应将该等级与表 14-17 的右侧列匹配并选择相应的等级数值。

在 BXM 方法中，有 5 个伤害严重度等级。从 HAL 中选择最可能的严重度等级。

表 14-17　UMFMEA 严重度等级定义

	严重度（Sev）准则	
等级	严重度描述（没有安全影响）	严重度描述（有安全影响）
5	所述的失效模式将导致被分析对象的立即失效（所有功能——主要和次要功能完全丧失）	致命的——系统级别的最终影响可能导致死亡
4	所述的失效模式将严重影响对象的功能（完全丧失主要功能，也可能丧失次要功能）	危重的——系统级别的最终影响可能导致永久性缺陷或不可逆损伤
3	所述的失效模式将减少对象的功能（部分丧失主要功能，完全丧失次要功能）	重大的——系统级别的最终影响可能导致需要医疗或外科手术干预的损伤或缺陷
2	所述的失效模式将对功能产生暂时性或自我恢复性影响（部分丧失次要功能）	轻微的——系统级别的最终影响可能导致不需要医疗或外科手术干预的暂时的损伤或缺陷
1	所述的组件失效不会对功能产生影响（给用户带来轻微不便）	可忽略的——系统级别的最终影响最多可能导致不便或暂时性不适

示例：假设一个步骤动作是检查植入器械的包装是否有损坏。如果用户未能注意到植入器械包装的无菌密封损坏，这可能会导致植入了未灭菌的器械，从而引发感染。在表 13-1 所示的 HAL 示例中，感染结果的最高概率为危重的（45.0%）。因此，在这个例子中，您应选择的严重度等级为 4，即危重的。

发生概率等级表示对使用失效发生最高可能性的估计。发生概率等级是预防缓解措施有效性的衡量。1~5 的范围仅是发生概率的相对等级。ISO 62366[19] 指出，除非有数据支持您的估计，否则不应进行定量估计。在没有数据的情况下，可以根据表 14-18 中的描述对使用失效的潜在可能性进行定性估计。

请记住，该等级仅用于在缓解失效模式时确定危害性和优先分配资源。危险的安全风险是在 RACT 中计算的，这是另一回事。

可探测性是指探测到使用失效的可能性。探测可能发生在因果链的任何位置，从初始的使用错误，到中间影响，再到系统级别的最终影响。使用表 14-19 来选择可探测性等级。**重要提示：应考虑用户采取对策以防止危险情况或采取措施以最小化伤害严重度的能力。在用户无法采取任何措施来降低伤害风险的情况下，探测最终影响的价值很小。在这种情况下，选择可探测性等级为 5。

表 14-18　UMFMEA 发生概率等级定义

发生概率（Occ）准则		
类　别	等　级	定　性　准　则
经常	5	经常发生。几乎每个用户都会经历
有时	4	有时发生。大多数用户会经历
偶尔	3	偶尔发生。一些用户会经历
很少	2	很少发生。少数用户会经历
非常少	1	非常少发生。未曾观察到，预计任何用户都不会经历

表 14-19　UMFMEA 可探测性等级定义

可探测性等级（Det）准则		
类　别	等　级	定　性　准　则
不可探测	5	影响不是直接可以看到或知道的（无法采取对策）
低	4	只有专家使用专业设备进行调查，影响才能被看到或知道（不太可能采取对策）
中等	3	通过用户的适度努力，影响可以被看到或知道（可能采取对策）
高	2	高度可探测的——通过系统提供的信息，通过用户的简单操作，影响可以被看到或知道（很可能采取对策）
几乎确定	1	几乎确定能探测——不需要用户的进一步动作，影响对用户来说可以被清晰看到或知道（确定能采取对策）

RPN 是衡量失效模式危害性的指标。RPN 是严重度、发生概率和可探测性等级的乘积。这个数值用于决定必须采取的失效补偿措施的程度。表 14-20 提供了基于失效模式危害性的补偿行动建议。表 14-20 中的边界设置在 12 和 52。制造商可以自行确定这些边界的位置。表 14-20 指出，对于 RPN 等级的最高级别，即 3 级，必须降低 RPN。

表 14-20　UMFMEA RPN 表

RPN	行　动
53~125	3 级——通过失效补偿措施降低 RPN
13~52	2 级——如果安全影响为"是"，尽可能降低 RPN；如果安全影响为"否"，则在可行的情况下降低 RPN
1~12	1 级——如果安全影响为"是"，尽可能降低 RPN；如果安全影响为"否"，则不需要进一步降低 RPN

对于 2 级，与安全相关的失效模式应尽可能降低 RPN。但对于与安全不相关的失效模式，RPN 降低到什么程度是一个商业决策，取决于降低 RPN 所需行动的可行性。

对于 1 级，与安全相关的失效模式必须尽可能降低 RPN，因此处理 RPN 的方式与 2 级相同。然而，对于与安全不相关的失效模式，不需要进一步的行动。

注意，表 14-20 中的"尽可能"受到了 EU MDR[2] 的启发，并且是 ISO 14971[1] 提供的降低风险选项之一。您可以根据您的质量管理体系（QMS）调整行动策略。

应通过缓解措施来降低失效模式的危害性。缓解措施可以完全消除失效模式，降低失效模式发生的可能性，提高可探测性，或降低失效模式的最终影响的严重度。缓解措施的示例如下。

1）使用更大的字体和更高的对比度。
2）设计系统以适应第 5 百分位到第 95 百分位的用户人群。
3）重新设计任务以消除容易出错的步骤动作。

缓解措施应清晰具体地描述，以便能够进行验证。

如果决定采取额外附加的缓解措施，请在"附加缓解措施"列中列出它们，并重新估计等级。最终等级应包括所有缓解措施，无论现有的和额外的。

有可能在初步分析中，失效模式的安全影响为"是"，但由于额外的缓解措施，可能变为"否"。

"备注"列可以用来记录选择等级的理由，或者解释为什么对具有安全影响的失效模式没有进一步地采取缓解措施，或任何其他有助于未来 UMFMEA 评审人员更好理解分析的信息。

14.9 P 图

P 图也称为参数图，是另一种可以用于风险管理的技术。P 图对系统及其在各种条件下的行为进行建模。P 图可以帮助 FMEA 的开发。错误状态可以帮助识别 FMEA 中的失效模式，而噪声因素可以帮助识别 FMEA 中失效模式的原因。

图 14-16 说明了 P 图的结构，该图中的主要模块为输入信号、系统、控制因素、噪声因素、理想功能和错误状态。

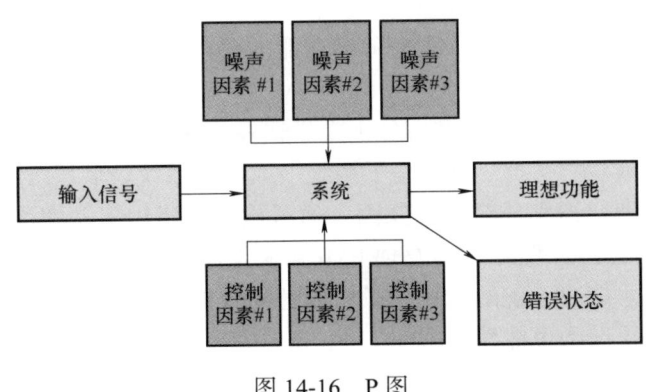

图 14-16　P 图

1. 输入信号

输入信号描述了系统实现其目标所需要的因素。例如，输入信号可以包括能量、数据、材料。

2. 系统

系统是实体，其在控制因素和噪声因素的作用下，处理输入信号并产生输出结果。

3. 控制因素

控制因素是我们可以控制并根据需要更改以影响系统功能的因素。例如输入材料的数量、烘箱的温度、固化时间等。

4. 噪声因素

噪声因素是可能影响系统输出的因素，但我们无法控制它们。例如件间差异、用户的非预期使用、环境条件等。

噪声因素通常分为以下五类。

1）件间差异。
2）随时间/使用的变化。
3）客户使用/工作周期。
4）外部环境。
5）系统与其他系统的交互。

5. 理想功能

这是系统的预期输出，即设计人员设计系统时的理想状态。当然，由于噪声因素的影响，系统并不总是按预期运行。

6. 错误状态

这些是系统的非预期输出，它们是噪声因素对系统运行影响的结果。

7. 工作流程

使用以下步骤创建 P 图。

1）识别被分析系统的预期功能以及期望的输出。
2）识别输入信号——系统的输入是什么？系统需要什么才能产生输出（即理想功能）。
3）识别错误状态——系统可以通过哪些方式产生与预期不同的输出？
4）识别噪声因素——有哪些系统功能的输入或影响因素是我们无法控制的？
5）识别控制因素——有哪些系统功能的输入或影响因素是我们可以控制的？

P 图分析提供了一种系统化的方法来考虑功能的错误状态和噪声因素，以及可以用来控制它们的方法。

与 FMEA 相同，分析的粒度水平由分析人员选择。在最高的级别，"系统"可能指的是整个医疗器械系统。或者"系统"可以是子系统，或者是系统较低层级的组件。

P 图分析可以帮助您识别危险及其原因。通过检查噪声因素，您可以创建一个因果链，解释如何形成危险的输出。您可能会发现 FMEA 和 FTA 分析结果与 P 图分析之间的重叠。最终，使用多少种技术取决于您的选择。虽然额外的分析会消耗更多资源，但它们也降低了遗漏一些危险及其因果链的可能性。

14.10　FTA 和 FMEA 的比较

FTA 和 FMEA 都是风险管理中有用且重要的分析技术。它们各自发挥作用，最好是互补使用。由于每种技术都有其优缺点，结合应用可以最大限度地发挥每种技术的优势。

FTA 是一种自上而下的演绎分析技术，从顶事件开始，例如一个危险情况，向下追溯到根本原因。它试图回答问题："这种危险情况是如何发生的？"

FMEA 是一种自下而上的归纳分析技术，从基本的元素级别开始，向上追溯到顶事件，以回答问题："一个产品的失效会导致的最终影响是什么？"

FTA 更适合于以下情况。

1）在产品开发过程的早期阶段，此时只有器械的高层级的知识可用。

2）当关注的顶事件较少时，例如，对于衍生产品，当已有的器械已经被很好地分析和理解，衍生产品只增加了一些新的顶事件。

3）当顶事件可能由多个初始原因引起，或当组件之间存在许多交互和关系时。

4）发现共因失效。

5）设计中具有冗余的系统。

FMEA 更适用于以下情况。

1）系统是新颖的或复杂的，且了解不足。

2）存在大量可能由底事件导致的顶事件。

3）顶事件的发生不需要多个故障。

4）需要故障 - 安全运行的情形。

FTA 中的一阶割集也应出现在 FMEA 中，作为可能导致顶事件的单点失效。

 提示：可以使用 FTA 对复杂产品的 FMEA 工作进行优化。FTA 可以更有效地识别系统中与安全相关的关键部分，可以利用这些信息来优先安排 FMEA 工作。

第 15 章

软件风险管理

  软件对医疗器械的安全有非常大的影响，包括新软件、遗留软件以及 SOUP。IEC 62304 提供了支持创建更安全软件的指导和策略。这些策略与 ISO 14971 相结合，可以管理由软件失效导致的风险。本章阐述了软件风险管理工具之一的 SFMEA，并提供了成功开发安全关键医疗软件的特殊建议。

  软件可以被视为医疗器械的一个组件、其他器械的附件，或本身作为一个医疗器械（SaMD）。IMDRF[38] 将 SaMD 定义为旨在用于一个或多个医疗目的的软件，这些目的在不依赖于硬件医疗器械的情况下得以实现。一方面，软件作为医疗器械的一个组件驱动硬件。另一方面，SaMD 提供用于患者治疗、诊断或临床管理的信息。

  2016 年签署的《21 世纪治愈法案》帮助明确了哪些类型的软件不被视为医疗器械。

  1）用于行政支持目的（例如账单、日程、接待、库存管理）的软件。

  2）旨在"维持或促进健康生活方式且与疾病或病症的诊断、痊愈、缓解、预防或治疗无关"的软件。

  3）用于电子患者记录，相当于纸质病历的软件，由医疗保健提供商创建，并且不用于解释或分析患者数据以进行诊断或治疗。

  4）用于传输、存储、转换或显示临床数据，包括实验室测试结果和医疗保健专业人员结论的软件。

  5）提供临床决策支持的软件，除非它分析医学影像、IVD 数据或"信号采集系统中的信号"（传感器数据），或者执行诊断或提供医疗保健专业人员无法独立验证的治疗建议。

  复杂系统的软件难以正确地进行规格定义、实施和验证。软件需求规范说明、软件设计和实现中的错误是导致软件引起系统危险的主要原因。尽管软件是确定性的，但对于复杂系统而言，软件不一定是可预测的。这使得软件的风险管理成为一个特别困难的挑战。管理软件风险的最有效方法是在系统设计完成之前考虑软件的作用。IEC 62304[10] 提出了以下提升软件安全的三个主要原则。

  1）风险管理。

  2）质量管理。

  3）软件工程。

  此外，IEC 62304[10] 标准为医疗器械软件的安全设计和维护提供了一个框架，包括以下内容。

  1）软件风险管理。

  2）软件配置管理。

  3）软件问题解决过程。

  软件风险管理将在以下各节中进行讨论。软件配置管理和问题解决过程是质量管理体系的一部分，因此不在本书中对此进行讨论。

15.1 软件类型

根据在医疗器械中的功能，可以识别以下三种类型的软件。
1）提供临床功能的软件。
2）用作风险控制措施的软件：①针对硬件失效；②针对软件失效；③针对使用错误。
3）其他软件：①其失效可能产生安全影响的软件；②其失效不会产生安全影响的软件。
上述类型的软件中，只有3）②与安全无关，其余类型应包括在软件风险管理过程中。根据IMDRF[38]，用于制造或维护设备的软件（如测试、源代码管理、服务等）不被视为具有医疗目的的软件。

如图15-1所示，危险是事件链的结果。暴露于危险可能会导致伤害。由于暴露于软件不会导致伤害，因此软件本身不是一个危险。但是，在系统环境中软件失效可以导致危险。要确定由软件导致的风险，我们需要识别可能由软件失效导致的伤害。

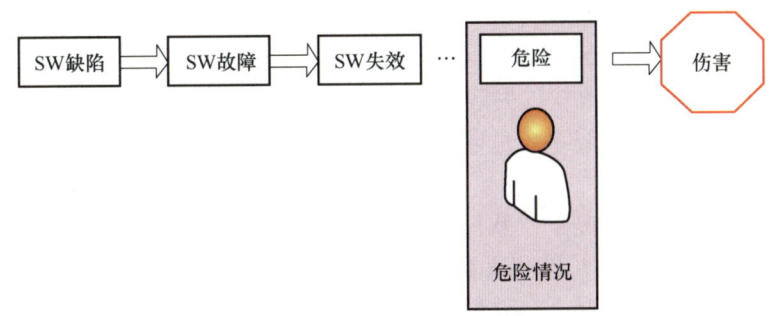

图 15-1　软件对危险的贡献

了解软件对危险和伤害的影响可以通过自上而下的系统分析来实现，例如故障树分析（FTA）。这需要了解系统架构、使用指示、预期用途以及系统运行的环境。从系统的潜在伤害开始，逐步分析可能导致这些伤害的路径。如果没有路径涉及软件，可以得出结论：该系统中的软件不是伤害的贡献者。

如果确定软件是危险和器械风险的贡献者，那么分析软件架构以确定各种软件项对风险的作用和影响将是有帮助的。对于简单的器械，制造商可以选择将软件视为黑匣子而跳过软件架构分析。

在继续之前，了解一些相关的术语很重要。三个重要术语见表15-1。

表 15-1　三个重要术语

软件系统	有组织的、经集成的软件项的组合，以完成某个特定功能或一组功能[10]
软件单元	不可再分的软件项[10]
软件项	计算机程序中任何可识别的部分，例如源代码、目标代码、控制代码、控制数据或这些项的集合[10]。软件组合的所有级别都可以称为软件项，包括顶层（软件系统）和底层（软件单元）

在软件架构级别对软件进行分析，使我们可以策划架构级别的风险控制，例如引入软件外部的保护性风险控制措施。除了引入架构级别的风险控制措施外，应用 IEC 62304[10] 中规定的方法可以提供基于过程的风险控制措施，从而降低软件失效的概率。

IEC 62304[10] 的 B.7 指出："软件风险管理是整体医疗器械风险管理的一部分，在孤立的状态下无法对其进行充分处理。"由于软件本身不是一个危险，它本身没有风险，软件失效的风险只能在系统的环境下进行估计。

> **系统中的软件风险是由软件失效引起的所有危险的风险的总和。**

软件安全必须在一个多学科的背景下进行，包括系统设计、软件工程、机械和电气设计以及可用性工程。在深入探讨软件风险管理之前，需要定义一些关键术语。

1）**软件缺陷**：软件设计/实现中的错误，也称为 bug。
2）**软件故障**：导致软件未按预期运行的软件状态。
3）**软件失效**：导致系统（这里的系统指的是医疗器械）未按其规范运行的软件状态。

以下说明有助于更深入地理解上述术语。

1）软件缺陷不一定会导致软件故障，即软件中存在已知的错误，软件仍然可以按预期运行。
2）软件故障不一定会导致软件失效，即软件未按预期运行，但系统仍可能按预期工作。
3）软件失效不一定会造成系统危险，即软件失效可能导致系统故障，但该故障不具有危险。
4）在没有软件缺陷的情况下，软件仍可能发生故障，例如由于软件需求不良，尽管软件的设计和编码无瑕疵，软件可能仍无法按预期执行。
5）在没有软件故障的情况下，软件仍可能无法执行，例如由于系统需求不良，即使软件完美无瑕，也可能无法使系统提供预期的治疗。

图 15-2 显示了可能导致系统危险的软件事件链。虚线箭头表示在软件失效和系统危险之间可能存在干预事件。

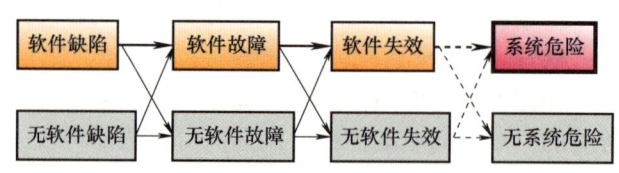

图 15-2　软件事件链到系统危险

在软件风险管理的背景下，本书将仅考虑由软件失效导致的风险。换言之，只考虑图 15-2 中深色箭头所示的进展，因为这是软件风险管理能够产生影响的地方。浅色箭头表示软件没有问题或没有系统危险，因此不在软件风险管理考虑的范围内。如图 15-2 所示，即使软件按照规范完美运行，系统仍可能存在安全风险。这些风险在依据 ISO 14971[1] 的系统风险管理中进行管理。

在 SaMD 的情况下，软件即是系统（医疗器械）。因此，软件故障等同于软件失效。如上所述，软件本身不是危险。因此，SaMD 中的软件失效最多只能成为危险的原因，而不是危险本身。例如，放射图像分析软件系统（SaMD）因其错误，如果给出了对癌症肿瘤的假阴性结果，可能导致患者未能接受癌症治疗。暴露于错误的诊断不会造成伤害，但是，错误的诊断可能是导致随后不适当治疗的原因。

软件不会磨损、腐蚀或疲劳。大多数软件失效是软件需求或设计错误的结果，而不是编码错误的结果，并且往往在适当的条件出现之前处于潜伏状态。即使在软件设计或实现中再如何严格，也无法纠正错误的软件需求。软件需求中的缺陷可以通过使用仿真和建模等工具以及结构化同行评审等方法来探测。软件缺陷是系统性的，而非随机的。

由于软件和数字系统不是连续的，因此与模拟系统不同，边界测试是不够的。软件的完整测试需要测试数字系统的所有可能状态。即使在一个中等复杂的软件系统中，可能状态的数量也会非常庞大，以致测试所有可能的状态可能需要数千年的时间。因此，完全测试复杂的软件是不切实际的。软件测试只能发现部分软件缺陷。

由于人类认知能力对于复杂性来说是有限的，而软件引入复杂性的能力似乎是无限的，我们不得不接受这样一个不可避免的事实：一些缺陷可能会在软件中遗留。

按照 ISO 14971[1] 进行风险管理需要策划。同样，软件风险管理也需要有策划和文档。软件风险管理策划文档可以是独立的，也可以与系统风险管理文档合并。

与其他类型的风险管理一样，软件风险管理包括识别危险、估计危险的风险、控制风险和评价风险。以下部分将讨论软件风险管理的各个要素，例如软件安全分类、软件危险识别以及与软件特有的主题，如处理未知来源的软件（SOUP）。

15.2 软件风险分析

软件风险分析从识别系统的预期目的开始。如果没有这些信息，就无法确定某个特定的软件失效是否是危险的。了解系统的预期用途和系统架构后，可以推测潜在的危险情况，并分析系统各个元素的贡献，包括软件。这项活动直到确定软件架构并识别软件项为止才算真正完成。有了软件架构的信息，就可以确定各个软件项对危险情况的贡献。

风险分析包括识别危险并估计其风险。在软件风险分析中，与硬件风险分析类似，必须识别危险并估计其风险。在硬件中，危险有时源于物理硬件失效。但软件的故障方式不同于硬件，它不会磨损、腐蚀或疲劳。

IEC TR 80002-1[39] 的表 B.1 提供了可能导致危险的软件失效原因的示例。这些原因按功能领域分组，并提供指导性问题帮助分析人员发现遗漏或不充分的安全要求。表 B.2[39] 识别了可能对系统运行产生广泛影响的软件失效原因的示例，例如除零错误或错误指针。这些类型的错误可能导致源自非安全关键软件项的失效影响安全关键的软件项。表 B.2[39] 提供了用于识别这些失效原因的验证方法的建议。对于这些类型的软件失效，基于需求的测试效果不佳。

一种用于识别与软件相关的危险的分析技术是软件失效模式和影响分析（SFMEA）。第15.3 节将描述该技术的使用方法。

估计危险的风险涉及估计危险发生的可能性及相关危险情况。对于由软件引起的危险，IEC 62304[10] 指出，对于估计软件失效发生概率的方法没有达成共识，并建议保守地将软件失效的发生概率设置为 100%。IEC 62304[10] 继续建议，应该专注于识别由软件引起的危险并实施风险控制措施，而不是尝试估计软件失效的风险。ISO 14971[1]第 A.2.5.5 节也支持这一点，建议将这些危险情况单独列出，并专注于降低风险。

为了了解软件引起的危险的相对风险，IEC 62304[10]建议仅依赖于危险的严重度。然而，IEC 62304[10]也承认，通过对遗留软件的使用和生产后数据的检查，对于遗留软件，定量估计软件失效的发生概率是可能的。

医疗器械软件可以分为两类：新软件和遗留软件。遗留软件是指已经在现场使用，并且可能有生产后历史数据的软件。新软件是指尚未发布用于现场使用且没有生产后历史的软件。

标准 IEC 62304[10]认识到，对软件开发应用适当的严谨性确实可以降低软件项失效的发生概率，这可能是由于软件缺陷的探测和消除。使用这些预防措施是明智的，但无法得出由软件失效造成的伤害风险。没有这些信息，就无法将软件引起的风险纳入定量的综合剩余风险计算中。

需要理解的是，设置 $P_{软件失效}=1$ 并不一定意味着 $P_1=100\%$。它的意思是：如果软件是导致危险情况的因果链中的一个元素，则将软件失效的概率设置为100%。

$$风险 = P_{危险情况} \times P_{伤害} = P_1 \times P_2$$

$$P_1 = P_{危险情况} = P_{危险} \times P_{暴露}$$

$$P_{危险} = P_{软件失效} \times P_{附加干预事件}$$

使用以上公式，可以计算软件失效的风险。如果将 $P_{软件失效}$ 设置为1，那么 $P_{危险}=P_{附加干预事件}$。

可以理解，这种风险计算方法会产生对软件风险的夸大估计，因为 $P_{软件失效}$ 保守地设置为1。

IEC 62304[10]指出，对于估计软件失效发生概率的方法尚未达成共识，因此建议将软件失效的发生概率保守地设为100%。

对这一陈述的仔细研究会有更深入的发现。考虑图 15-2 以及第 15.1 节中提供的软件缺陷、软件故障和软件失效的定义。对于每种失效、故障或缺陷的显现，都需要适当的条件。

1）软件失效需要适当的条件和可能存在的软件故障。
2）软件故障需要适当的条件和可能存在的软件缺陷。
3）软件缺陷，我们假定存在，需要适当的条件才能显现。

我们可以推断，除非存在适当的条件，否则软件失效不会显现出来。这些条件可能是软件内部的，也可能是外部的。显然，适当的条件并不总是存在的，否则软件将会 100% 不能正常运行，而事实证明并非如此。因此，尽管 IEC 62304[10]建议保守地将软件故障发生概率设为1，但更合理的做法应该是将存在软件缺陷或不良软件/系统需求的概率，以及估计出现适当条件以显现软件缺陷或软件故障或软件失效的概率设置为1。这将允许对软件失效使用小于 100% 的概率数值，这更符合现实情况。

15.3 软件失效模式和影响分析（SFMEA）

FMEA 是一种常见且广泛使用的危险分析技术。软件失效模式和影响分析（SFMEA）是 DFMEA 的变体。在用于软件危险分析时，FMEA 的应用方式与硬件 FMEA 略有不同。软件 FMEA 应用于软件架构元素或软件项，这需要了解软件架构和软件的输入。

软件失效的系统性原因/机制，例如设计/实现错误或硬件异常（如位翻转），类似于硬件中的共因失效，应当在整个软件系统中进行全局性的缓解，而不是在 SFMEA 的每一行中逐一列出。

以下对 SFMEA 的解释基于附录 B 中提供的 SFMEA 模板。

"项目"列中的条目是分析范围内的元素。"来源"列用于记录失效模式被识别的出处。在分层多级 FMEA 中，"来源"指的是那些其最终影响汇总到当前 SFMEA 的底层 FMEA。在单级 SFMEA 中，或者在分层多级 FMEA 的最低层级中，"来源"列通常为空。

项目的功能源自项目的需求，使用主动动词和名词结构进行描述，并考虑实现该功能的所有必要条件。

FMEA 的"失效模式"列中的条目是问题"该软件项可能因为什么原因未能执行其预期功能？"的答案。一种方法是列出软件项的需求，并考虑不满足每个需求如何影响软件项的预期功能。

软件失效模式可能有直接和/或间接原因。直接原因是当前软件项的局部原因，不一定影响其他软件项，例如软件项的算法实现不正确、输入处理错误和输出处理错误。间接原因包括堆栈溢出、未初始化指针和竞态条件。间接原因比直接原因更不可预测。其他软件失效的间接原因包括位翻转、低功耗状态或软件源（如操作系统、库和 SOUP）。

与 DFMEA 不同，SFMEA 中的"失效原因/机制"列不包括老化、疲劳或磨损等因素。此列中的项目是外部因素或系统性原因。由于分析的对象是软件项，因此问题应是："哪些因素可能导致该软件项无法执行其功能？"例如，考虑一个软件项应该将一个罐体加压至 10lbf/in^2（68.9kPa），而压力传感器提供罐体压力作为软件项的输入。无论由于什么原因，压力传感器对软件项的输入不正确，软件项将无法实现其功能。

"失效最终影响"列中的条目是软件项失效模式在分析边界上产生的结果。分析的边界由分析人员选择，例如，可以是软件子系统或整个软件系统。如果分析的范围是软件系统（作为医疗器械组件），那么问题是："该软件项的失效模式将如何影响软件系统的行为？"系统影响是软件失效模式对一个医疗器械的影响。局部影响在分析边界之外不可见，但值得注意，因为它们可能会级联到其他最终影响，所以也可能没有任何局部影响。

确定软件失效模式是否具有安全影响只能在系统（医疗器械）级别上进行。检查系统影响有助于确定安全影响。如果系统影响未知，在分层多级 FMEA 中，安全影响可以在 FMEA 集成到系统 DFMEA 之后确定。在集成多级 FMEA 之前，可以对安全影响进行一些估计。例如，如果确定某失效模式会导致 CHL 中的一个危险，则可以合理猜测安全影响将是"是"。另一种估计失效模式安全影响的方法是确定它是否会违反标记为"安全"的系统需求。

如果无法提前确定失效模式的安全影响，可以将安全影响设置为"否"作为通用设置，并使用模板中"等级"选项卡中的"无安全影响"列来确定严重度等级。由于 SFMEA 是一个动态过程，并且经过迭代过程，因此当 FMEA 汇总到系统 DFMEA 中时，某一失效模式是否与任何危险相关联会很明显。在汇总 FMEA 并创建系统 DFMEA 后，需要进行交叉检查，以确保安全影响评级的一致性。任何追溯到危险的最终影响必须在"安全影响"列中标记为"是"。

应在"已有缓解措施"列中列出所有现有的缓解措施。系统性原因应统一缓解，而不是在每一行中重复。估计等级时,假设现有的缓解措施已实施且有效。

通常使用三个因素估计失效模式的危害性:严重度、发生概率和可探测性。

对于没有安全影响的失效模式,严重度是分析边界的最终影响的最严重合理后果的显著性。严重度等级会因失效模式是否有安全影响而不同。对于没有安全影响的最终影响,使用表 15-2 中的左侧列;对于有安全影响的最终影响,使用右侧列。

IEC 62304[10] 附录 B 第 4.4 节指出,除非对软件失效的概率进行了定量估计,否则应假定软件失效的概率为 1。这适用于系统性失效。然而,在 SFMEA 中,我们会考虑外部因素对软件失效的影响。因此,"发生概率"(Occ)列应包括外部因素使软件项发生故障的可能性。对于遗留软件,如具有可用系统性软件失效概率数据,发生概率(Occ)应同时考虑软件故障的可能性和外部因素的可能性。例如,假设历史数据表明,遗留软件在每 10000h 的运行时间内故障率为 0.01%。在前述的罐体增压的例子中,如果遗留数据表明压力传感器在每 10000h 的运行时间内故障率为 0.02%,那么由于系统性失效或传感器失效导致的软件失效的概率将是在每 10000h 运行时间内 0.03%。

表 15-2 SFMEA 严重度等级定义

严重度(Sev)准则		
等级	严重度描述(无安全影响)	严重度描述(有安全影响)
5	所述的失效模式将导致分析对象立即失效(所有功能——主要和次要功能完全丧失)	致命的——系统级别的最终影响可能导致死亡
4	所述的失效模式将严重影响分析对象的功能(完全丧失主要功能,也可能丧失次要功能)	危重的——系统级别的最终影响可能导致永久性缺陷或不可逆损伤
3	所述的失效模式将降低分析对象的功能(部分丧失主要功能,完全丧失次要功能)	重大的——系统级别的最终影响可能导致需要医疗或外科手术干预的损伤或缺陷
2	所述的失效模式将对功能产生暂时性或自我恢复性影响(部分丧失次要功能)	轻微的——系统级别的最终影响可能导致不需要医疗或外科手术干预的暂时的损伤或缺陷
1	所述的组件失效不会对功能产生影响(给用户带来轻微不便)	可忽略的——系统级别的最终影响最多可能导致不便或暂时性不适

另外,IEC 62304[10] 第 B.4.3 节指出,"也可以根据临床知识分配主观概率等级,以区分那些临床医生可能探测到的失效和那些不会被探测到但更可能造成伤害的失效。"因此,具有临床知识的专家的主观评级也是可行的。

如果发生概率仅基于软件失效率,并且没有可用的软件失效率的可用数据,则 Occ 等级应留空。否则,使用表 15-3 中的定性或定量准则来估计 Occ 的等级。Occ 等级是对预防缓解措施有效性的度量。1~5 的等级仅是对发生概率的相对评级,可能不反映失效模式的实际发生概率。

表 15-3 SFMEA 发生概率等级定义

发生概率(Occ)准则			
类 别	等 级	定性准则	定量准则
经常	5	经常发生。失效几乎是确定的、经常失效	$\geqslant 10^{-3}$

（续）

发生概率（Occ）准则			
类 别	等 级	定 性 准 则	定 量 准 则
有时	4	有时发生。失效是可能发生的、预期会重复失效	$<10^{-3}$ 且 $\geq 10^{-4}$
偶尔	3	偶尔发生。失效可能以不频繁的时间间隔发生	$<10^{-4}$ 且 $\geq 10^{-5}$
很少	2	很少发生。预期失效不常发生	$<10^{-5}$ 且 $\geq 10^{-6}$
非常少	1	非常少发生。例如因复杂度低，预期失效不会发生	$<10^{-6}$

SFMEA 中的可探测性与 DFMEA 中的含义类似，它表示在分析边界外探测到最终影响并采取对策以最小化伤害风险的可能性。这个概念在第 14.6 节第 4 点 DFMEA 的工作流程分析中已有阐述。如果一个具有安全影响的软件失效模式，可以从外部被探测到并采取对策以最小化伤害，则它具有较低的相对危害性。

内部探测和缓解措施，如循环冗余探测（CRC）和纠错，被视为良好的设计实践，并用于系统性地降低发生概率（Occ）等级。

有关可探测性等级的定义见表 15-4。如有定量数据，则使用定量数据，如果没有定量数据，则使用定性准则来确定可探测性等级。

表 15-4 SFMEA 可探测性等级

可探测性（Det）准则			
类 别	等 级	定 性 准 则	定 量 准 则
不可探测	5	无探测机会、无探测方法、无法采取对策	$<10^{-3}$
低	4	探测机会低、不太可能采取对策	$<10^{-2}$ 且 $\geq 10^{-3}$
中等	3	探测机会中等、可能采取对策	$<10^{-1}$ 且 $\geq 10^{-2}$
高	2	探测机会高、很可能采取对策	$<9 \times 10^{-1}$ 且 $\geq 10^{-1}$
几乎确定	1	探测机会几乎确定、一定会采取对策	$\geq 9 \times 10^{-1}$

与 DFMEA 类似，RPN 值是通过严重度（Sev）、发生概率（Occ）和可探测性（Det）等级的乘积来计算。较高的 RPN 值表示危害性较高。这个数字用于对失效模式进行排序，并确定必须采取的失效补偿措施的程度。

表 15-5 提供了基于失效模式危害性的补偿行动的建议等级。表 15-5 中的界限设定为 12 和 52，然而制造商可以决定这些边界的位置。表 15-5 指出，对于 RPN 等级的最高级别，即 3 级，必须降低 RPN 值。

表 15-5 SFMEA RPN 危害性表

RPN	行动
53~125	3 级：通过失效补偿措施降低 RPN
13~52	2 级：如果安全影响为"是"，尽可能降低 RPN；如果安全影响为"否"，则在可行的情况下降低 RPN
1~12	1 级：如果安全影响为"是"，尽可能降低 RPN；如果安全影响为"否"，则不需要进一步降低 RPN

对于 2 级，与安全相关的失效模式应尽可能降低 RPN；但对于与安全不相关的失效模式，RPN 降低到什么程度是一个商业决策，取决于降低 RPN 所需行动的可行性。

对于 1 级，与安全相关的失效模式必须尽可能降低 RPN，因此处理 RPN 的方式与 2 级相同。然而，对于与安全不相关的失效模式，不需要进一步的行动。

注意，表 15-5 中的"尽可能"受到欧盟 MDR[2] 的启发，并且是 ISO 14971[1] 提供的降低风险选项之一。您可以根据您的质量管理体系（QMS）调整行动策略。

如果 Occ 等级未知并且留空，那么只有严重度和可探测性等级可以用来确定软件失效模式的危害性。在这种情况下，模板提供了一个二维危害性矩阵，见表 15-6。这个危害性矩阵也将软件失效模式的危害性划分为三个等级。三个等级的处置可以遵循表 15-5 中的相同行动建议。

SFMEA 的目的是识别由软件引起的危险，并确定软件失效模式的优先级以进行缓解。一般的缓解措施如静态代码检查、结构化走查和同行评审等常规缓解措施对所有软件都有好处。然而，对于高危害性的失效，还应设计额外的缓解措施，如外部硬件或独立的软件机制。

与其他 FMEA 类似，SFMEA 具有两个主要优点：安全和可靠。对于安全，我们需要确定的是软件项是否可能导致危险情况；而对于可靠，我们则对了解哪些软件失效可能会影响产品性能更感兴趣。

表 15-6　SFMEA S-D 危害性表

危害性		严重度				
		1	2	3	4	5
可探测性	5	2	2	3	3	3
	4	1	2	2	3	3
	3	1	1	2	2	3
	2	1	1	1	2	3
	1	1	1	1	1	2

15.4　软件安全分级

含有软件的医疗器械（包括 SaMD）的制造商需要根据软件系统在最坏情况下对人员造成伤害的潜在风险，给软件系统分配安全等级。根据 IEC 62304[10]，软件系统的软件安全等级为 A 级，如果：软件系统不会导致危险情况，或软件系统可能导致危险情况，但在考虑了软件系统外部的风险控制措施后，不会导致不可接受的风险。

软件系统的软件安全等级为 B 级，如果：软件系统可能导致危险情况，且在考虑了软件系统外部的风险控制措施后，可能导致不可接受的风险，且导致的可能伤害为非严重损伤。

软件系统的软件安全等级为 C 级，如果：软件系统可能导致危险情况，且在考虑了软件系统外部的风险控制措施后，可能导致不可接受的风险，且可能的伤害为死亡或严重损伤。

这些定义自然要求了解什么是"严重损伤"。根据 IEC 62304[10] 第 3.23 节，严重损伤的定义如下。

"损伤或疾病：

1）危及生命，或

2）造成人体功能的永久性损害或人体结构的永久性损坏，或

3）需要内科或外科介入以防止人体功能的永久性损害或人体结构的永久性损坏。

注：永久性损害意味着人体结构或功能的不可逆损害或损坏，微不足道的损害或损坏除外。"

这些定义与在表 17-3 中引用的 ISO/TR 24971[15] 提供的伤害严重度定义不完全一致。实际上，IEC 62304[10] 指出其软件安全分类方案并不打算与 ISO 14971 的风险分类保持一致。能够将两个标准的分类进行关联是有益的，因为这将有助于根据对患者的安全风险来确定软件安全等级。可以大致将 IEC 62304[10] 中的"严重损伤"定义与 ISO/TR 24971[15] 中的"危重的"和"重大的"类别相结合。

所有伤害都有一个相关的危险情况。如果危险情况仅由于软件失效而出现，则可以假定该危险情况的 P_1 为 100%，并且风险等于每个伤害严重度等级的 P_2 数值。根据 IEC 62304[10] 第 7.2.2 节，风险控制软件的安全等级取决于风险控制措施所控制的风险。如果软件风险控制控制的是软件项的风险，则其等级应与受控软件的等级相同。如果软件风险控制控制的是硬件项的风险，则使用以下算法来确定风险控制软件的安全等级。

1）硬件失效可能造成的伤害。利用 HAL，识别具有最高概率的伤害严重度等级。如果识别出多个伤害，选择这些伤害中的最高等级伤害。

2）使用表 15-7 选择与步骤 1 中硬件严重度等级相关的软件安全等级。

示例：考虑表 13-1，假想一个系统，它的一个单一硬件失效可能导致伤害 3 和伤害 4 两种伤害。在这个系统中，有一个针对该硬件失效的软件风险控制。我们想知道该软件风险控制的安全等级。伤害 3 的最高可能性伤害是"轻微的"级别，伤害 4 的最高可能性伤害是"危重的"。根据上述算法的步骤 1），选择"危重的"。查阅表 15-7，发现"危重的"等级与软件安全等级"C"相对应。

表 15-7 伤害严重度与软件安全等级

伤害严重度	软件安全等级
致命的	C
危重的	C
重大的	C
轻微的	B
可忽略的	A

到目前为止，我们已经确定了软件是否对安全有影响，并为其分配了软件安全等级。如果软件系统执行了许多任务，其中只有部分任务需要达到安全等级 C 或 B，制造商可能会希望将工程资源集中在软件系统中负责安全关键功能的部分。为了做到这一点，需要了解软件架构。

只有在软件架构完成后,才能知道所有的软件项及其对安全的影响。通过之前完成的自上而下的系统分析,我们可以推断出哪些软件项对哪些危险情况有影响。

如果软件架构和设计策略允许对软件项进行隔离和区分,则可以为软件系统中的每个软件项分配单独的安全分类。如果选择这种策略,则必须证明隔离是有效的。也就是说,对某个软件项产生不利影响的机制,不能对另一个隔离的软件项产生不利影响。隔离策略的例子包括使用独立的微处理器和分区内存。隔离策略的充分性/强度应基于所涉及的风险水平。

制造商可能会发现隔离策略的成本和复杂性过高,从而选择将软件系统中所有软件视为最高安全等级。

图 15-3,是在 IEC 62304[10] 图 3 的基础上修改的,提供了确定软件系统安全风险等级

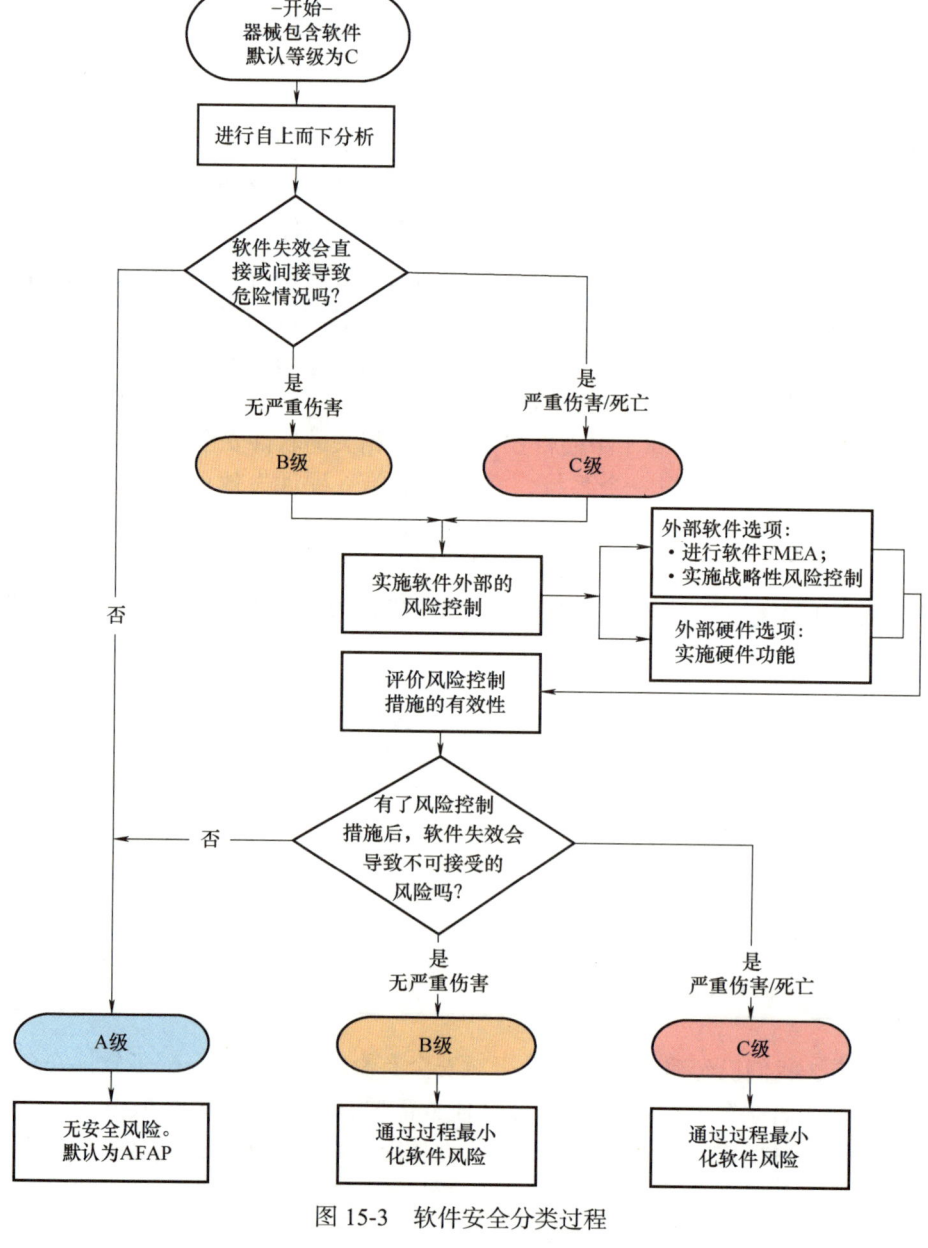

图 15-3 软件安全分类过程

的决策过程。开始时，所有软件默认假定为 C 级。按照图 15-3 中的过程，如果软件最初被确定为 B 级或 C 级，则会考虑外部风险控制措施。这些外部风险控制措施可以是软件或硬件。如果选择软件作为风险控制，通过执行软件 FMEA 可以识别安全关键软件项，从而战略性地对风险最高的软件项采取风险控制措施。也可以将软件视为黑匣子，并对整个软件系统应用软件风险控制。如果选择硬件作为风险控制，则必须设计和实现适当的功能以防止软件失效。

在实施外部风险控制后，需要评价风险控制的有效性，以判断软件对整体器械风险的影响。如果软件仍然可能产生不可接受的风险水平，则软件开发过程应遵循 IEC 62304[10] 中定义的不同严格程度等级。

软件安全等级及其理由必须记录在 RMF 中。

风险控制措施旨在防止或降低软件引发的危险情况的发生概率，或降低随之而来的伤害的严重度。

IEC 62304[10] 阐明，除了外部硬件和独立的软件手段外，外部风险控制还可以是医疗保健程序，甚至是其他有助于减少软件对危险产生影响的手段。

15.5 软件风险分析的 BXM 方法

在 15.2 节中，识别了两类软件：新软件和遗留软件。根据 IEC 62304[10]，目前尚无统一的方法来估计新软件中的软件失效发生概率。IEC 62304[10] 也说明，对于遗留软件，根据遗留软件的使用情况和对生产后数据的检查，可能可以定量估计软件失效的发生概率。这为软件风险管理创建了以下两种不同的路径。

路径 1：可以估计软件失效的发生概率，例如，对于遗留软件。

路径 2：无法估计软件失效的发生概率，例如，对于新软件，或对于无生产后数据可用或质量存疑的遗留软件。

本节将介绍这两种路径下的软件风险分析 BXM 方法的应用。

15.5.1 情况 1：可以估计软件失效的发生概率

如果存在质量足够好的生产后数据，制造商可以从中推导出软件失效发生的概率，则可以像硬件风险分析一样对软件失效导致的风险进行估计。换言之，在识别出软件导致的危险后，按照图 4-1 描述的事件顺序计算危险发生的概率，其中导致危险的一个事件是具有已知概率的软件失效。

或者，使用 15.2 节中描述的方法，您可以估计软件失效的出现概率，从中推导出 P_1。

风险估计遵循 17.3 节中描述的定量方法。

15.5.2 情况 2：无法估计软件失效的发生概率

对于情况 2，无法估计软件失效的发生概率。如图 4-1 所示，在危险理论中，软件失效将是导致产生危险及危险情况的事件链中的一个事件。在不知道软件失效发生概率的情况下，无法估计 P_1，因此无法计算风险。根据 ISO/TR 24971[15] 第 5.5.3 节的指导，应主要关注防止危险情况发生，或防止危险情况造成伤害。如果这么做不可行，则应降低伤害的严重度。

情况 2 的软件风险管理 BXM 方法的步骤如下。

1) **确保软件需求是正确的**。工具：建模、仿真、同行评审。
2) **定义软件架构**，并根据 IEC 62304[10] 对所有软件项进行分级。
3) **确保软件实现是正确的**。工具：结构化走查、同行评审、测试、自动化、使用 IEC 62304[10] 为不同软件安全分级规定的稳健过程和级别。
4) 通过使用软件外部风险控制来**降低软件项的安全级别**（尽可能降低）。
5) **实现机制**：在可能的情况下，降低暴露于软件导致危险的可能性，或降低潜在伤害的严重度。

按照 IEC 62304[10] 开发软件，不对由软件引发危险的风险进行估计。因此，没有软件风险的估计，软件风险无法被纳入综合剩余风险的计算中。

15.6　风险管理文档附加内容

实施 IEC 62304[10] 引入了额外的文档要求。产生的文件应存储在风险管理文档中。表 15-8 列出了风险管理文档中的这些附加条目。

表 15-8　风险管理文档中的附加条目

IEC 62304:2006 索引	风险管理文档中附加的软件相关条目	安 全 等 级
4.3 c)	分配给软件系统的软件安全等级	不适用
4.3 d)、e)	每个软件项的软件安全等级，如果软件项的安全等级与通过分解而创建它的原软件项不同	不适用
4.3 f)	软件系统中的软件项使用较低的软件安全等级的理由	不适用
4.4.5	使用的遗留软件的版本及继续使用遗留软件的理由	不适用
5.1.7	软件风险管理计划	A、B、C
5.2.1	从系统级别需求导出的软件系统需求	A、B、C
5.2.6	以下验证： 1) 软件需求的实现及其与父系统需求的可追溯性 2) 软件需求不矛盾 3) 软件需求明确 4) 软件需求可测试 5) 软件需求唯一	A、B、C
5.3.2	软件项之间及软件项与外部实体（硬件或软件）之间接口的架构设计	B、C
5.3.6	验证软件架构是否实现了系统和软件需求，支持所需的接口，并支持所有 SOUP 项的正常运行	B、C
5.4.2	软件设计足够详细，以便正确实现软件	C
5.4.3	软件单元之间的接口设计以及软件单元与外部实体（硬件或软件）之间的接口设计应足够详细，以便软件能够正确实现	C
5.4.4	验证软件的详细设计，证明软件已实现并且不与软件架构相矛盾	C

（续）

IEC 62304：2006 索引	风险管理文档中附加的软件相关条目	安 全 等 级
5.5.5	软件单元的验证	B、C
5.6.3、5.6.7	软件集成测试结果	B、C
5.7.5	软件系统测试用例、方法、工具、配置、结果、日期和测试人员身份	A、B、C
5.8.2	所有已知的剩余异常	A、B、C
5.8.4、5.8.5	已发布的医疗器械软件版本，以及创建这些版本所需的程序和环境	A、B、C
6.2.1.2、9.2	生产后的投诉、反馈的监测，以及任何调查和评价结果的记录	A、B、C
7.1.4、7.2.1	软件导致危险情况的可能原因及相关风险控制措施	C
7.3.3	每个危险情况到软件项、到软件原因、到风险控制措施及其验证的可追溯性	B、C
8.1.2	如果使用了 SOUP 项，记录 SOUP 标题、制造商名称和唯一 SOUP 标识符	A、B、C
8.1.3	组成软件系统配置的配置项及其版本	A、B、C
9.5	问题报告及其解决方案记录，包括验证结果	A、B、C

15.7 风险控制

风险控制分为以下三类。
1）通过设计和制造实现的固有安全。
2）防护措施。
3）安全信息和适当的用户培训。
有关风险控制选项分析的详细信息，请参见第 18.2 节。
下面给出了上述三种风险控制类别的示例。
1）通过设计和制造实现的固有安全：例如，通过硬件限制软件权限，如对电动机可以提供的最大转矩的物理限制意味着，即使软件出错并发出了过大转矩的命令，电动机在物理上也不可能输出过大的转矩。
2）防护措施：对输入进行算法的有效性检查、密码检查。
3）安全信息和适当的用户培训：警告信息、报警、用于培训的模拟器。
软件开发中可以采用的其他通用安全策略包括：指针初始化、对关键数据使用校验，以及避免动态内存分配。有关开发安全关键软件的更多提示，请参见第 15.12 节。

15.8 遗留软件

遗留软件定义为"合法地投放市场且至今仍在销售的医疗器械软件，但没有足够的客观证据证明它的开发符合本标准的现行版本"[10]。请注意，遗留软件与 SOUP 是不同的。有关

SOUP 风险管理的更多信息，请参见第 15.9 节。

制造商可能打算在其医疗器械中继续使用现有的遗留软件。在这种情况下，需要提供客观证据来支持继续安全使用遗留软件的声明。这些证据可以通过对现有的生产后现场数据进行全面评估来获得。生产后现场数据包括以下来源。

1）对器械的投诉和反馈。

2）已报告的可归因于器械的不良事件。

3）内部测试中发现的异常情况。

当新产品使用遗留软件时，该软件仍需要符合 IEC 62304[10] 标准。

遗留软件可以在没有改变的情况下使用，或可以被修改以创建新软件，或者可能集成到新的软件系统中。在修改或集成到新的软件系统时，可能会引入新的风险。分析必须识别、估计并评价任何潜在的额外风险。

要证明遗留软件符合 IEC 62304[10] 标准，请执行以下步骤。

1）评估关于遗留软件的任何反馈，包括来自制造商组织自身和/或用户的，涉及事故和/或未遂事故的生产后信息。

2）评价遗留软件的以下方面。

① 在整体器械架构中的集成情况。

② 在遗留软件中实施的风险控制措施的持续有效性。

③ 与遗留软件继续使用相关的所有危险情况。

④ 通过遗留软件引发危险情况的任何潜在原因。

3）为每个通过遗留软件引发危险情况的潜在原因定义风险控制措施。

4）进行差距分析。

① 检查 IEC 62304[10] 要求的交付物，以符合遗留软件的安全等级。

② 比较所需的内容与现有内容。识别差距后，评价生成缺失交付物和相关活动可能带来的风险降低效果。根据该评价，确定需要执行的额外交付物和活动。至少应提供软件系统测试记录（参见 IEC 62304[10] 第 5.7.5 节）。

注：确保在遗留软件中实施的任何风险控制措施都包含在软件需求中。

③ 评估现有交付物的持续有效性。

④ 评价现有风险管理文档是否符合 ISO 14971[1] 的要求。

15.9 未知来源软件

未知来源软件（SOUP）指的是从第三方获得的软件，该软件缺乏充分的开发过程文档和记录。SOUP 在软件对系统安全至关重要的领域特别引人关注。

大多数医疗器械软件都使用一些 SOUP，因为总是从头开始制作软件是不切实际的。因此，管理 SOUP 的风险成为生活中的一种现实情况。

FDA 指南[40] 指出："您可能很难获取、生成或重建本指南中所述 SOUP 的适当设计文档。因此，我们建议您解释软件的来源及其文档的相关情况。此外，您的危险分析应涵盖与 SOUP 文档缺失或不完整，或缺乏先前测试的文档的相关风险。尽管如此，您仍有责任对器械进行充分测试，并提供软件测试计划和测试结果的适当文档。"

IEC 62304[10] 要求包括 SOUP 在内的软件配置、集成和变更管理计划。

关于风险管理，必须识别 SOUP 的功能和性能要求，以及 SOUP 正常运行所需的硬件和软件。

如果 SOUP 的失效或意外结果可能导致危险情况，至少需要评价 SOUP 供应商发布的所有异常列表，以确定是否有已知的异常可能会引发系统危险或导致危险情况。

15.10　软件维护与风险管理

对于大多数医疗器械，软件会随着时间的推移而不断更新。更新的原因可能包括修复漏洞、改进功能或进行网络安全修复。软件的变更可能会破坏现有的风险控制措施和 / 或引入新的原因和危险。正式而有效的质量管理对于控制软件变更及评估其影响至关重要。

软件维护版本面临的一个问题是，在许多情况下，生成维护版本的团队与最初开发软件的团队不同。因此，他们可能对原始工作的基本原理或现有的风险控制措施不太熟悉。

减少由软件维护而导致风险的策略包括：良好的文档记录和组织策略，例如，保留一些曾参与原始软件开发的工作人员，以便提供咨询。

15.11　软件可靠性与软件安全

需要考虑的一个事实是，可靠的软件不一定是安全的。可靠性定义为在特定的运行条件下，能够在一定时间内提供预期功能的能力。软件按照错误的需求设计，其实现毫无缺陷，并在 100% 的时间内按预期运行，但它仍然可能不安全。

相反，不可靠的软件可能是安全的。如图 15-4 所示自动血压计，假设它有一个过压传感器，用于检测设备是否对袖带施加了过高的压力，从而可能会伤害到患者。现在考虑一种情况，即控制软件错误地解释过压传感器的信号，作为安全风险控制，不必要地关闭设备。在这个例子中，软件虽然不可靠，但并不会造成安全危险，它只是给用户带来了烦恼和挫败感。

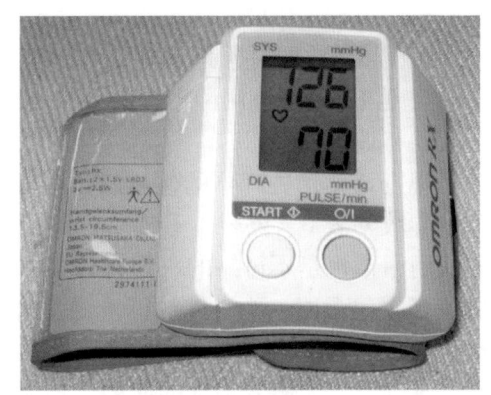

图 15-4　自动血压计

15.12　开发安全关键软件的建议

本节提供了一些通用的提示和建议，以帮助成功开发安全关键的医疗软件。

1）不要将软件风险分析推迟到产品开发过程的后期。回顾性的风险分析无法有效降低风险。

2）在添加新的软件功能时，分析是否引入了新的危险，或是否妨碍了现有的软件风险控制措施。

3）考虑平台演变，例如在风险管理过程中的操作系统升级。

4）确保良好的软件配置管理和软件变更引发的安全影响分析成为质量管理体系的一部分。这将有助于发现具有意外后果的变更。

5）如果可能，分离安全关键的软件项，并使它们尽可能保持简单小巧。根据软件的危害性，可以在不同程度上进行架构分离。

6）IEC TR 80002-1[39] 表 C.1 提供了关于避免医疗器械软件开发陷阱的建议。

NASA JPL 的首席科学家 Gerard J.Holzmann 制定了一套 10 条规则，以帮助指导安全关键软件的开发。以下是这 10 条规则的总结。有关更多详细信息，请参见参考文献 [41]。这些规则主要针对 C 编程语言，但您也可以在其他编程环境中从中受益。

规则 1：将所有代码限制为非常简单的控制流结构，避免使用 goto 语句、setjmp 或 longjmp 结构，以及直接或间接的递归。

规则 2：所有循环必须有一个固定的上限。检查工具必须能够静态地证明循环迭代次数的预设上限不会被超过。如果无法静态证明循环上限，则认为违反该规则。

规则 3：初始化后不使用动态内存分配。

规则 4：所有函数的长度不应超过标准参考格式下单页纸上能打印的行数，每个语句一行，每个声明一行。通常，这意味着每个函数不超过 60 行代码。

规则 5：代码中的断言密度应为平均每个函数至少两个断言。断言用于检查在实际执行中不应发生的异常条件。断言必须始终无副作用，并应定义为布尔测试。当断言失败时，必须采取明确的恢复措施，例如，通过向执行失败断言的函数的调用者返回错误条件。任何静态检查工具可以证明其永远不会失败或永远不能成立的断言都违反了这一规则（也就是说，不能通过添加无用的 "assert(true)" 语句来满足此规则）。

规则 6：数据对象必须在尽可能小的范围内声明。

规则 7：每个调用函数都必须检查非 void 函数的返回值，并且必须在每个函数内部检查参数的有效性。

规则 8：预处理器的使用应仅限于包含头文件和简单的宏定义。不允许使用标记拼接、可变参数列表（省略号）和递归宏调用。所有宏必须展开为完整的语法单元。条件编译指令的使用通常也是不可靠的，但有时无法避免。这意味着，即使在大型软件开发工作中，除了避免多次包含同一头文件的标准做法外，很少有理由使用超过一个或两个的条件编译指令。这种用法的每次使用都应该由基于工具的检查器进行标记，并在代码中说明其合理性。

规则 9：应限制指针的使用。具体来说，不允许跨过一级以上的取消指针引用。取消指针引用操作不能隐藏在宏定义或类型定义声明中。不允许使用函数指针。

规则 10：从开发的第一天起，所有代码必须在编译器启用最严格警告设置情况下进行编译。所有代码必须在这些设置下编译时没有任何警告。所有代码必须每天使用至少一种（最好不止一种）最新技术水平的静态源代码分析工具进行检查，并且应在分析中没有警告。

第 16 章

风险分析的整合

一旦系统被分解,就可以对系统组件进行分层多级失效模式和影响分析(FMEA)。较低层级组件的 FMEA 以及来自供应商 FMEA 的输入会汇总到更高层级的 FMEA 中。这个过程会持续到系统设计失效模式和影响分析,从中可以推导出系统危险。

16.1 分层多级 FMEA

一旦系统被分解,就可以对系统组件进行分层多级的失效模式和影响分析。较低层级组件的 FMEA 会汇总到更高层级的 FMEA 中。这个过程会一直持续到 L1 级,即系统 DFMEA,如图 14-5 所示。

图 16-1 说明了相邻分解级别之间的连通性。这种构造的基本原理是,低层级的组件可能由于设计问题或制造问题而无法工作。从较高层级 DFMEA 的角度来看,重要的是低层级的组件是否无法工作。无论是由于设计问题还是制造问题,仅在该失效的原因被记录时才有意义。

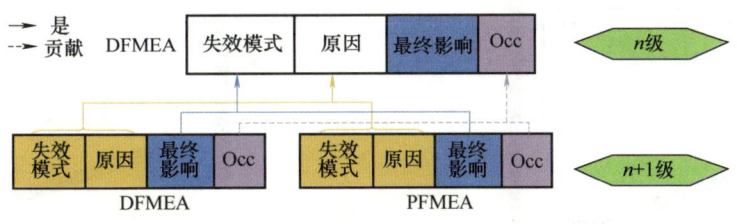

图 16-1 FMEA 整合

下面以汽车系统为例对该概念进行阐述。汽车由多个子系统组成,如图 16-2 所示。在这个例子中,我们集中讨论推进系统——发动机。

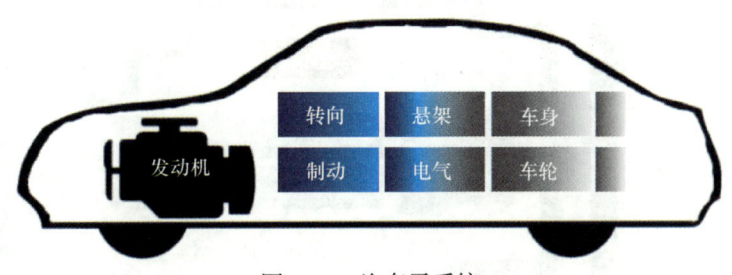

图 16-2 汽车子系统

在图 16-2 的示例中,发动机被看作一个黑匣子。但发动机本身由许多其他子系统组成。图 16-3 说明了多个发动机子系统,让我们集中关注冷却系统——水泵。

在图 16-3 中，水泵被看作一个黑匣子。但水泵本身由许多其他部件组成。在图 16-4 中，水泵被分解为其组成部件。我们不会进一步分解水泵的部件。

到目前为止，我们已经遵循了一个类似于图 14-5 所示的分解模型。现在让我们考虑水泵部件之一：带轮的失效模式。如果带轮断裂，水泵将无法从发动机获得转矩，从而停止泵水。停止泵水是带轮断裂对水泵的最终影响，如图 16-5 所示。

现在让我们上升一级到发动机。对于发动机来说，水泵是一个黑匣子组件，其失效模式为：停止泵水，如图 16-6 所示。注意，从水泵的角度来看，原来的最终影响"停止泵水"，现在已成为发动机视角下的水泵失效模式。

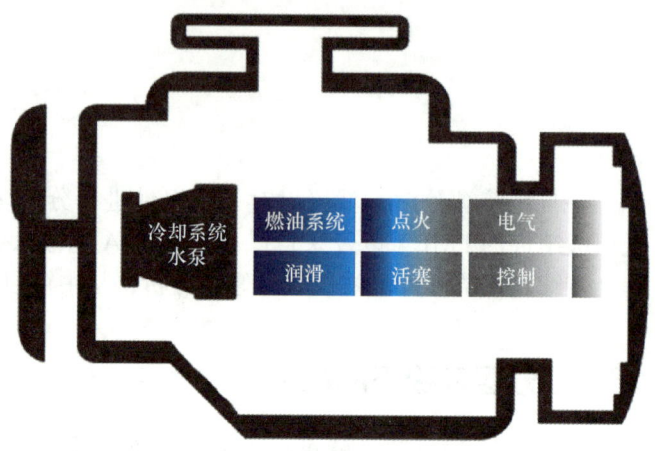

图 16-3 发动机子系统

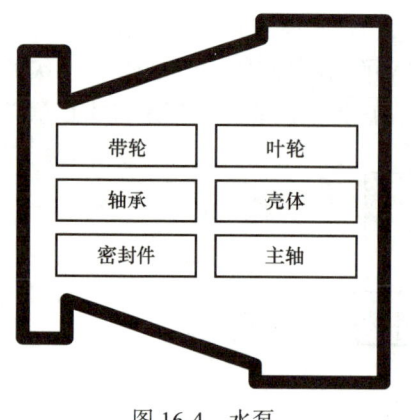

图 16-4 水泵

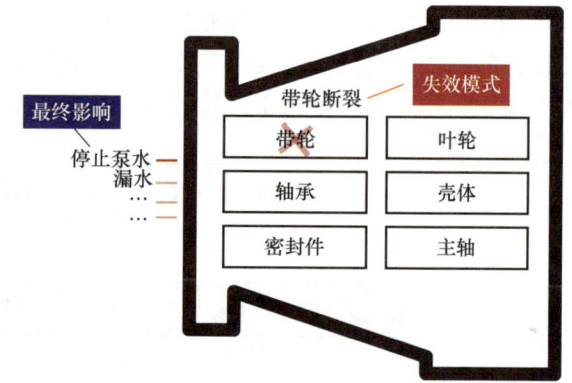

图 16-5 带轮的失效模式

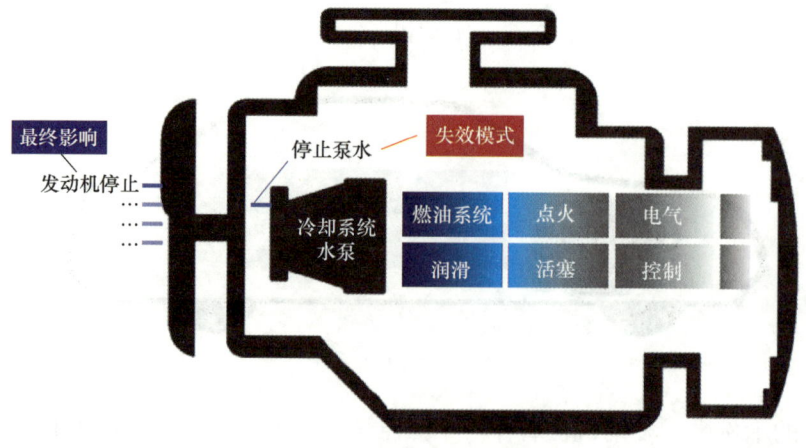

图 16-6 水泵的失效模式

同样的构造可以继续向上延伸到汽车级别，在发动机级别的最终影响"发动机停止"（见图16-6）可以成为汽车视角下发动机的失效模式（见图16-7）。同样，原本在发动机视角下的最终影响"发动机停止"，现在变成了汽车视角下的发动机失效模式，汽车将发动机视为一个黑匣子组件。

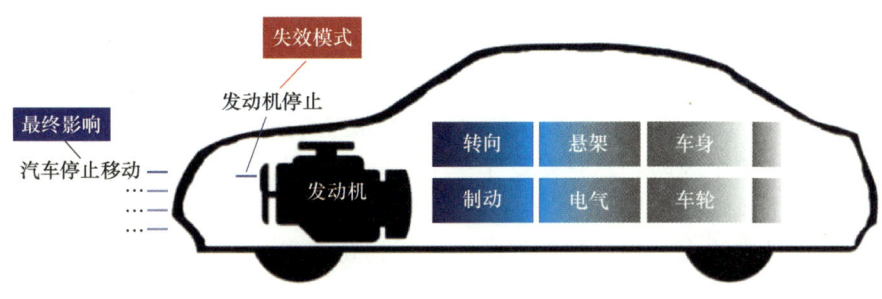

图16-7　发动机失效模式

随着分层多级FMEA向上整合，系统危险如何显现的故事被逐步构建出来。系统DFMEA中的失效机制是所有较低层级失效机制的综合，说明了可能导致系统危险的事件序列。

16.2　将供应商的输入纳入风险管理

大多数医疗器械制造商都通过供应商来生产其医疗器械的部件。所供应部件的设计和制造在医疗器械的安全中起着决定性的作用。当供应商在部件生产完成后才被告知该部件的危害性时，可能会出现意外情况。由于需要重新设计部件或围绕部件重新设计系统，可能会导致重大的项目延期。因此，医疗器械系统设计人员、架构师和工程师与供应商之间的密切沟通至关重要。

从供应商处输入的信息必须被纳入医疗器械的风险管理中。至少需要从供应商那里获得他们提供的部件的失效模式及失效模式的发生概率。有了这些信息，制造商可以将供应的部件对所分析系统的风险管理的影响纳入考虑。发生概率等级有助于我们得出 P_1。了解所供应部件失效模式的原因有助于估计 P_1，也有助于设计风险控制措施。需要认识到，失效模式对客户来说就是供应商FMEA中的最终影响。

明确定义FMEA的责任边界非常重要。如果供应的部件与您的医疗器械有接口，谁来负责接口的分析？是供应商还是其客户？

了解供应商的风险管理文档中其他条目的信息，对研发工程、供应链和质量部门可能会有用，但从风险管理的角度来看并不是必需的。

作为制造商，您应确保与供应商的质量协议规定了FMEA、交付物和沟通的具体责任。您可能需要使用合同机制，例如保密协议，以促进信息的自由流动。

第 17 章

风险估计

根据 ISO 14971[1]，风险是伤害发生的概率与该伤害的严重度的组合。

医疗器械会带来单个风险，这是暴露于单个危险的结果。同时，医疗器械也会带来综合风险，这是所有单个风险的总和。

常用的风险估计方法有三种，按偏好顺序由低到高排列：定性、半定量和定量。每种方法介绍如下。

17.1 定性方法

当没有量化数据或现有数据的可信度较低时，使用定性方法。在这种情况下，可以使用 $N \times M$ 矩阵来对风险进行分级。如图 17-1 所示，此示例使用了 3×3 的矩阵将风险分为三个区域：高（红色）、中（黄色）和低（绿色）。高严重度、高概率伤害的风险最高，相反，低严重度、低概率伤害的风险最低。

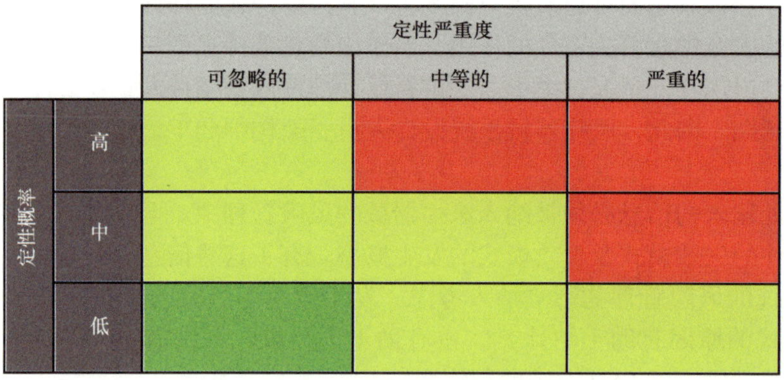

图 17-1 3×3 定性风险矩阵示例

为了使定性方法有效，应该对每个概率和严重度等级提供非常好的定义，以确保不同分析师在不同时间进行评级的一致性和可重复性。表 17-1 和表 17-2 提供了可以用来促进严重度和概率评级一致性的描述示例。

表 17-1 严重度的三级定义示例

术 语	定 义
严重的	死亡或永久性缺陷、损伤
中等的	可逆的或轻微的损伤
可忽略的	不适或不便

表 17-2 概率的三级定义示例

术 语	定 义
高	可能发生、经常发生、频繁发生
中	可能发生，但不频繁
低	不太可能发生、罕见、很少发生

您可以如图 17-1 所示，通过在定性矩阵中标出它们的位置来估计单个风险。

17.2 半定量方法

半定量方法与定性方法类似，但不同之处在于，对于伤害发生概率是有可用数据的。通常来说，这适用于在市场上存在较长时间并且已经收集了大量现场数据的产品。

对于不同的产品，伤害发生概率的尺度会有所不同，例子包括："每次使用""每次激活"或"每小时使用"。

每个危险都会根据伤害发生概率的可用数据以及估计的该伤害的严重程度来估计风险。

ISO/TR 24971[15] 提供了一个 5×5 的示例用于严重度和概率的评级。表 17-3 和表 17-4 是基于 ISO/TR 24971[15] 中的定义。

表 17-3　5 级严重度定义示例

等 级	术 语	定 义
5	致命的	导致死亡
4	危重的	导致永久缺陷或不可逆损伤
3	重大的	导致需要医疗或外科手术干预的损伤或缺陷
2	轻微的	导致不需要医疗或外科手术干预的暂时的损伤或缺陷
1	可忽略的	导致不便或暂时性不适

表 17-4　5 级概率定义示例

等 级	术 语	定 义	概 率
5	经常	将经常发生	$\geq 10^{-3}$
4	有时	可能会重复发生	$<10^{-3}$ 且 $\geq 10^{-4}$
3	偶尔	可能偶尔发生	$<10^{-4}$ 且 $\geq 10^{-5}$
2	很少	预期会很少发生	$<10^{-5}$ 且 $\geq 10^{-6}$
1	非常少	预期不会发生	$<10^{-6}$

图 17-2 显示了一个 5×5 风险矩阵的示例，该矩阵将风险分为：高（红色）、中（黄色）和低（绿色）区域。与定性方法类似，高严重度、高概率的伤害的风险最高，而低严重度、低概率的伤害的风险最低。

您可以如图 17-2 所示，通过在半定量矩阵中标出它们的位置来估计单个风险。

	定性严重度				
	可忽略的	轻微的	重大的	危重的	致命的
经常					
有时					
偶尔					
很少					
非常少					

图 17-2　5×5 风险矩阵示例

17.3　定量方法

ISO 14971[1] 附录 C 提出了风险量化的概念。这个概念的说明如图 17-3 所示，其中指出，风险是危险情况发生的概率 P_1 与危险情况导致伤害的概率 P_2 的乘积。这个方法的问题在于，制造商通常保守地考虑危险情况可能带来的最严重的伤害，显然，这种最严重的伤害并不是每次都会发生。仅考虑最严重的伤害会以两种方式扭曲风险管理。

1）如果最高严重度的伤害不太可能发生，而中等严重度的伤害更可能发生，那么最高严重度的伤害估计的风险（由于较小的 P_2）会比中等严重度伤害的风险小。这种扭曲的结果是，制造商可能会对医疗器械的真实风险进行错误地评级。

2）很多伤害可能导致死亡（至少有小的概率）。如果对每种伤害都基于最差的结果进行风险估计，就会产生医疗器械是致命的错觉。这可能会给制造商带来无法继续的情况，因为除非消除危险情况，否则无论如何降低 P_1，仍然存在死亡风险，因为 P_2 始终不为零。

BXM 方法使用一种定量方法，按五类伤害严重度来计算风险：致命的、危重的、重大的、轻微的和可忽略的，如图 17-4 所示。这种方法的优点是考虑了整个伤害严重度范围，并且无论伤害的严重度如何，都能识别出最高风险。

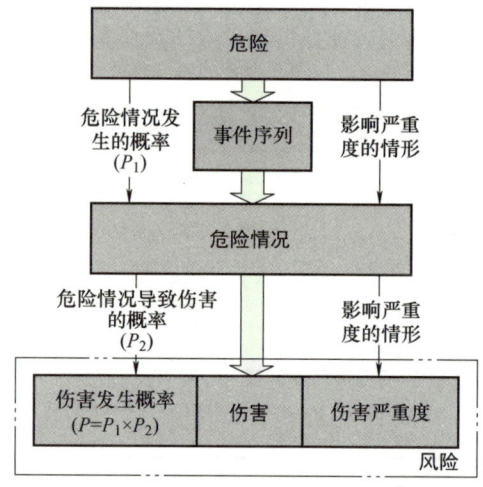

图 17-3　ISO 14971 图 C.1——风险的量化

与第 4.2 节中介绍的危险理论相比，由于对伤害的考虑涵盖了从死亡到无伤害的整个范围，并且所有 P_2 的总和为 1，可以说 P_1 = 危险情况发生的概率 = 伤害发生的概率。

与半定量方法一样，假设 P_1 是已知的。

考虑一个假设的例子：根据现场数据，已知在 X 射线机的应用中，10 万次中有 1 次（10^{-5}）患者暴露于过高的 X 射线辐射剂量。

现在，假设一个患者暴露于过高的 X 射线辐射剂量，我们可以提出以下问题。

1）该患者受到致命的伤害的概率 $P_{2致命的}$ 是多少？

2）该患者受到危重的伤害的概率 $P_{2危重的}$ 是多少？

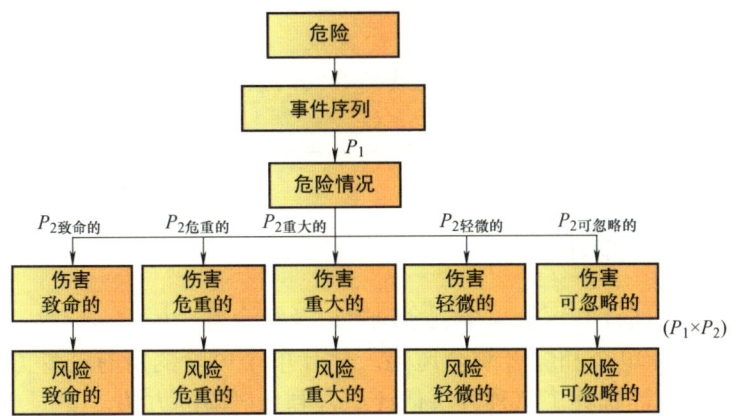

图 17-4　BXM 的 5 级风险计算方法

3）该患者受到重大的伤害的概率 $P_{2\text{重大的}}$ 是多少？
4）该患者受到轻微的伤害的概率 $P_{2\text{轻微的}}$ 是多少？
5）该患者受到可忽略的伤害的概率 $P_{2\text{可忽略的}}$ 是多少？

换言之，考虑所有报告的过度暴露于 X 射线的病例，其中有多少人死亡，有多少人受到永久的不可逆损伤等。这种分析将产生五个 P_2 值。

在这个假设的例子中，我们有 P_1，即过度暴露于 X 射线的概率（10^{-5}），因此可以计算 X 射线过度暴露在五个严重度等级中的风险。

1）致命的伤害的风险 = $P_1 \times P_{2\text{致命的}}$
2）危重的伤害的风险 = $P_1 \times P_{2\text{危重的}}$
3）重大的伤害的风险 = $P_1 \times P_{2\text{重大的}}$
4）轻微的伤害的风险 = $P_1 \times P_{2\text{轻微的}}$
5）可忽略的伤害的风险 = $P_1 \times P_{2\text{可忽略的}}$

这将产生五个严重度等级的估计的单个风险。

需要注意的是，所有统计数据都是对真实情况的近似。因此，由于 P_1 和 P_2 都是估计值，风险（R）也是一个估计值。

在实践中，我们发现可能没有所有 P_1 和 P_2 的现场数据。在这种情况下，我们需要依赖其他数据收集方法，如发布的科学论文、注册数据等。

注意，使用 P_1 和 P_2 并非强制性的，目的是识别伤害的风险。如果收集到适当的数据，可能可以直接计算五个严重度等级中伤害的风险。假设在 100 例报告的球囊导管无法放气导致血管损伤的案例中，尽管手术时间平均持续 2min 就结束，其中有 1 人死亡，4 人因中风导致永久性损伤，35 人需要紧急手术但康复，45 人有轻微的血管损伤，15 人未受损伤。您可以计算由球囊导管无法放气而导致的血管损伤风险（见表 17-5）。

表 17-5　由球囊导管无法放气而导致的血管损伤风险

伤　害	致命的	危重的	重大的	轻微的	可忽略的
由球囊导管无法放气而导致的血管损伤	1%	4%	35%	45%	15%

提示：在风险估计中使用的“严重度”指的是对健康和安全的影响。而在 FMEA 中使用的“严重度”指的是最终影响的最坏合理后果的重要性，这可能与安全无关。不要将两者混淆。

17.4 单个和综合剩余风险

ISO 14971 [1] 要求估计和评价单个剩余风险以及综合剩余风险。定性、半定量和定量三种方法都可以用于估计单个和综合剩余风险。估计单个风险的所有三种方法在第 17.1 节 ~ 17.3 节中已有描述。下面描述了每种方法估计综合剩余风险的方法。

（1）定性方法　在定性风险矩阵中为所有单个风险画一个点。计算矩阵每个单元格中的点数。这将创建一个说明综合剩余风险的风险特征。图 17-5 所示是定性综合剩余风险估计的示例。

		定性严重度		
		可忽略的	中等的	严重的
定性概率	高	2		
	中	5	8	
	低	7	3	

图 17-5　定性综合剩余风险估计示例

（2）半定量方法　类似于定性方法，您可以把所有单个风险画在半定量风险矩阵中，并计算矩阵中每个单元格的单个风险总数。这将创建一个说明综合剩余风险的风险特征。图 17-6 是半定量综合剩余风险估计的示例。

		定性严重度				
		可忽略的	轻微的	重大的	危重的	致命的
定量概率	经常					
	有时		9			
	偶尔	2	3	11		
	很少		5	7		
	非常少					

图 17-6　半定量综合剩余风险估计示例

（3）定量风险估计　在定量方法中，可以通过布尔代数客观地计算综合剩余风险。表 17-6 说明了三种彼此独立伤害的定量方法示例。

使用定量方法您可以回答这些问题，例如：“总体而言，使用医疗器械的患者死亡风险估计是多少？”

表 17-6　量化综合剩余风险计算示例

风险类别	致命的	危重的	重大的	轻微的	可忽略的
伤害 1 的剩余风险	1%	4%	35%	45%	15%
伤害 2 的剩余风险	5%	10%	40%	30%	15%
伤害 3 的剩余风险	2%	8%	60%	20%	10%
综合剩余风险	7.8%	20.5%	84.4%	69.2%	35%

17.5　风险控制前 / 后风险

虽然最终重要的是实施风险控制后的风险水平，但传统上，一些风险管理领域的人员会关注风险控制实施前和实施后的风险估计。

经验丰富的医疗器械设计人员将他们对医疗器械的知识应用于他们的初步设计中，以确保产品尽可能安全。因此，产品的初始设计完全有可能就是最好的和最终的设计。ISO/IEC 指南 51[9] 指出："在产品或系统的初步设计阶段，通常会凭直觉地应用固有安全设计措施。因此，对于某些危险的风险评价可能在第一次迭代时就得出积极的结果，且不需要进一步降低风险。"

确定风险控制前的风险有时是不可行的。例如，假设设计人员在设计初期就为植入式器械指定了良好的生物相容性材料。要回答"在选择生物相容性材料之前的风险是什么？"的问题，就需要假设使用无生物相容性的材料。但选择哪种材料呢？有一系列有毒材料可以选择。但这么做会带来什么好处呢？

另一个难题是风险控制后的风险的定义。考虑一个会产生不可接受风险的初始设计草案。通过一些风险控制对设计进行了改进，创建了第二个草案。第二个草案的风险也被判定为不可接受。于是创建了有更多风险控制的第三个草案。现在设计的第三个草案（也是最终草案）的风险符合可接受性准则。那么控制后的风险是什么？是第二个草案的风险，还是第三个草案的风险？

有两种方法来处理这个问题。

1）只提供最终设计的风险，因为这才是对患者最重要的。

2）采用初始设计草案的风险，作为控制前的风险，并保持不变。如果这个风险是可接受的，将其复制到控制后的风险列中，控制前的风险和控制后的风险相同。如果控制前的风险不可接受，则将最终设计的风险填入控制后的风险列，而不管在初始草案和最终草案之间发生多少次迭代。

17.6　无法估计的风险

ISO 14971[1] 要求在风险管理计划中记录风险可接受性准则，包括无法估计伤害发生概率的情况。例如，由系统性故障或使用错误导致的伤害。系统性故障可能存在于硬件或软件中，并且可能在器械的设计、制造或维护过程中引入。这些故障通常在适当条件出现之前保持潜伏，举例如下。

1）软件设计没有考虑到某种特殊的参数组合并产生错误结果，这种特殊组合在开发时没有经过测试。

2）使用说明中的错误说明会导致所有用户产生危险情况。

3）一个设计在最高 1bar 压力下正常工作的植入式器械，如果患者进行水肺潜水，则器械无法工作。

更多讨论和示例请参见 ISO/TR 24971[15] 第 5.4.5 节。

ISO 14971[1] 第 5.5 节指出，当风险无法估计时，"应列出可能的后果，用于风险评价和风险控制。" 不知道风险的程度，就无法评价风险，但仍可以进行控制。

ISO 14971[1] 附录 A 的第 2.5.5 节提到，尽管对如何计算系统性故障的风险没有共识，但仍应列出相关的危险情况，以便制造商专注于降低这些危险情况带来的风险。

无法估计风险的情况示例如下。

1）由系统性潜在硬件或软件缺陷导致的风险。

2）由蓄意造成伤害导致的风险，例如破坏、黑客攻击、篡改。

3）由无法想象/非预期的用户行为导致的风险。

4）由无法想象/非预期的使用条件变化导致的风险。

在伤害风险无法估计的情况下，风险控制措施应侧重于通过降低危险情况的发生概率或降低随之而来的伤害的严重度来降低风险。可以假设产品设计、制造和维护的严格程度与系统性故障未被发现的可能性之间存在反比关系。软件符合 IEC 62304[10] 等标准有助于降低系统性故障的风险。

同样，即使难以估计使用错误的概率，符合 IEC 62366[19] 的可用性工程可以降低使用错误的风险。

BXM 方法使用定量方法进行风险估计。但当存在无法估计风险的危险时，采用了混合方法。在混合方法中，如果可以定量估计风险，则进行定量估计，并在估计综合剩余风险时考虑所有这些风险。在无法估计风险的情况下，我们会根据风险管理计划中的方法来降低这些风险，例如，尽可能降低风险。当然，无法估计的风险不能包括在综合剩余风险的定量估计中。但是，在最终的受益-风险可接受性判定中，所有风险都会被考虑。

第18章

风险控制

一旦医疗器械的风险被估计出来，如果认为这些风险不可接受，就必须采取措施来降低这些风险。这些措施被称为风险控制。

风险控制可以分为以下两个层面。

1）在产品发布之前采取的风险控制。这些风险控制在第18.2节中讨论。

2）在产品发布之后采取的风险控制。这些是在客户现场实施的风险控制。例如：个人防护设备、组织程序、培训。

通常，风险控制试图防止危险的发生或防止暴露于危险，这类风险控制降低了 P_1。一些风险控制试图降低暴露于危险后的伤害严重度，这类的风险控制降低了 P_2。

降低 P_1 的例子：对植入式医疗器械的灭菌降低了暴露于微生物的可能性。

降低 P_2 的例子：Medtronic TYRX™可吸收抗菌包膜是一种装置，它不能防止对细菌的暴露，但如果细菌进入伤口，它可以降低受到细菌伤害的概率。

18.1 单一故障安全设计

ISO 14971[1]要求在正常和故障条件下都要对器械风险进行管理。IEC 60601-1[7]要求医疗器械的设计使医疗器械是单一故障安全的。IEC 60601-1[7]第4.2.2节进一步阐明了"故障状态"包括单一故障状态，但不限于此。单一故障安全的概念有个内在假设，即故障之间是独立的。如果初始故障的发生必然导致次级故障的发生，那么它们被看作一个故障。例如，如果设备的用户接口失效（故障1）必然导致用户无法操作设备（故障2），那么这些故障被看作一个故障。

对"单一故障安全"的一个常见解释是，只要医疗器械在单一故障状态下是可接受的安全，那么器械的风险就是可以接受的。但实际上，这并不正确。考虑一种可能因为单一故障而失效的器械，它的失效会产生一个不安全的状态。假设单一故障发生的可能性很高。现在增加一个次级防护措施，以便在初级故障发生时，次级防护措施将器械转换到安全状态。理论上，这个器械是单一故障安全的，因为需要两个独立的故障才能出现不安全的状态。但如果次级防护措施的失效可能性也很高呢？您能想象一种情况，即初级故障和次级防护措施的失效同时发生吗？鉴于初级故障和次级防护措施失效的可能性都很高，您可以推测该器械的安全风险不会很低。

仔细审视 IEC 60601-1[7]第4.7节可以发现，IEC 60601-1[7]认可单一的降低风险措施实现单一故障安全，如果该单一措施的失效概率可以忽略不计。在需要两个故障才能出现不安全状态的设计中，IEC 60601-1[7]阐明，如果初始故障在次级故障发生之前被检测到，则满足单一故障安全条件。如果在器械预期使用寿命期间，次级防护措施的失效概率可以忽略不计，也满足单一故障安全条件。从风险管理的角度来看，无论是一个、两个或多个故障，重要的是器械的综合剩余风险是可接受的。

总之，医疗器械的风险必须在器械使命期是可接受的。使命期可以是设备的预期使用寿命。或者，如果进行例行维护，在此期间可以检测到次级防护措施的失效，那么使命期就是维护事件之间的时间。注意检测到次级防护措施失效的假设，以及隐含的在维护事件之间对失效的次级防护措施进行的修理／更换。

根据这种解释，我们可以根据设备使命期内初级故障和次级防护措施失效的发生概率来计算器械的风险。

18.2 风险控制选项分析

ISO 14971[1]确定了三种控制风险的方法，按优先级递减排序如下。
1）通过设计和制造实现的固有安全。
2）医疗器械本身或制造过程中的防护措施。
3）安全信息和适当的用户培训。

考虑是否可以消除某个危险。如果可以，修改设计以使器械从根本上不受该危险的影响。例如，尽可能用无毒材料替代有毒材料。如果不能消除危险，则考虑在设计或制造过程中采取保护措施，以保护患者／用户免受伤害。此外，如果提供有关器械安全操作和使用的信息可以帮助降低器械的风险，则应提供此类信息。同样，如果对用户进行培训可以帮助降低器械的风险，则应提供相关培训。

记录风险控制选项分析及选择和实施风险控制的决策。

在进行第一次风险分析后，可能会确定需要实施额外的风险控制。对于每个实施的额外风险控制，确定是否引入了新的危险，或是否增加了当前的任何风险。例如，在重症监护室使用的设备中增加警告用蜂鸣声，实际上可能会提高对患者的风险，因为值班护士可能会受到来自许多设备的过多蜂鸣声的干扰，无法在紧急情况下做出正确反应。

18.3 风险控制选项的区别

有时，区分特定风险控制措施的类型可能并不容易：是通过设计和制造实现的固有安全，或防护措施，或安全信息。以下对不同选项进行了区分。

1）通过设计和制造实现的固有安全：器械在不需要用户采取任何行动或具备任何知识的情况下就能以安全方式运行。用户无法轻易解除风险控制。

示例 1：一种植入式器械使用生物相容性材料制造。

示例 2：在配备自动变速器的汽车中，只有当换档选择器在驻车或空档位置时，才能起动汽车。这可以防止操作员在车辆挂档时起动发动机并导致可能的意外车辆移动。

2）防护措施：设备以安全的方式运行，不需要用户干预，但防护措施可能会被用户轻易解除。

示例 1：皮下注射针配有保护盖。用户在使用时不需要采取任何行动来保证产品的安全，因为它在交付时已经是安全的。然而，用户可以轻松取下保护盖。

示例 2：为外科医生配备铅围裙以保护他们免受 X 射线透视检查时 X 射线的辐射。但外科医生可以选择不穿铅围裙。

示例 3：制造过程中的检验测试。但检验可能会被跳过。

3）安全信息和适当的用户培训：向用户提供信息并期望用户采取行动。

示例 1：对可重复使用的外科工具进行清洁和消毒的说明，为用户提供信息并要求用户采取行动以安全使用器械。

示例 2：一次性导尿管上有警告标签，提醒不要重复使用。

18.4　作为风险控制措施的安全信息

安全信息可以采取多种形式，例如屏幕显示、使用说明、附加在设备上的标签，以及在线帮助。

安全信息与剩余风险的披露是不同的。剩余风险的披露使用户能够做出是否使用医疗器械的知情决策，而安全信息使用户能够在做出使用医疗器械的决定后安全地使用器械。剩余风险的披露还可以帮助医疗器械的用户更好地应对可能在使用器械过程中或使用器械之后出现的副作用或危险。

剩余风险的披露是信息性的，而安全信息是有指导意义的。

如果您选择将安全信息作为风险控制措施，必须考虑某些因素。安全信息必须是用户可感知的、可理解的和可操作的，并且能有效降低风险。

指南 51[9]指出："说明书的内容应为产品用户提供避免因尚未消除或减少的产品危险而造成伤害的方法，使产品用户能够就产品使用做出适当的决策……"

使用安全信息作为风险控制措施时应考虑以下事项。

1）受众是谁：您将向谁传达信息？经过培训的临床医生？家庭用户？老年人？青少年？信息是否容易被感知和理解？

2）如何传达：您使用文字、还是图标？您使用何种媒介（如印刷品、数字屏幕）？信息的位置和时机是什么？信息的详细程度？

3）内容是什么：有什么危险情况？暴露的后果是什么，应采取什么措施以防止伤害？应优先采取哪些行动？

安全信息可以采取多种形式，如警告、注意事项、禁忌证和说明。安全信息可以在用户手册中、贴在医疗器械上的标识上、在图形用户接口中，如屏幕，甚至可以以音频或触觉提示的形式出现。

FDA 关于医疗器械患者标识的指南[42]定义"警告"为一种标识，警示读者如果不避免某种情况，可能会导致死亡或严重损伤。它也可能描述潜在的严重不良反应和安全危险。警告通常用于最严重的安全风险。

FDA 指南[42]指出，"注意事项"一词通常用作预防性声明的信号词。术语"预防措施"用于警示读者潜在的危险情况，如果不避免这种危险情况，可能导致用户或患者轻微的或中等的伤害，或导致设备或其他财产的损坏。

安全信息的主要目的是避免危险情况，无论是通过预防危险，还是通过防止暴露于危险。其次，安全信息应提供关于发生伤害后的补救措施的指导。行动的优先级应与风险水平相对应，并正确地传达给用户。使用如"危险""警告""小心""警惕""注意"等词语，可以表明安全信息的优先级。

利用安全信息作为风险控制的三个指导原则如图 18-1 所示。

图 18-1　风险控制的三个指导原则

根据指南 51[9]，标识应符合以下要求。

1）醒目、清晰、持久且易于理解。

2）使用的语言应是产品或系统被使用的国家 / 地区的官方语言，除非与特定技术领域相关的语言更为合适。

3）简洁且明确无歧义。

关于可读性，需考虑用户群体。预期的视力是多少？用户通常在什么照明条件下使用器械？请使用 AAMI HE75[27] 获取有关视觉显示字体大小的指导。

标识应持久耐用，不应在器械预期使用寿命期内褪色、擦掉、污损或从其预定位置脱落。

无论是音频还是视频格式，安全信息都应该是用户能够理解的。在当今全球经济涉及如此多语言和文化的情况下，这是一项具有挑战性的要求。即使是颜色的选择，也可能在不同文化中传达不同的含义。例如，在美国文化中，黄色通常表示警告，而在日本文化中，黄色是疾病和健康状况不佳的标志。

翻译是安全信息沟通中的一个敏感且关键的因素。在许多公司中，安全信息是用一种中心语言（通常是英语）起草，然后翻译成其他语言。问题是并非所有概念都可以直接从一种语言翻译成另一种语言。以下是翻译中可能出现的混淆的一些示例。

1）英文：Bend the wire into a J, or hockey stick shape.

问题：一些语言中没有字母 J，一些文化对冰球不熟悉。

2）英文：When the alarm goes off do…

问题：这是指警报开始时还是警报结束时？

有时，翻译的词汇在不同地区可能具有不同的含义。举例如下。

1）First Floor。

美国：一层。

英国：位于一层上面的楼层（二层）。

2）Chips。

美国：切成薄片、油炸、烘烤或锅烹制的松脆土豆（在英国称为"crisps"）。

英国：切碎和油炸的土豆，（如"Fish and Chips"中的土豆）。

指南 51[9] 中另一个指导要素是简洁性和明确性。这对技术类写作人员是一项挑战，特别是在产品标签和屏幕用户接口空间有限的情况下。

正如前面所述，安全信息的一个重要的要求是必须证明其有效性。这种证明通常作为可用性总结性测试的一部分进行。通过客观证据，必须说明用户会参考、理解并使用安全信息，从而按预期降低风险。

18.5 安全信息类型的区分

FDA 指南[42]指出，当用户阅读有关警告和预防措施的信息时，他们可能已经决定使用该器械。此时，他们需要具体的信息来安全使用器械。但是如何决定向用户提供哪种类型的信息呢？以下是每种安全信息的含义和意图的解释，帮助选择合适的安全信息类型。

1）**禁止**。这些使用情况是我们有客观证据表明其受益未超过风险的情况。换言之，这些是**不应做**的事情。

2）**限制**。这些是预期用途的界限。例如，某器械可能适合成年人，但不适合患有相同疾病的儿童。因此，年龄将是一个限制。与禁止的不同之处在于，这里我们有客观证据表明，在限制范围内使用，其受益超过风险，但对超出限制范围使用没有客观证据。

3）**警告**。警示用户某些操作或状态可能导致患者/用户遭受重大意外伤害的信息。"重大"可以解释为严重度分类为致命的、危重的或重大的损伤。需要注意的是，某些医疗器械（如电外科设备）的预期用途本身就是造成伤害（切割组织）。在这种情况下，重大伤害是指超出器械预期临床用途的伤害。

4）**预防措施**。通知用户采取预防行动以避免对患者/用户造成伤害的信息。在 FDA 的定义中，预防措施用于轻微到中等的伤害。例如：空腹、不要服用抗凝药、如何预测器械失效/过期等。

5）**注意事项**。提醒用户某些操作或状态可能导致患者/用户受到轻微到中等意外伤害的信息。

18.6 风险控制示例

风险控制对于监管评审员应是可理解的。编写高度技术性的安全要求可能会掩盖风险控制的本质。实现可理解性的一种方法是将风险控制编写为降低危险风险的意图说明。这些意图可通过各种措施实现，如系统要求、操作程序、符合公认标准等。以下是一些可以用作模板的风险控制示例。

1）器械的目标精度保持在 ±0.1mm。
2）按标准 IEC 60601-1，应用部分的漏电流限制到 100μA。
3）器械可以承受最高 10N 的拉伸力。
4）门禁联锁关闭触发器。
5）护理标准是在手术室内的无菌区域，戴着无菌手套从无菌包装中取出产品。

可追溯性分析将所述的风险控制与其所有实施的措施及其实施的验证和有效性联系起来。

18.7 风险控制与安全要求

最好将风险控制与产品需求进行关联。这利用了对要求进行记录、进行变更控制、进行追溯和进行验证的正式性的优势。这种正式性还确保了风险控制措施的实施，并且如果考虑对要求进行任何更改，该更改对风险控制措施的影响将得到评价。

当一项需求与风险控制相关联时，它就成了安全要求。对安全要求进行标记以便其他职能团队（如研发、质量、测试工程和监管部门）容易识别是一种良好的做法。

安全要求与风险管理之间的关联通过追溯性维持。图 26-1 说明了安全要求与风险控制之间的关联。

18.8　风险控制的完整性

ISO 14971[1]要求制造商确保考虑了所有已识别出的危险情况的风险，并完成所有风险控制活动。

为满足该要求，忠实地遵循风险管理过程是非常重要的。这将确保所有相关的危险和危险情况被识别。在 RACT 中记录所有相关的危险和危险情况，并记录它们各自的风险控制、剩余风险和相关伤害，可以证明符合 ISO 14971[1]的要求。验证活动确保所声称的风险控制措施确实得到了执行。

第 19 章

风险控制的验证

对风险控制的实施和有效性进行验证是必要的。确定和支持验证的声明是需要客观证据的。

验证的主要手段是测试。但有时也会通过目视检查来验证风险控制的实施。例如，如果风险控制措施是安装一个红灯，那么目视检查是否存在红灯是验证实施情况的最简单方法。然而，应谨慎依赖目视检查。特别是当一名测试人员在长时间内进行目视检查时。研究表明，在连续进行 2.5h 的目视检查后，错误的可能性会显著增加。此外，目视检查是主观的。因此，对什么是失效进行清晰地描述和定义是非常重要的。

如果您使用目视检查，请警惕视觉错觉。视觉错觉有很多实例，比如图 19-1 所示图像。在左图中，A 看起来比 B 短，实际上它们长度相同。在右图中，水平线看起来不平行，但实际上它们是平行的。

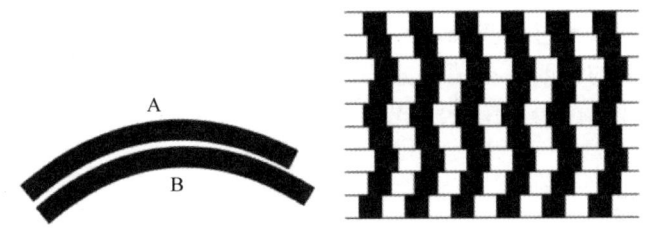

图 19-1　使用目视检查，请警惕视觉错觉

为了从测试中获得最大的价值，提供清晰且经过深思熟虑的目标和期望是非常重要的。测试人员需要知道什么是重要的，是需要他们关注的。通常，人们被赋予模糊或有限的目标，却又被期望关注许多事项。在这种情况下，测试人员很容易错过他们应该注意的事项。例如，假设一个设备中的电动机转速必须达到至少 1000r/min。测试的符合准则是转速的测量结果，但在测试过程中，电动机出现了意外的振动。由于没有振动不在测试符合准则中，测试将被标记为符合（PASS），但有关振动的信息可能对系统开发人员来说非常重要。

无论是选择属性测试还是变量测试，最好根据安全风险来选择测试的样本量。第 20.2 节～第 20.4 节提供了有关基于风险来选择样本量的详细信息。

19.1　对实施的验证

对实施进行验证是指提供客观证据，证明风险控制已经实施。验证可以通过测试、检查、演示或分析的形式。确保测试对象代表最终设计。否则，当最终设计完成时，您将不得不重复测试。

包括所有预处理、配置和调整（如适用）应被包含在测试方案中。方案必须包括符合／不符合准则，且测试方法必须经过确认。测试报告应包括以下内容。

1）执行测试的日期。

2）执行测试的人员姓名。

3）所用的测试方案和方法。

4）测试中使用的所有设备／工具的标识，包括校准和资格认证证据。如果使用软件作为测试设备的一部分，需要参考该软件的确认证据。

5）收集到的数据或其索引。

6）测试结果和符合／不符合声明。

7）任何其他的观察结果或对测试方案的偏离。

确保保留所有测试对象、原始数据和所有其他可能在审计中需要的内容，以支持或复现测试结果。

让我们以植入式医疗器械为例。该器械的潜在伤害是感染，危险是微生物污染，风险控制措施是灭菌。该风险控制将作为系统需求规格中的安全要求。通过需求分解和可追溯性，我们应该能够找到设计输出，例如作为无菌屏障的包装，以及包含灭菌步骤的过程规范。使用说明（IFU）也会提到产品经过灭菌、灭菌的方法以及所有特殊的处理要求。

为了验证这一风险控制的实施，我们会查找设计输出，例如显示产品由无菌屏障保护的图纸，这可以通过检查完成。我们会查找显示无菌屏障符合其要求的测试数据。我们还会检查制造过程设计，识别灭菌过程步骤，并查找制造过程确认的证据。此外，我们会检查使用说明，查找产品已灭菌的说明，灭菌的方法以及所有特殊的处理要求。这仅验证了风险控制的实施，至于其有效性，请参见第 19.2 节。

19.2 有效性验证

有效性验证是指提供客观证据，证明风险控制在降低风险方面是有效的。可以通过以下多种方法来证明风险控制措施在降低风险方面的有效性。

1）**可用性测试**。通过与真实用户或替代用户进行的总结性测试，说明风险控制措施降低了风险。例如，如果在使用早期设计的用户接口进行的形成性测试中，发现一半的测试人员犯了某个特定错误，而总结性测试表明，使用最终设计只有 10% 的测试人员犯了相同的错误，我们可以得出结论，风险控制在降低风险方面是有效的。

2）**临床研究**。这是对人进行的正式的对照研究，通常是为了确定生理效应。例如，假设早期版本的心脏起搏器在患者中导致出现皮肤糜烂的比例有 10%，而我们实施了一项新的设计。临床研究表明，新设计导致测试参与者中不到 5% 的人出现皮肤糜烂。这将验证新设计在降低皮肤糜烂风险方面的有效性。

3）**临床前研究**。这是对动物或尸体进行的正式研究，通常用于测试生物相容性、生物稳定性、毒性和功效等特性。例如，假设一种新的涂层材料被认为能够降低植入式器械的感染率。在临床前研究中，将在每个动物体内植入器械的两个样品，一个带有新涂层，一个没有涂层。如果在相同条件下，带有新涂层的样品显示出较低的感染率，这将验证新涂层在降低感染风险方面的有效性。

4）**分析和仿真**。可以通过分析和仿真的方式验证风险控制的有效性。例如，如果某个新算法承诺在植入式除颤器中能够更有效地检测心室颤动（VF），我们可以将旧算法和新算法分别加载到两个相同的除颤器中，然后在两个设备上施加一组心室颤动的心电图（ECG）记录。如果采用新算法的设备检测到的 VF 发作次数比旧算法更多，这就验证了新算法的有效性。

5）**利用验证**。在某些情况下，风险控制的简单功能本身就是其控制风险的有效性证明。例如，如果使用保险丝来防止电流过大，验证测试可以显示保险丝已安装，并且它会按规格要求在电流超过某一限值时切断电流。同一测试还验证了该风险控制在降低电击风险方面的有效性。

确定风险控制有效性的一种简单方法是遵守协调标准。例如，IEC 60601-1[7]规定了允许的漏电流限值，并描述了如何进行验证测试。如果您能够证明符合 IEC 60601-1[7]中关于漏电流的要求，则您可以推定风险控制在降低电击风险方面是有效的。另一个重要的标准是 IEC 60601-1-8[26]，该标准为医用电气系统中的报警系统提供了指导，规定了高、中、低优先级的报警要求，并规定了报警的颜色，以及报警应该闪烁还是常亮，如果闪烁，应该以怎样的频率和占空比闪烁。这对制造商非常有帮助，因为提供客观证据证明某个特定频率闪烁的红灯能有效降低风险是非常困难的，但符合 IEC 60601-1-8[26]的要求可以作为该报警系统有效性的证据。

测试样品、测试环境和测试人员应具有现实生活中的代表性，这对医疗器械是非常重要的。例如，如果某种医疗器械预期由手术室的手术人员使用，那么总结性测试应模拟手术室的环境，并由手术团队成员或与其相当水平的模拟人员进行测试。对于家庭使用的产品，可用性测试应由代表产品预期用户的人员进行测试。例如，如果产品预期由法国的老年人在家中使用，则测试人员应包括法国的老年人。这是因为不同市场的文化和语言的差异会影响产品的用户对所提供的产品接口和说明的理解与感知。

如果安全信息被用作风险控制措施，根据 IEC 62366-1[19]，这些信息需要对具有代表性的用户进行测试，以确保这些安全信息对用户是可感知和可以理解的，且它们确实能有效降低风险。这意味着，例如，如果用户特征是视力不佳的老年人，则信息的字体和对比度应适合该用户群体特征。

风险控制措施的有效性不仅应单独验证，还应组合验证。因为激活一个风险控制措施可能会对另一个风险控制措施的有效性产生不利影响。

第 20 章

测　　试

"测试可以说明错误的存在，但不能说明它们不存在。"
——艾兹赫尔·戴克斯特拉（Edsger Dijkstra），计算机科学家（1930—2002）

通常来说，测试不是一种风险控制手段。相反，测试可以帮助识别设计或实现中的错误。测试还可以用于建立对设计选择的信心，并验证已实施的风险控制措施。一个例外是当测试用于防止有缺陷的产品进入市场时。例如，在制造过程结束时进行质量控制测试可能能够检测并拒绝存在安全缺陷的产品。这类测试并没有消除危险，但可以避免暴露于危险，因此而影响 P_1。

20.1　测试的类型

在产品开发过程中，会采用多种类型的测试。下面列举了一些与风险管理相关的测试类型。

1）概念测试。执行这种类型的测试是为了深入了解医疗器械运行的物理特性。它可以说明概念的可行性，并深入了解失效模式。这种测试可以支持失效发生概率（Occ）等级的评定。概念测试有时会与缓解措施或风险控制相混淆，但它们是不同的。测试并不能降低失效发生的概率，它只支持发生概率等级的评定。

2）验证测试。在风险管理领域，执行验证测试是为了说明风险控制措施已按预期实施。

3）确认测试。在风险管理领域，执行确认测试是为了说明风险控制措施可以有效降低风险。

4）质量控制（QC）测试。这种类型的测试与制造过程相关。它可以作为一种风险控制，防止有缺陷的部件或产品进入市场。

20.2　基于风险的样本量选择

根据与测试对象相关的安全风险选择测试的严格程度是明智的做法。样本量的选择表明了测试的严格程度。样本量越大意味着测试结果的置信度越高。这种策略也能带来经济上的益处，因为对于低风险的测试对象，可以降低样本量，从而节省产品开发成本。

关键问题：应该使用多少样本来测试与安全相关的要求？在深入探讨该方法之前，有必要定义两个重要术语：置信度和可靠性。

置信度（$1-\alpha$）：表示如果测试通过，至少样本总数的 $R\%$ 符合要求的概率。其中 R 表示**可靠性**。

安全要求可以作为变量或属性来进行测试。属性测试结果是离散的，例如"是/否"或"符合/不符合"，而变量测试的结果是以数值表示的。以下部分提供了一种基于风险来确定样本量的策略。

20.3 属性测试

进行属性测试的要求会产生离散的结果，通常是二进制结果。例如，"植入式器械应能够承受 3T 磁共振成像环境而不会损坏"的要求就属于属性测试。多个样本将暴露于 3T 磁共振成像环境中进行测试，然后检查它们是否受到任何损坏。

使用 BXM 方法，可以采用以下步骤，根据风险来确定属性测试的样本量。核心思想是识别与安全要求相关的风险等级，并根据其风险等级确定样本量。安全要求是指实现风险控制的要求。

使用 RACT 作为确定风险的依据，按以下步骤进行。

步骤 1：检查 RACT，识别与所讨论的安全要求相关的风险控制措施。

步骤 2：识别与步骤 1 中识别的风险控制措施相关的危险。

步骤 3：对于步骤 2 中识别的所有危险，计算每个伤害严重度等级的剩余风险。使用布尔代数中的德摩根（De Morgans）定理和反演律（Law of Involution）。

步骤 4：对所有危险中，识别具有最高风险值的伤害严重度等级。

步骤 5：使用表 20-1 确定与步骤 4 中识别的严重度等级相对应的属性测试样本量。

注：表 20-1 中的样本量是基于所有测试样本无失效的结果。

表 20-1 置信度/可靠性（C/R）和属性测试样本量

置信度/可靠性和属性测试样本量	严重度等级				
	致命的	危重的	重大的	轻微的	可忽略的
置信度/可靠性	95/99	95/95	90/90	80/80	70/70
属性测试样本量	299	59	22	8	4

请注意，表 20-1 中的置信度/可靠性数值仅供参考。您应根据您的质量管理体系（QMS）决定合适的数值。重要的一点是在选择样本量时，要有一个合理且有据可循的依据。

表 20-2 说明了基于二项概率分布的其他置信度和可靠性组合的样本量。假设所有测试样本中均无失效。

表 20-2 属性测试样本量

可靠性下限	95% 置信度	90% 置信度
70%	$n=9$	$n=7$
80%	$n=14$	$n=11$
85%	$n=19$	$n=15$
90%	$n=29$	$n=22$

(续)

可靠性下限	95% 置信度	90% 置信度
95%	n=59	n=45
96%	n=74	n=57
97%	n=99	n=76
98%	n=149	n=114
99%	n=299	n=230

20.4 变量测试

安全要求的变量测试会产生沿某个尺度的数值结果。例如要求："连接器的长度应为 3.00 ± 0.25mm。"

使用与第 20.3 节步骤 1～步骤 4 中描述的相同方法，识别相关要求的伤害严重度等级。识别所选的置信度/可靠性数值。对于变量测试数据，数据的统计分布是很重要的。对初始数据集（例如确认运行）进行正态性测试，如果数据分布为正态分布，计算数据的平均值和标准差。使用如 Minitab® 等统计软件，迭代计算所需的最小样本量，以便获得一个足够窄的正态分布公差范围，使其符合规格要求。在上述连接器的例子中，偏差应在 ± 0.25mm 之内。如果计算出的样本量非常小，可以将其增加到更大的数值，例如 10 或 15。

如果您的数据不是正态分布，可以对数据进行变换，以使其符合正态分布，包括规格限值。

如果您的数据显示了不同的分布，如威布尔（Weibull）分布、对数正态分布等，仍需找出最小样本量，以确保公差在规格范围内。您可能需要咨询统计学专家。

另一种方法是将风险等级与过程能力相关联，举例如下。

对致命的风险等级：CpK=2.0。

对危重的风险等级：CpK=1.5。

对重大的风险等级：CpK=1.0。

对于轻微的/可忽略的风险等级：CpK=0.8。

第21章

风 险 评 价

ISO 14971[1]要求制造商把医疗器械的剩余风险与风险管理计划中定义的准则进行比较,并确定剩余风险是否可接受。虽然可以在设计完成之前进行初步风险评价,但重要的是在所有风险控制措施实施后对医疗器械的剩余风险进行最终评价。

ISO 14971[1]要求制造商对以下剩余风险的可接受性进行评价。

1)单个风险:①每个危险;②每个危险情况。

2)综合风险。

ISO 14971[1]并未规定具体的风险评价方法,而是允许制造商选择适当的方法。标准也没有规定是否应使用相同或不同的准则来评估单个剩余风险和综合剩余风险,这取决于制造商的选择。

根据所选择的风险估计方法:定性、半定量或定量,评价方法也会不同。需要注意的是,无论选择哪种方法,所提供的数据都是为了支持风险可接受性的决策,而不是取代这一决策。

21.1 风险可接受性准则的应用

对于一个医疗器械可能存在的一些危险,可能会找到一个适用的产品安全标准,该标准提供了具体的安全要求,以应对该医疗器械的部分或全部风险。ISO/TR 24971[15]建议,当找到这样的标准时,"制造商可以假定,在没有相反的客观证据的情况下,符合相关标准的要求将使特定风险降至可接受水平。"

在欧盟的观点中,应该首先寻找协调标准。如果没有可用的协调标准,则应考虑其他国家或国际公认的标准或出版物。

将医疗器械的风险与最新技术水平进行比较是确定可接受风险的另一种方法。在ISO 14971[1]的背景下,最新技术水平定义为"在一定时期内,基于相关科学、技术和经验的相关综合成果,在特定时间内产品、过程和服务的技术能力所达到的高度。"该定义的注1阐明:"最新技术水平体现了当前和普遍接受的技术和医学的良好规范。最新技术水平并不一定意味着技术上最先进的解决方案。"

如果可以证明对于相同的受益,医疗器械的风险低于或等于最新技术水平,那么可以认为医疗器械的风险是可接受的。相反,如果可以证明在相同的风险水平下,您的产品提供了更多的受益,则可以认为医疗器械的风险是可接受的。

在此背景下,最新技术水平指的是针对医疗器械适应证的当前最佳治疗方案。要确定最新技术水平,请检查以下内容。

1)适用的标准。

2）权威组织的当前共识、指南和指导文档。
3）关于医疗状况自然发展的信息。
4）针对医疗状况的替代治疗方法（如药物治疗）。
5）用于该医疗状况的类似设备（基准设备）。

查阅已发表的科学文献，以找到与医疗状况及其治疗相关的适用论文。对文献的合理纳入和排除准则是非常重要的，因为这些准则可能会在之后受到审查。

如果目标医疗器械是由同一制造商生产的现有已批准器械的新版本，则评价制造商文档中的相关领域数据可能是另一种收集最新技术水平数据的方法。

需要注意的是，最新技术水平定义中的"良好实践"并不限于医疗器械的范围。例如，如果一种药物治疗选项是针对某种疾病当前普遍接受的最佳治疗方法，那么这种药物的风险将作为对比，用来衡量提供相同疾病治疗替代方案的医疗器械的风险。

BXM 方法使用定量方法进行风险评价，因此风险可接受性准则也需要是定量的。每个伤害严重度等级的最新技术水平风险定义为公众可接受的风险水平，这个水平是最新技术水平替代方案所提供的受益的风险水平。例如，假设一个类似的医疗器械已经在市场上存在一段时间，并报告了在 10000 例患者年使用基础上有五例对患者造成了永久性、不可逆损伤（"危重的"级别）。由于前述器械已获批准并继续作为足够安全的器械在市场上销售，因此每患者年 0.05% 的风险水平可以被认为是该类器械/治疗的严重度级别为"危重的"级别的可接受风险限制。

在一些情况下，例如当生产出新型器械，或对现有器械进行重大迭代以提供新疗法时，可能无法得到最新技术水平数据。在这种情况下，风险可接受性准则是通过评价临床评价数据和正式的受益 - 风险分析得出的。有关如何进行受益 - 风险分析的更多信息，请参见第 23 章。值得注意的是，在这种新情况下，被分析的器械可能会建立最新技术水平。

当前普遍认为的技术和医学的良好实践可能被新的、更先进的技术和实践所超越，这些新技术和实践已经发展得足够成熟并可行，可以被纳入医疗器械。在这种情况下，最新技术水平是当前普遍认为的良好实践与新的、更先进的技术和实践的整合。

众所周知，对风险的感知往往与实际确定的风险估计不同。因此，在决定哪些风险是可接受的时，应考虑来自广泛利益相关方的风险感知。为了满足公众舆论的期望，可能需要对一些风险给予额外的权重[17]。例如，人们对坐飞机的恐惧通常大于对开车的恐惧。因此，飞行安全被赋予了很大的权重。FAA 将商用飞机每飞行小时发生灾难性失效的可接受最大概率设定为 10^{-9}，定义为极不可能发生。从这个角度看，如果一架飞机每天飞行 10h，完成 10^9h 的飞行需要 273973 年。

作为一种衡量公众对风险容忍度看法的实用手段，可以假设已识别的利益相关方的关注点反映了社会的价值观，并且在制造商把一组合理的利益相关方作为参考时，这些关注点已被考虑在内。

21.2 定性方法的风险评价

在定性方法中，风险被从高到低分成了相对的等级。例如，在第 17.1 节提供的例子中定义了三种等级：高（红色）、中（黄色）和低（绿色）。

对于可以找到适用的协调、国际或国家标准的危险或危险情况，通过评价这些标准的符合性来确定剩余风险的可接受性。对于其他危险和危险情况，将单个剩余风险和综合剩余风险与最新技术水平进行比较。第 13.3.1 节描述了使用风险特征建立最新技术水平的方法。

如果没有适用标准或最新技术水平信息，您可以利用公告机构建议小组（NBRG）共识文档[43]并将风险视为可接受，除非这些风险导致死亡或健康状况严重恶化。最终，您可能需要依赖主观的专家意见，结合器械提供的受益来定性判断风险的可接受性。

21.3 半定量方法的风险评价

与定性方法类似，对于半定量方法，努力使用符合适用的协调、国际或国家产品安全标准作为风险可接受的指示。而在没有适用标准的情况下，可以与最新技术水平进行比较，或参考受益 - 风险分析。

在半定量方法中，我们可以将伤害发生的概率与最新技术水平进行数值化比较。然而，严重度并不容易进行比较。也就是说，您可以说某一特定伤害，例如感染，其严重度为重大的，并且发生的概率为 10^{-4}。这会填充风险矩阵中的一个单元格（见第 17.2 节和图 17-2）。但严重度的最新技术水平的等级可能与您的严重度等级不匹配。也就是说，提供最新技术水平的产品制造商可能对严重度等级的定义与您的定义不同。

在半定量方法中，与最新技术水平的比较比采用定性方法更容易，但仍然可能存在模糊性。

21.4 定量方法的风险评价

BXM 方法使用定量方法进行风险估计和评价。和其他方法一样，在定量方法中，尽可能使用符合适用的协调、国际或国家产品安全标准作为风险可接受的指示。当无适用的标准可用时，可以与最新技术水平进行比较，或参考受益 - 风险分析。

在定量方法中，与最新技术水平的比较相对简单。计算某个危险、危险情况或在五个严重度等级（致命的、危重的、重大的、轻微的和可忽略的）中的综合剩余风险。有关如何计算五个严重度等级中风险的详细解释，请参见第 17.3 节。如果计算出的任何严重度等级的剩余风险超过了风险管理计划中规定的可接受风险限值，则该风险不可接受。否则，风险是可接受的。

仅仅因为计算出的风险不可接受，并不意味着医疗器械不能上市。如果受益 - 风险分析显示设备的受益超过其风险，那么医疗器械仍然可能获得监管部门的批准。

第 22 章

风险评估和控制表

所有风险管理过程通常都将危险分析、风险估计和风险评价的结果整合到一个表格中。这个表格通常很大,有许多名称,例如风险矩阵、风险表、风险图、产品风险评估表、风险分析图等。BXM 方法将这个表格称为风险评估和控制表(RACT)。RACT 的模板可以在附录 B 中找到。

RACT 是一个风险管理工具,它整合了系统较低层级进行的所有分析的结果,并能够计算系统的剩余风险。RACT 描述了每个系统危险如何出现、产生原因、如何暴露于该危险以及可能导致的伤害。RACT 还记录了风险控制选项分析,即说明了哪些风险控制选项被考虑和实施。此外,RACT 还计算了风险,包括单个风险和综合系统风险。RACT 还可以通过将计算出的风险与风险可接受性准则进行比较来评价风险。

附录 B 中提供的 BXM RACT 模板未显示风险控制前/后风险,仅显示了医疗器械的最终风险,原因如下。

1)器械的最终剩余风险对患者才是最重要的。此外,最终剩余风险用于评价器械的受益风险比。

2)RACT 大小的可管理性。RACT 通常是一个非常大的表格,占据多个页面。管理页面和阅读较大的 RACT 更加困难。

如果您希望跟踪风险控制前/后风险,可以轻松修改 RACT 模板。只需复制 P_1 至"可忽略的风险"(Negl-Risk)列,并将其标记为"风险控制前风险"。或者,由于 RACT 是一个受配置控制的动态文档,并会持续演变,您可以引用 RACT 的早期版本作为"风险控制前风险",并使用最新版本的 RACT 作为"风险控制后风险"。

提示:除了说明用途外,还应在风险分析中包括器械的其他正常使用情况,例如维修、保养和处置。

22.1 RACT 工作流程

以下描述了 RACT 的工作流程。工作流程描述对应于附录 B 中提供的模板。

1. 检查 CHL

首先,在"危险"列中引用 CHL 中所有适用的危险。对于 CHL 中不适用的条目,需要分析原因和记录。如果在底层的分析中发现了新的危险,请将它们包含在 RACT 中,并启动对 CHL 的更新。

2. 记录具有安全影响的最终影响

检查系统 DFMEA、系统 PFMEA（对于整体系统）和系统 UMFMEA。导入所有具有安全影响的最终影响。这些最终影响应放入 RACT 的"危险"列。

3. 重新审查 PHA

重新审查 PHA，并补充所有相关的新增信息。例如，您可能在 FTA 中识别了在非失效条件下发生的危险。

4. 填写"危险初始原因"和"事件序列"列

对于从底层 FMEA 收集的条目，从 FMEA 中提取的危险初始原因和事件序列，并将其填入 RACT 中。

您可能会识别额外的危险初始原因和事件序列，将这些信息添加到 RACT 中。

对于不是由任何失效引起的危险，其事件序列通常可以在 FTA 中找到。

5. 填写"危险情况"列

定义危险情况。危险情况是指人员、财产或环境暴露于危险之中。例如，植入式心脏除颤器的电池可能会出现大电流放电和过热。如果器械植入患者体内，这将造成危险情况。另一个例子：一个医疗器械可能有一个锋利的边缘。如果用户触碰到锋利的边缘，可能会受伤。这描述了一个危险情况。

6. 填写"P_1"列

P_1 是危险情况发生的概率。系统 FMEA 中的发生概率等级（Occ ratings）可以作为推导 P_1 值的输入。例如，对植入式器械，暴露是自动发生的，因此 $P_{危险} = P_{危险情况}$。但在其他情况下，如果可能暴露于危险，则 $P_1 = P_{危险} \times P_{暴露}$。理想情况下，$P_1$ 数值基于实际现场经验并从上市后监督（PMS）数据中得出。否则，您可以使用最佳专家判断作为起始数值，并在现场数据可用时进行更新。

7. 填写"风险控制"列

"风险控制"列分为以下三个子列。

1）通过设计和制造实现的固有安全（SD）。
2）医疗器械本身或制造过程中的防护措施（PM）。
3）安全信息和适当的用户培训（IS）。

这是为了支持 ISO 14971[1] 第 7.1 节所要求的风险控制选项分析。在"风险控制"列中，填写危险情况风险控制策略的描述。风险控制可以应用于初始原因或事件序列中的某个环节，或通过防止暴露于危险之中来实现。提取底层 FMEA 中的相关缓解措施。根据分析人员的判断，也可以在"风险控制"列中输入安全要求索引。

需要注意的是，为一个危险实施的风险控制措施可能会引入新的危险或危险情况，或加剧现有的风险。在这种情况下，应在"新风险？"列中标记"是"，并在 RACT 中处理这些新危险/危险情况或受影响的风险。

风险控制的目的是降低器械的综合剩余风险，因此，可能会在考虑器械综合剩余风险的情况下，未实施某些可行的风险控制措施。应记录这些决策以支持风险控制选项分析。

8. 填写"伤害"列

"伤害"列的条目来自 HAL。根据 BXM 方法，产品可能引发的所有潜在伤害都已在 HAL 中考虑。如果一个危险情况可能引发多种伤害，请复制"危险情况"行，并为每种相关伤害创建一个新行。

9. 填写"P_2"列

P_2 的数值是从 HAL 中简单查找得到的。它们表示同一伤害产生不同结果的概率。

10. 计算剩余风险

对每一行，将 P_1 与五个 P_2 数值相乘，以计算五个严重度等级的伤害的风险。自动计算可以在电子表格中轻松实现。

11. 风险评价

在 BXM 方法中，风险评价就是将计算得到的剩余风险与 RMP 中的风险可接受性准则进行比较。如果计算得到的剩余风险小于或等于可接受的风险限值，则认为风险是可接受的。否则，计算得到的剩余风险是不可接受的。自动计算可以在电子表格或软件工具中轻松实现。

如果未使用 BXM 方法，仍需使用 RMP 中规定的准则和方法进行风险评价。

22.2 单个和综合剩余风险

在定量风险管理方法，例如 BXM 方法中，单个风险和综合剩余风险可以使用布尔代数进行计算，并自动评价。

需要指出的是，使用布尔代数可能会产生一种精确和准确的印象，但这是无法保证的。在许多情况下，计算出的单个风险是基于估计或专家判断的。在其他情况下，虽然使用了实际数据，但置信区间是不均匀的。因此，布尔代数的使用应被视为一种便捷且客观的单个风险汇总方法，而不是对综合剩余风险的精确最终测量。

虽然 BXM 定量方法方便地说明了器械在所有五个严重度等级中的综合剩余风险，但对综合剩余风险可接受性的最终决策应包括对具有相关医疗器械和相关疾病/身体状况知识和经验的专家的判断。评价器械综合剩余风险的专家与参与器械设计和开发的人员应具有适当的独立性。

ISO 14971[1] 要求披露器械的重大剩余风险。RACT 可以用作区分重大剩余风险的工具。例如，您可能决定披露所有未满足可接受性准则但在对器械受益进行权衡时被接受的单个剩余风险。此外，您还可能披露前三个级别（致命的、危重的、重大的）中在风险可接受性准则 5% 以内的所有单个剩余风险，即接近风险可接受性准则边界的风险。

对于定性或半定量方法，制造商需要制定内部策略来确定和评价风险。例如，这些策略可以采用图 17-1 或图 17-2 所示的风险矩阵，并建立如"无单个风险位于红色区域"的准则。

评价单个和综合剩余风险的准则可能是相同的，也可能不同，具体取决于制造商的政策。

22.3 固有风险

使用医疗器械本身就涉及某种程度不可避免的风险。这就是医疗器械的固有风险。固有风险的一部分与器械本身相关，即器械的剩余风险。制造商可以实施风险控制措施来降低这些风险。固有风险的另一部分是器械外部的。例如，如果患者想使用植入式心脏起搏器，一个不可避免的风险就是手术风险。制造商对外部风险的影响和控制是有限的。在上述起搏器的例子中，制造商无法控制手术人员的行为，但可以提供安全说明，并使器械的设计能尽量减少手术过程中的错误和并发症。

制造商可以管理的固有风险部分会被纳入 RACT，并根据制造商选择的方法和可接受性准则使风险最小化。这部分固有风险在确定综合剩余风险时被包含其中。那些在器械外部且制造商无法控制的固有风险则不包括在器械的综合剩余风险中。

第23章

受益 - 风险分析

ISO 14971[1]要求制造商确认医疗器械的受益是否超过其风险。要确定医疗器械的受益是否超过其风险，我们必须能够回答两个问题：①潜在的受益是什么？②潜在的风险是什么？由于风险和受益的计量单位通常是不同的，因此通常无法客观地权衡受益与风险。本章将介绍 FDA 关于受益 - 风险评价的一些因素，并讨论临床研究中的受益 - 风险分析。

在医疗器械的剩余风险降低到与制造商的政策（如 ALARP、ALARA、AFAP）一致的程度后，如果根据 RMP 中的准则判定剩余风险仍然不可接受，则制造商需要进行受益 - 风险分析，以确定该器械的受益是否超过其风险。这些风险明显指的是患者安全风险，而不是商业风险。

如果分析表明器械的受益未能超过其风险，制造商可以考虑修改医疗器械或修订预期用途（例如，排除易受影响的患者群体），以便证明在按预期使用时，该器械的受益超过其风险。如果在这一过程后风险仍然不可接受，则必须放弃该医疗器械的开发。

对于综合剩余风险，必须进行受益 - 风险分析，无论其是否符合制造商的风险可接受性准则。

受益 - 风险分析通常由具有医学/临床背景的多学科专家团队进行主观判断。在这一判断中考虑的因素包括受益的大小和持续时间，以及器械的受益是否可以通过其他手段以较低的风险实现。其他手段包括竞品器械、药物，甚至饮食和运动。另一个因素是不使用该器械时的风险是否高于使用该器械时的风险。尽管 EU MDR[2]提到"受益风险比"的评价，这意味着对受益与风险进行某种定量比较，但其目的并不是为受益分配一个定量值来计算比率。词汇"比率"不应被解释为算术分数。

ISO 14971[1]建议制造商收集数据及文献，并对其进行评审，以支持这一主观决策。

FDA 通过权衡使用器械带来的健康受益与由此产生的可能损伤或疾病的风险以及其他相关因素来寻求合理的安全性和有效性保证。FDA 的最终决定基于评审员的判断，而不是任何数值比率。

1）是否有临床受益的证据？
2）受益的不确定性有多大？
3）已知/可能的风险是否超过最低水平？
4）风险的不确定性有多大？
5）考虑到受益和风险评估及上述的不确定性，受益是否超过风险？
6）在考虑其他相关因素的情况下，受益是否超过风险？
7）是否可以降低风险，以使受益超过风险？
8）考虑到采取的上市后行动，受益是否超过风险？
9）对于修订后的使用适应证，是否有临床受益的证据？

鉴于对受益 - 风险可接受性的判断具有主观性，需要警惕可能导致错误决策的认知陷阱。当人们感知的风险较高时，对受益的感知就较低，反之亦然。Paul Slovic 在 2006 年的论文中将这一现象称为影响启发（affect heuristic）。这意味着，对风险高 / 低的感知无意识地影响着我们对受益的感知。例如，将脑植入物用于帕金森病的治疗。一个对脑部手术感到害怕的人会认为这种治疗的受益较低，而一个对脑部手术不感到害怕的人则会认为受益较高。

一个令人信服的受益 - 风险分析需要正在使用该器械 / 疗法的医疗 / 临床人员的领导和参与。临床活动（评价）是受益 - 风险分析的一个组成部分，尤其是在受益方面，但也涉及风险方面。

23.1 什么是受益？

ISO 14971[1] 定义受益为使用医疗器械对个人健康的正面影响或期望的结果，或对患者管理或公众健康的正面影响。受益有很多种类型，举例如下。

1）改善生活质量。
2）降低死亡概率。
3）协助改善 / 恢复患者机能。
4）降低功能丧失的概率。
5）缓解症状。
6）更好的诊断。

从风险管理的角度来看，只有符合 ISO 14971[1] 定义的受益才会被考虑在受益 - 风险分析中。因此，如成本更低或更具吸引力的设计这样的好处不符合受益的定义。

23.2 权衡受益与风险

受益 - 风险分析（BRA）是 ISO 14971[1] 的一项要求，用于权衡器械的受益与其带来的风险。为了确定医疗器械的受益是否超过其风险，我们必须能够回答以下两个问题。

1）潜在的受益是什么？
2）潜在的风险是什么？

确定受益通常是通过临床评价进行，这些评价包括从探索性研究（如首次人体试验）到可行性和试点研究，再到确认性调查（如关键性临床试验）。

这些是正式的、精心策划的调查，具有明确定义的终点，以统计有效性说明医疗器械的受益。有关临床评价的进一步指导，请参阅 MDR[2] 的附录 XIV。有时也可以使用非临床评价来确定受益，例如动物和基于细胞的测试、可用性测试、计算机建模和仿真。

评价器械潜在受益的因素如下。

1）**受益类型**：医疗器械提供多种受益。参见第 23.1 节的示例。
2）**受益的程度**：患者体验到受益的程度。这通常是根据特定准则的量表来衡量。例如，对于帕金森病，患者被要求步行 6min。步行的距离越长，受益越大。
3）**受益的概率**：并非所有患者都能获得预期的受益。有时可以预测哪些患者更可能从特定疗法中受益。例如，如果疾病在早期阶段被诊断出来，癌症治疗可能更有效。受益可能只会在目标人群中的一小部分患者中体现，或者相反，受益可能会在较大的人群中体现。

4）**受益的持续时间**：有些治疗是治愈性的，而另一些可能只是短期的。受益持续时间越长，在权衡受益与风险时，受益的价值也会越高。

应该注意的是，器械的临床受益可能是间接的。例如，支架通过导丝、导管和球囊等多个其他器械被送到植入部位。所有这些辅助器械都提供了一定的受益，但在植入后会被移除，只剩下支架留在体内以提供预期的临床受益。

受益-风险分析的下一个维度是风险。在BXM方法中，风险是定量计算的。但风险估计也可以是主观和定性的。考虑的因素如下。

1）**伤害的严重度、类型、可能性和持续时间**：这些是由使用器械引起的伤害。风险管理会估计伤害的严重度和可能性。一些伤害的持续时间较短，例如皮肤割伤；而其他伤害可能会持续很长时间，例如，脑损伤可能会终身存在。

2）**与程序相关的伤害**：一些伤害不是由器械引起的，而是偶发的。例如，植入式医疗器械需要手术，手术本身总是存在伤害的风险。

3）**错误的诊断结果**：来自医疗器械的假阳性或假阴性诊断可能会间接导致患者因为不必要的治疗或未治疗而受到伤害。

在受益-风险分析中，考虑的是医疗器械的综合剩余风险。

由于风险和受益的计量单位通常是不同的，因此通常无法客观地权衡受益与风险。换言之，就像是比较苹果和橙子一样。由于患者承担了器械的风险，因此在有潜在受益的承诺下，最终必须做出主观决策来回答以下问题：**患者是否愿意接受器械的潜在风险，以换取其所提供的潜在受益？**

受益-风险权衡的复杂性之一是风险承受能力的问题。个人、社会、经济和政治因素都会影响风险承受的程度。因此，一个国家或社区中可以接受的受益-风险权衡，可能在另一个国家或社区中是不可以接受的。

器械的受益是基于器械可靠运行和按预期工作的情况下的假设。风险和受益对每个人来说是不同的。同一医疗器械可能对不同的患者提供不同程度的受益，并带来不同程度的风险。造成这种差异的因素有很多，例如患者生理和环境情况的变化，以及医疗器械本身制造的不同。

应对整体目标人群进行受益-风险分析。某种器械的受益风险比可能对部分目标人群是可接受的，但对整个目标人群可能是不可接受的。例如，设想一种医疗器械，与老年人相比，以较低的风险为年轻人提供了更多的受益。结果可能是确定只有低于某个年龄的患者才适合使用该医疗器械。

FDA已发布了三份指导文件，以帮助确定医疗器械的受益-风险平衡。

1）在医疗器械上市前批准和新分类中进行受益-风险评估时需要考虑的因素[44]。

2）在具有不同技术特征的上市前通告［510（k）］中确定实质等同性时需要考虑的受益-风险因素[46]。

3）在医疗器械研究性器械豁免（IDEs）中进行受益-风险评估时需要考虑的因素[47]。

一般来说，FDA期望制造商通过权衡使用器械可能带来的健康受益与可能导致的损伤或疾病的风险提供安全和有效的合理保证。

受益风险比的可接受性基于提供足够临床证据的临床数据，包括在适用的情况下，相关的上市后监督数据。

患者是确定受益-风险平衡的重要信息来源。他们对患有疾病的感受以及器械如何影响他们的日常生活有深刻的个人理解。

估计医疗器械的剩余风险属于风险管理的范畴，本书对此进行了详细介绍。临床和非临床方法都可以用来确认风险估计和风险控制实施的有效性。

在判定器械的风险与受益时，还需要考虑以下额外因素。

1）**临床数据的质量**：临床研究的设计和执行不当可能使研究结果不可靠，从而削弱对受益超过风险论点的信心。

2）**疾病特征**：考虑的因素包括疾病是否是退行性的，未经治疗是否会随着时间的推移而恶化，或疾病是否稳定，或是否会随时间的推移而改善，这些因素会影响对受益-风险权衡的判断。

3）**替代疗法的可用性**：对于某些疾病，可能存在替代疗法，例如药物治疗、基因疗法等。如果某种器械能为没有其他疗法的疾病提供受益，即使受益较小，也可能获得批准。

4）**可比器械**：将器械的受益和风险与市场上已存在的类似器械以及公认的最新技术水平进行比较。

5）**患者的风险容忍度**：不同患者对不同疾病的风险承受能力差异很大。对于患有即将导致死亡的严重疾病的患者，他们可能会容忍更高的风险。而对于慢性病患者，他们会学会适应疾病的存在和管理疾病，因此对风险的容忍度可能较低。

风险容忍度受到以下许多因素的影响。

① 社会的价值观。
② 风险人群（儿童、成人……）。
③ 可用的替代疗法。
④ 疾病的性质（急性、慢性、退行性……）。
⑤ 对制造商的信任。

在某些情况下，证明受益风险比的可接受性并不困难，如图23-1所示。

在图23-1中，最新技术水平（SOTA）的风险和受益由虚线表示。SOTA代表已经获得批准并投入使用的医疗器械。它的受益是已知的，其风险已被市场接受。SOTA可能是您自己公司以前的器械或竞争对手的器械。当与SOTA进行比较时，如果正在分析的新器械在相同或更低的风险下能提供更多的受益，那么受益风险比会提高，并且可以推测受益超过风险。这由图23-1的左上象限表示。另外，如果新器械在相同或更高的风险下提供较少的受益，那么受益风险比会恶化。这由图23-1的右下象限表示。以上这些是明显的情况。右上象限和左下象限则不那么明确，需要更深入的分析。

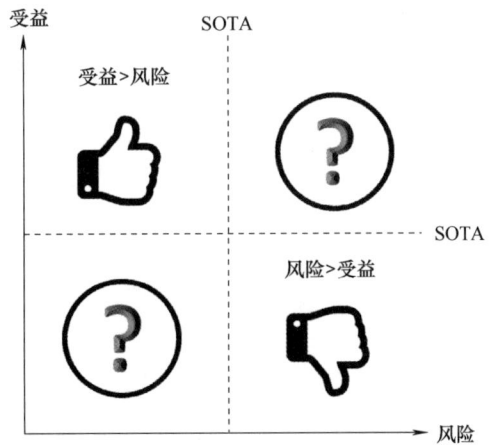

图23-1 受益和风险的比较

有时，某个医疗器械比市场上的同类器械表现出更大的风险，但它可能会被批准以增加可用治疗方案的组合。如果高风险的器械对特定患者子群体或在特定使用条件下显示出更大的疗效，也可能获得批准。

医疗不是静态的。即使我们现在进行受益 - 风险分析并表明器械的受益超过其风险，这一结论在将来可能不再成立。因为随着时间的推移，新疗法会被发明，文化和习惯会变化，受益和风险感知也会变化。例如，60 年前吸烟不仅被容忍，甚至有广告鼓吹其有益健康。通过简单的互联网搜索，可以找到许多关于吸烟有益健康的过时广告的例子。像"相比其他香烟，更多医生更喜欢骆驼牌香烟"或"作为您的牙医，我推荐总督牌香烟"这样的口号现在看来可能很荒谬。但 60 年前，这些口号似乎是合理的。即使政治变化也可能影响健康政策、报销情况，从而改变人们对风险的厌恶。

23.3 临床研究中的受益 - 风险分析

临床研究在医疗器械风险管理中属于特殊情况。在临床研究中，目标医疗器械可能尚未获得上市的批准，制造商可能无法声明任何受益。此外，临床研究本身可能对参与者带来安全风险。然而，仍然希望对受益 - 风险特征进行评价，并证明其对预期研究目标群体是可接受的。

对于临床研究，MedDev 2.7/1[48] 要求与实施临床研究相关的风险应降至最低，并在权衡患者受益后处于可接受的范围内，同时应符合对健康和安全的高水平保护要求。

关于临床评价中受益风险比的可接受性，MedDev 2.7/1[48] 建议评价器械受益和风险的临床数据时，将其与相应医学领域的最新技术水平进行比较。

根据 MedDev 2.7/1[48]，在临床调查中，通常会考虑以下事项。

1）临床背景：①需要治疗、管理或诊断的临床状况的信息；②该状况的普遍性；③该状况的自然过程。

2）目标人群可用的其他器械和医疗替代方案，包括临床性能和安全性的证据：①历史治疗方法；②目标人群可用的医疗选择；③现有器械、基准器械。

在评估风险相对于潜在受益的可接受性时，应对相关已发表文献进行全面且批判性的评审，识别当前治疗方法中的不足，以确定研究性器械是否解决了现有医疗中的重要空白。如果不存在显著的空白，则研究性器械必须展示出相较于现有产品或治疗方法更高的或至少等同的受益风险比。

第 24 章

风险管理评审

新的 ISO 14971：2019[1] 要求，在完成风险管理活动且验证风险控制措施后，应进行风险管理评审，以确保以下内容。

1）风险管理计划（RMP）已忠实执行。
2）综合剩余风险是可接受的。
3）有适当的机制来收集、评审和处理生产和生产后信息。

风险管理报告（RMR）包括风险管理评审的结果。

在产品开发过程中，可以进行中期风险管理评审，以确保风险管理活动与 RMP 保持一致。

如果器械的设计发生重大变化，需要对风险管理过程进行迭代，则需要进行新的风险管理评审。

风险管理评审不应与 ISO 14971[1] 第 4.2 节规定的风险管理过程适用性的定期评审相混淆。该评审通常作为质量管理体系（QMS）管理评审的一部分，以确保 QMS 过程的持续适用、充分和有效。

第 25 章

生产和生产后活动

在上市前风险管理中，制造商估计医疗器械的风险并预测器械投入使用后的表现。当然，预测和估计并非现实。许多因素可能会影响医疗器械投放市场后的安全和性能。例如，使用条件和使用环境可能发生变化，可能会出现新的不可预见的用户交互和产品误使用，以及可能发生意外的产品失效。因此，制造商需要在生产和生产后阶段监视其器械的表现，并进行必要的修正，以确保产品使用的安全。

在产品投放市场之前，必须制定收集和评审医疗器械生产和生产后信息的方法。只要医疗器械仍在市场上，这些活动就不会结束。

生产监视旨在检测和防止安全特性受到不利影响的不合格产品进入市场。生产监视使用统计过程控制、控制图和质量控制测试等技术。

生产后监视旨在评价产品在实际使用中的表现。应制定数据监视计划，规定信息来源和数据收集及趋势分析的频率。数据趋势分析可能说明某个信号一直在增加，并且可能超过其阈值。即使可能没有发生患者伤害，这也可能表明未来可能发生不良事件。这样的信号可能需要创建 CAPA。生产后监视的数据来源示例如下。

1）不符合报告。
2）对患者有潜在安全风险的 CAPA。
3）投诉趋势信号。
4）来自退回产品调查的信号。
5）竞品器械的新危险报告。
6）已发布的信息。
7）上市后临床随访。
8）注册监视。
9）与产品相关的损伤和死亡报告。

上市后检测到的问题如果有潜在的安全影响，必须在一定时间限制内（例如 30 天）解决，以限制患者的暴露。

上市后风险管理有以下多种目的。

1）防止已上市的产品对患者/用户造成伤害。
2）确保受益风险比继续保持可接受。
3）改进未来/相关产品。

可以预见一系列行动和成果，详细信息将在以下各节中介绍。

在继续本章之前，我们应该在术语上保持一致。美国 FDA 使用"上市后"一词，ISO 14971[1] 使用"生产和生产后"一词，欧盟 MDR[2] 使用"上市后"一词，这些术语大致相当。图 25-1 说明了这些术语之间的对比。本质上，上市后从产品离开制造商并送到客户开始。生产信息是在制造过程中收集的，而生产后信息则是在产品制造后的整个生命周期阶段收集。最重要的生产后生命周期阶段是产品使用阶段，在这一阶段产生了大部分反馈信息。

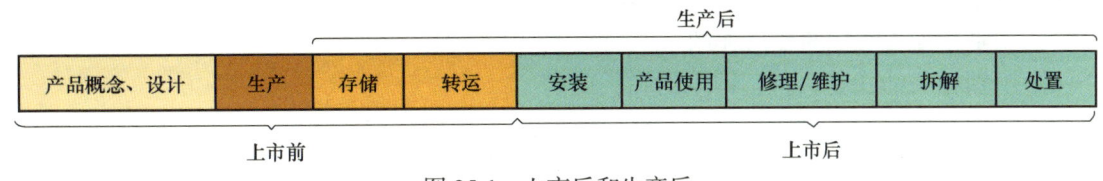

图 25-1 上市后和生产后

在本章的其余部分，我们将术语"上市后""生产和生产后"互换使用。

上市后监督作为上市后风险管理的一部分，可以被动或主动地收集信息。被动信息收集的例子包括投诉处理或对患者损伤的反应。主动信息收集的例子包括上市后临床随访（PMCF）、调查以及制造商主办的注册系统。

25.1 法规依据

ISO 14971[1]第 10 章要求制造商在生产和生产后阶段收集和评价有关医疗器械或类似器械的信息。同样，根据 CFR 21 第 822 节，FDA 要求医疗器械的制造商和分销商进行上市后追踪和报告器械故障、严重损伤或死亡。欧盟 MDR[2]第 83 条也要求制造商策划、建立、记录、实施、维护和更新上市后监督系统。

25.2 上市后活动的目的

除了提供制造商了解其医疗器械性能的机会外，上市后风险管理使制造商能够验证他们对危险和伤害的预测，以及对医疗器械风险的估计。

如果发现意外的危险或伤害，或风险高于预期时，监管报告和信息共享可以更有效地控制患者的风险——不仅是来自目标医疗器械的风险，还有来自其他制造商生产的类似器械的风险。

25.3 上市后风险管理

如前所述，上市前风险管理是一种预测技术，用于预测未来潜在的危险和风险，而上市后风险管理则是一种回顾性，有时是反应性的工作，旨在控制和限制已投放市场的器械的伤害。

生产和生产后监视是检测已上市产品是否对患者造成伤害或可能造成不当伤害的手段。上市后风险管理的结果可能是阻止生产的产品上市，或采取纠正措施，包括产品召回。在存在对患者的潜在紧迫伤害的情况下，可能需要在开发和验证新的风险控制措施之前，立即发布信息（客户信函）。

上市后风险管理涉及对以下内容的了解：相关危险、潜在伤害的风险、患者脆弱性的范围和程度，以及在产品本身采取纠正措施之前就应采取的对策。

上市后风险管理中常用的一种技术是健康危险评估（HHA）。在美国，CFR 21 第 7 部分要求对正在召回或考虑召回的产品进行健康危险（实际的或潜在的）评价。在欧洲，MDR[2] 第 89 条也强制类似的行动。HHA 的要素如下。

1）识别危险（实际的或潜在的）。
2）识别相关的伤害，包括即刻的和长期的。
3）识别有风险的人群以及是否有任何亚群面临更大的风险。
4）描述危险发生的机制以及暴露于危险的情况。
5）该危险是否是当产品在标称条件下使用时发生？
6）该危险是否之前已被预测到？
7）该危险是在正常还是故障条件下出现？
8）识别可能加剧或减轻风险的条件。
9）识别患者/用户对危险的可识别程度及对策的可行性。
10）该危险是否可能导致未来额外的风险？
11）权衡纠正行动带来的风险与不采取纠正行动的风险。

示例：植入的设备可能比之前预测的风险更大，但取出手术的风险可能比将设备留在体内的风险更高。

12）结论和建议行动。

所有采取行动或不采取行动的决定都应由适当的人员批准，例如医疗安全官，并且应对这些决定和批准进行记录。

上市后风险管理可能会确定已发现风险的控制措施。这些风险控制措施可能包括设计更改、标识更新或培训。自然，新的风险控制措施必须验证其有效性。风险管理文档可能需要更新。制造商还可能发布建议书/现场安全通知。

对于当前在市场上已安装和使用的医疗器械，其风险控制措施可能与当前生产中的器械所应用的措施有所不同。例如，对于使用中的产品，风险控制措施可能包括向医生或患者发送信息、将产品从市场上撤回并提供替代产品。对于在生产中的产品，风险控制措施可能包括产品的识别和收集、返工或丢弃产品。

如果决定召回或现场对产品进行更新/改进，行动的速度对降低风险活动的有效性有很大的影响。

25.4 上市后风险管理的要素

上市后监督是上市后风险管理的核心部分。上市后监督的目的是系统地收集、记录、分析和评估医疗器械的质量、性能和安全数据。根据对收集数据的评估，制造商决定可能采取的行动，这些行动可能包括纠正与预防措施（CAPA）以及现场安全纠正措施（FSCA）。

以下小节将讨论上市后风险管理的要素。

25.4.1 上市后监督

联邦食品、药品和化妆品法案第 522 节授权 FDA 要求制造商对符合以下任何准则的 Ⅱ 类或 Ⅲ 类医疗器械进行上市后监督。

1）其失效可能会导致严重的不良健康后果。
2）预计将在儿科人群中有重要应用。
3）预期在体内植入超过一年。
4）预期用作生命维持或生命支持器械，且用于器械用户的设施之外。

欧盟 MDR[2]第七章第 1 节的第 83 条也要求制造商建立一个全面的上市后监督系统，与器械风险等级相匹配并适合器械的类型。上市后监督系统必须是制造商质量管理体系（QMS）的一个组成部分。

预计上市后监督将在器械的整个生命周期内持续。通过上市后监督收集的信息用于以下方面。

1）改进器械的风险管理。
2）更新受益-风险的决定。
3）如有必要，更新设计、生产或标识。
4）更新临床评价。
5）更新安全和临床性能摘要。
6）识别需要采取预防、纠正或现场安全纠正措施的情况。
7）根据欧盟 MDR[2]第 88 条检测和报告趋势。

除了符合上市后监督的法规要求，了解您产品的实际使用情况和市场反响也是良好的商业实践。

1. 上市后监督计划

与许多活动一样，上市后监督（PMS）也需要一个计划。这在欧盟 MDR[2]第 84 条中有明确规定，其要求在欧盟 MDR[2]附录Ⅲ第 1.1 节中列出。

上市后监督计划提供了一个系统化和主动的过程，用于收集、评审、分析和采取行动，以监控批准的医疗器械的安全、性能以及其受益风险比的持续可接受性。PMS 会持续进行，直到医疗器械退出市场。

PMS 计划应包括以下要素。

1）PMS 计划的适用性，例如，适用于单一器械、器械系列或一个疗法。
2）识别收集生产和生产后数据的来源和方式。
3）数据收集和评审的频率。
4）处理、分析和利用所收集数据的方法，包括趋势分析和统计方法。
5）识别触发行动的适当指标和阈值。
6）识别或引用投诉处理和投诉处理过程。
7）识别或引用与产品现场绩效相关的市场相关经验的调查过程。
8）向监管机构（如 FDA 或相关当局）、公告机构、经济运营商和用户报告的方法和过程。
9）识别或引用生成和交付 PMS 结果（如 PMSR、PSUR 和 SSCP）的过程。
10）识别或引用 CAPA 和 FSCA 的过程，包括审批机构。
11）识别或引用 PMCF 的过程。
12）向上市前风险管理和设计、制造团队反馈的方法。

PMS 计划应定期评审，并在必要时进行更新。

2. 上市后监督系统

上市后监督系统的目的是主动、系统地收集和分析器械绩效、质量和安全的数据，并推动采取适当的行动。

上市后监督系统应与医疗器械的安全风险、产品或技术的新颖性以及制造商是否具有开发类似器械类型的悠久历史相称。对于具有较长历史的器械、疗法以及相关患者群体，制造商可能更了解与其产品相关的可预见风险。通过对风险的深入了解，PMS 系统可以调整到合适的严格程度。对于具有较长历史的低风险器械，评估类似器械的最新技术水平的市场经验和文献检索可能已足够。另外，对于新颖、复杂或高风险器械，制造商必须拥有严格的 PMS 系统，包括 PMCF，以确保及早发现产品开发过程中可能未预见的风险。

从 PMS 系统中获得的信息可以用于许多方面，例如 CAPA、FSCA、上市前风险管理和临床评价。

PMS 数据的结果和结论的总结以及随之采取的行动会定期报告给监管机构。

3. 信息收集

上市后监督中一个最重要的方面是信息收集。上市后信息可以有多种来源。潜在的信息来源如下。

1）制造 / 生产。
2）产品服务 / 维修。
3）返回产品调查。
4）客户服务。
5）现场服务 / 客户访问。
6）临床研究，例如上市后临床随访。
7）替代医疗器械。
8）材料或工作原理类似的非医疗产品。
9）替代疗法。
10）客户投诉。
11）限量市场发布。
12）产品演示。
13）数据库，例如 MAUDE 或 Eudamed。
14）法务部门。
15）监管机构、主管当局（例如现场安全通知、安全警报）。
16）供应商。
17）分销商。
18）发表的关于您器械或类似器械或竞品器械的文献。
19）社交媒体。

应建立和调整监督系统，以便从各种来源获取信息。定义适当的数据收集和处理方法。这可能包括用于趋势分析的统计方法。

应在 PMS 计划中规定并记录信息的监视和趋势分析频率。建议根据器械的风险水平确定数据监视的频率。风险越高，监视的频率应越高。例如，数据监视可以每月、每季度或每年进行。

4. 信息评审
应评审收集的信息与医疗器械安全的相关性。评审的一些目标如下。
1）是否发现了以前未预见的新危险、危险情况或伤害？
2）器械是否提供了承诺的受益？
3）是否有任何以前未预见的误使用/超说明书使用？
4）预测的 P_1 和 P_2 数值是否仍然有效？
5）风险控制措施是否如预测一样有效？
6）器械的预测综合剩余风险是否与市场经验相符？
7）最新技术水平是否有变化，例如技术、材料、实践或替代疗法的引入，从而对先前的受益 - 风险分析产生了不利影响？
8）是否需要调整器械的适应证、禁忌证或预期用途？
在对收集的信息进行评审和分析后，会对后续行动做出决定。

5. 后续行动
对上市后信息的评审结果可能需要制造商采取某些措施，举例如下。
1）评估新识别的风险。
2）修订受益 - 风险分析。
3）更新 FMEA。
4）更新 CHL。
5）更新 HAL。
6）更新剩余风险计算结果。
7）实施额外的风险控制措施。
8）发布现场安全通知。
9）启动 CAPA。
10）发起产品召回。
一个组织良好的 PMS 系统和高质量的信息有助于对后续行动做出明智决策，这些决策可以得到解释和辩护。

25.4.2 上市后临床随访

在医疗器械发布之前，会进行临床评价以确定临床受益，并确认器械的估计风险。器械获得批准并投放市场后，许多因素可能会发生变化，这可能会影响器械的受益风险比。例如，新的器械可能会出现，这些器械与目标医疗器械的交互可能干扰目标器械的功能；新的治疗方法可能出现；或者器械使用的环境可能发生变化。

上市前临床研究存在一些局限性，例如研究的持续时间、受试者数量、受试者的异质性、研究人员的数量，以及研究的受控环境与现实生活中发生的自然和全方位的患者和临床条件的差异。这些限制使得上市前临床研究不太可能发现广泛和长期使用器械过程中可能遇到的罕见并发症。为了弥补这一不足，在医疗器械的整个生命周期内进行上市后临床随访（PMCF）是必要的，以确保医疗器械在上市期间的持续安全和性能。PMCF 的设计是在现实生活中更大、更多样化的人群中进行的。

在器械发布前，有时对器械的长期临床性能存在不明确之处。PMCF 研究旨在补充器械的发布前临床研究，并确认器械在其预期生命周期内的安全和临床性能。除了确认器械的临床受益外，PMCF还可以检测新出现的风险，并基于实际证据确保器械的受益风险比的持续可接受性。

PMCF的另一个好处是识别可能的系统性误使用/超说明书使用，并验证器械的预期用途是否正确。

使用带CE标识的器械，根据其使用说明用于其预期目的，PMCF是一个持续的过程。PMCF可以识别之前未知的副作用，并长期监测已知的副作用。PMCF在医疗器械的预期寿命内持续进行，也就是说，持续到发布的最后一台产品的预期寿命结束。例如，如果器械的预期寿命为2年，而在首台产品发布10年后停止生产，则PMCF应持续至少10+2=12年。PMCF研究必须获得伦理委员会的批准。如果PMCF偏离了正常临床实践并涉及额外的侵入性或繁琐的程序，例如额外的X射线图像，或者研究计划涉及超说明书使用，则需要获得欧盟成员国主管部门的批准。欧盟MDR[2]附录XIV的B部分提供了PMCF研究的详细要求。

PMCF活动可能揭示需要进行纠正与预防措施（CAPA）的情况。在这种情况下，需要遵循适当的内部CAPA过程。

PMCF活动的结果应记录在PMCF报告中，根据欧盟MDR[2]的要求，PMCF报告应成为临床评价报告（CER）和技术文档的一部分。

需要根据计划执行PMCF。以下部分将讨论PMCF计划和报告。

1. PMCF计划

PMCF研究必须有一个计划，包括研究假设、目标、终点、统计评价策略、样本量、纳入/排除准则、伦理考虑等。该研究应在适当的控制下进行，以确保符合PMCF计划。PMCF计划必须在PMS计划中处理。最终报告应得出与研究目标和假设相关的结论。MDCG 2020-7[49]提供了一个模板，以指导制造商遵守欧盟MDR[2]的要求。

根据MDCG 2020-7[49]，PMCF计划的目标如下。

1）确认器械在其预期寿命期间的安全性和性能，包括临床受益（如适用）。
2）识别之前未知的副作用并监测已识别的副作用和禁忌证。
3）基于事实证据识别和分析突发的风险。
4）确保器械的受益风险比的持续可接受性。
5）识别器械可能存在的普遍误使用或超说明书使用，以验证器械的预期用途是否正确。

PMCF计划至少应包括以下内容。

1）需要执行的常规行动，如收集临床经验、收集用户反馈和文献检索。
2）具体行动，如使用注册数据和PMCF研究。
3）第1）、2）步中定义的方法适用的理由。
4）临床评价报告（CER）和风险管理结果索引。
5）PMCF的具体目标。
6）评价与等效或类似器械相关的任何临床数据。
7）任何相关的协调标准或所用的临床研究的索引。
8）执行PMCF和报告结果的详细时间表。

2. PMCF 报告

PMCF 报告的目的是捕捉 PMCF 活动的结果以及对 PMCF 发现的分析。PMCF 报告应包括以下信息。

1）描述涉及的器械，包括预期用途。
2）PMCF 计划中解决的目标。
3）PMCF 根据 PMCF 计划中的时间表的进展情况。
4）分析结果的总结。
5）如有，识别新问题。
6）识别器械所有普遍的误使用 / 超说明书使用。
7）结论，特别是适应证 / 禁忌证是否仍然适当，以及受益风险比是否仍然可接受。

PMCF 报告应包含在临床评价报告（CER）中，并作为器械技术文档的一部分。PMCF 报告是 PMCF 活动遵循 PMCF 计划的证据。PMCF 报告的结论用于更新临床评价和风险管理文档。根据 PMCF 结论，可能还需要更新 PMS 和 SSCP。

MDCG 2020-8[50]提供了一个模板，指导制造商遵守欧盟 MDR[2]的要求。

25.4.3 投诉处理与监视

客户反馈的其中一个最重要来源是投诉。对这一信息源的监视对于正确跟踪和管理产品在实际使用中的性能至关重要。除了提供对潜在安全风险的洞察外，投诉监视还可以提供有关客户体验和产品性能的宝贵信息。这些信息可以帮助产品设计团队改善产品设计，提高性能、安全和客户满意度。

什么是投诉？根据 CFR 21 第 820.3 部分，投诉是任何书面、电子或口头的沟通，声称产品在分销或上市后存在与身份、质量、耐用性、可靠性、安全、有效性或性能相关的缺陷。请注意，投诉也可能与产品的标识、包装或说明材料有关。

投诉处理被视为一种被动的信息收集方式。查看第 25.4.1 节第 3 点中列出的信息来源，可以看出，有些需要制造商主动努力，例如文献检索或 MAUDE 数据库评审。而投诉信息则是被动接收的，制造商随后对这些信息做出反应。

为了从投诉中获得真正的价值，必须进行周密的策划，以便对投诉数据做出正确处理、分析和编码。良好的投诉处理使投诉监视更容易、更有益。投诉处理人员应接受培训，以从投诉来源中收集尽可能多的相关信息。以下是需要收集的有用信息列表。

1）来电人的姓名和联系信息（投诉来源）。
2）患者姓名和病情、联系信息。
3）事件日期：事件发生的日期。
4）事件描述 / 排除原因、患者症状、影响因素、患者和 / 或器械 / 事件状态 / 结果 / 事件原因的任何干预 / 故障排除。
5）医生的姓名、联系信息。
6）可疑器械的型号和序列号 / 批号 / 软件版本号。
7）通知日期：制造商的第一位员工得知报告事件的日期（任何员工都可能随时收到投诉）。
8）患者体重（FDA 要求）。

投诉监视需要设定评估收集数据的准则。例如，可以使用已建立的统计方法对监测数据进行趋势分析，并在趋势数据超过预定阈值时设置触发准则。

投诉处理和监视的详细信息超出了本书的范围，但投诉信息对风险管理的贡献在本书范围内。投诉数据可以用来更新 CHL、HAL、P_1 和 P_2，这有助于确保器械的风险分析始终是最完整和准确的。

25.4.4 上市后风险管理措施

上市后风险管理的目的是确保产品持续安全和有效，并且其受益持续超过风险。上市后监督可能会提供提高产品安全的机会。在许多情况下，这些措施涉及设计或生产过程的改进。有时这些机会涉及某些行动，如 CAPA 和 FSCA，这些将在以下部分简要描述。有关 CAPA 和 FSCA 的详细方法和机制的深入探讨，可以参考许多相关资源。

1. 纠正与预防措施

美国 CFR 21 第 820.100 部分要求制造商建立和维护实施纠正与预防措施（CAPA）的程序。

欧盟 MDR[2] 第 10 条第 9 款（1）要求制造商建立一个质量系统，以处理纠正与预防措施。

此外，ISO 13485 第 8.5.2 和 8.5.3 条要求组织采取纠正与预防措施，以防止不符合情况的重复发生。

CAPA 是一种正式的、系统化的方法，用于纠正现有的不符合项或安全问题，并防止其再次发生。它涉及根本原因分析、确定纠正与预防措施，并验证这些措施的有效性。

CAPA 不是监管惩罚，它们只是对公司产品和实践进行持续改进的良好商业实践。

有关 CAPA 的深入讨论，请参考《调查和有效 CAPA 系统手册》[51] 或其他类似资源。

2. 现场安全纠正措施

根据 MEDDEV 2.12-1[52]，现场安全纠正措施（FSCA）是制造商为降低与使用已投放市场的医疗器械相关的死亡或健康状况严重恶化风险而采取的措施。FSCA 可能包括一系列操作，举例如下。

1）将医疗器械返回给供应商。
2）更换医疗器械。
3）更改医疗器械的设计或生产。
4）销毁医疗器械。
5）患者跟踪。
6）现场安全通知。

器械的修改可能包括标识更改、软件更新或患者临床管理的调整等。

现场安全通知可以提供有关器械使用方式的变化、储存/处理条件的变化、召回等信息。MEDDEV 2.12-1[52] 第 5.4.4.2 节提供了有关现场安全通知内容的指导。

如果已发布的医疗器械出现故障，可能导致患者/用户死亡或健康状况严重恶化，制造商必须启动现场安全纠正措施（FSCA）。

FSCA 的类型和范围取决于以下几个因素。

1）医疗器械缺陷可能引发的危险。

2）器械对患者/用户造成伤害的概率。
3）FSCA 本身的风险与医疗器械风险的权衡。

欧盟 MDR[2]第 92 条要求，现场安全纠正措施和现场安全通知必须在 Eudamed 中登记。

25.5 上市后风险管理的可交付成果

上市后风险管理系统旨在产生某些可交付成果。以下将简要描述五个可交付成果。

25.5.1 安全和临床性能摘要

欧盟 MDR[2]第 32 条要求Ⅲ类和Ⅱb 类植入式器械的制造商每年或当器械的风险特征发生变化时，编写一份器械的安全和临床性能摘要（SSCP）。SSCP 报告器械在诊断或治疗环境下的性能，并与替代器械和使用条件进行比较。定制或研究器械不需要 SSCP。

SSCP 是一个公共信息来源，存储在 Eudamed 中，其目的是提高信息透明度和信息访问。然而，它不能取代使用说明（IFU）或患者卡，也不为患者诊断或治疗提供建议。SSCP 必须客观、全面总结有关器械的有利和不利数据。

SSCP 由制造商编写，并在上传至 Eudamed 前由公告机构确认。确认包括检查 SSCP，以确保其包含所有必需元素，并确保其与器械相关的其他技术文档一致。SSCP 可以以当地语言提交给公告机构，公告机构会以 SSCP 的母语对其进行确认。如果母语不是英语，英语翻译版本必须在母语 SSCP 上传后的 90 天内上传至 Eudamed。SSCP 必须说明它以何种语言进行确认。SSCP 有一个技术部分，供临床医生使用；如果器械与患者交互，还需要有一个非专业部分，该部分必须翻译成所有器械销售地的当地语言。

在某些情况下，允许不对 SSCP 进行更新，例如，如果器械的剩余风险没有增加，上市后监督（PMS）文档中没有新的信号变化，验证报告也没有变化。

有关编写 SSCP 的更多指导和模板，请参阅 MDCG 2019-9[53]。

SSCP 应根据预期读者的理解水平撰写。您可以在模板基础上增加其他内容，只要不影响 SSCP 的可读性，且不包含任何促销性质的材料。

根据 MDCG 2019-9[53]，在 SSCP 的非专业部分中，应解释并量化器械的剩余风险和副作用。BXM 方法可为包含在 SSCP 中的器械剩余风险的定量估计提供便利。

在 IFU 中应说明在 Eudamed 上有可用的 SSCP 信息，并链接到其基本 UDI-DI。

以下是帮助编写 SSCP 非专业部分的两个资源。

1）针对非专业人员的临床试验结果总结：https://ec.europa.eu/health/sites/health/files/files/eudralex/vol-10/2017_01_26_summaries_of_ct_results_for_laypersons.pdf。

2）欧洲共同用语参考框架（CEFR），用于学习、教学、评估：https://rm.coe.int/1680459f97。

25.5.2 定期安全更新报告

根据欧盟 MDR[2]第 86 条的规定，Ⅱa 类、Ⅱb 类和Ⅲ类器械的制造商必须定期编写报告，总结对上市后监督数据分析的结果和结论，包括所采取的所有预防和纠正措施的理由和说明。该报告称为定期安全更新报告（PSUR）。必须为每个器械编写 PSUR，或在适当情况下，为每类器械或每组器械编写 PSUR。

PSUR 的目的是对上市后数据进行全面分析，帮助识别医疗器械的受益风险比是否发生变化。分析的数据范围包括 PMCF、警戒报告、临床评价、投诉监视、趋势以及 PMS 数据，旨在关注自从上一份 PSUR 或器械批准以来出现的任何新的与安全相关的信息。根据欧盟 MDR[2] 第 92 条的规定，PSUR 是一份公开文档，需在 Eudamed 中以电子方式共享。

PSUR 是医疗器械技术文档的一部分，与 RMP、PMS、CE、PMCF 和 CAPA 相关联。PSUR 将由公告机构评审，以确定在收集到的上市后信息的基础上，受益风险比是否仍然有效。

PSUR 应包含以下内容。

（1）通用信息

1）执行摘要。

2）PSUR 所涵盖的器械及其预期用途描述。

3）如适用，器械分类的合理性说明。

（2）上市后背景

1）销售量估计。

2）目标人群及其特征。

3）如可行，器械使用频率。

（3）数据说明

1）PMCF 研究及其评价。

2）最新技术水平的可能变化。

3）警戒数据，包括趋势/信号及相关评价。

4）PMS 数据（安全和绩效）及其相关评价。

5）出于安全原因采取的纠正与预防措施及其相关评价。

6）其他数据来源及其相关评价。

（4）调查结果的总结

比执行摘要中内容更详细的调查结果汇编。

（5）受益 - 风险特征评估

1）基础安全和绩效信息。

2）任何风险特征的更新。

3）任何新的风险降低措施及其有效性。

4）任何受益特征的更新。

5）任何受益 - 风险特征的更新。

（6）PSUR 报告的结论

1）PMS 数据分析的结果和结论。

2）所有严重事件的信息。

3）非严重事件和不良副作用的信息。

4）趋势报告中的信息。

5）反馈信息，例如来自投诉处理。

6）引用的相关文献、注册资料、关于当前或类似器械的数据库。

7）受益 - 风险的结果。

8）PMCF 的主要发现。

9）对市场上器械数量、患者群体规模及其特征的预测。

PSUR 提交的日期和频率取决于多种因素，举例如下。

1）器械是根据 MDD[3]/AIMDD[4] 认证的吗？
2）器械是在欧盟 MDR[2] 生效日期（2021 年 5 月 26 日）之前认证的吗？
3）器械是在欧盟 MDR[2] 生效日期（2021 年 5 月 26 日）之后认证的吗？
4）器械的分类。

请咨询您的法规专家，确定 PSUR 提交的日期和频率要求。

有一个由欧盟 MDR[2] 第 103 条设立的医疗器械协调小组（MDCG）认可的指南文档，参见 https://ec.europa.eu/health/md_sector/new_regulations/guidance_en。

在适用的情况下，PSUR 是器械再认证的必需条件。

表 25-1 总结了欧盟 MDR[2] 第 85 条和第 86 条对 PSUR 适用性和频率的要求。

25.5.3　上市后监督报告

根据欧盟 MDR[2] 第 85 条的要求，Ⅰ 类器械的制造商必须收集、分析、评价并总结器械的上市后监督数据，包括采取的任何预防与纠正措施，并编写一份报告，以便根据要求提供给主管当局。该报告称为上市后监督报告（PMSR），必须在必要时进行更新，例如，当 PMS 数据显示器械的风险特征比预期更严重时。

表 25-1 总结了欧盟 MDR[2] 第 85 条和第 86 条对 PMSR 的适用性和更新频率的要求。

表 25-1　上市后报告的类型与更新频率

器械类别/类型	报告类型	更新频率	公告机构报告	主管机构报告
Ⅰ 类器械	PMSR	必要时	根据要求	根据要求
Ⅱa 类器械	PSUR	至少每两年	需要提供	根据要求
Ⅱa 类植入器械	PSUR	至少每两年	电子提交（Eudamed）	
Ⅱb 类器械	PSUR	至少每年	需要提供	根据要求
Ⅱb 类植入器械	PSUR	至少每年	电子提交（Eudamed）	
Ⅲ 类器械	PSUR	至少每年	电子提交（Eudamed）	
Ⅲ 类植入器械	PSUR	至少每年	电子提交（Eudamed）	

25.5.4　制造商事件报告

欧盟 MDR[2] 第 87 条要求将严重事件和现场安全纠正措施报告给相关主管当局，这被称为警戒。警戒报告是一种在用户、制造商、公告机构和主管当局之间进行合作和信息共享的系统，旨在更快速地检测和缓解对患者/用户健康的风险。

用于此目的的工具是制造商事件报告（MIR）。MIR 表单可用于根据欧盟指令对事件进行警戒报告，也可用于根据欧盟法规对严重事件进行警戒报告。

使用 MIR 表单是强制性的。表单的最新修订版要求引用 IMDRF 代码，以提高利益相关方检测、分析和沟通与医疗器械及体外诊断医疗器械相关风险和失效信息的能力。

MIR 表单包含以下五个部分。

1）第 1 部分：确定主管当局、制造商、日期、事件类型和分类、提交者信息，以及其他相关 MIR 或 FSCA 的参考信息。

2）第 2 部分：使用唯一器械标识（UDI）、器械类别、风险等级、商品名称、型号以及其他特定的器械识别信息、所有所需的附件、分销地域以及公告机构的信息识别目标医疗器械。

3）第 3 部分：该部分是关于事件的，包括与事件相关的详细信息、患者信息、报告者信息以及 IMDRF 代码，用来说明器械问题和健康影响。

4）第 4 部分：包含制造商的分析。其中包括根本原因分析、风险评估，以及 IMDRF 代码，用来说明原因和相关部件、所有补救、预防、纠正或现场安全纠正措施。如果发生过类似事件，则会在此部分引用与类似事件相关的详细信息。

5）第 5 部分：用于对任何第 1～第 4 部分中未涵盖内容的常规评论。

您可以从欧盟委员会网站下载最新的制造商事件报告（MIR）表单：https://ec.europa.eu/growth/sectors/medical-devices/current-directives/guidance_en。

25.5.5 医疗器械报告

美国联邦法规第 21 篇第 803 部分是美国法律，要求报告由医疗器械引发或可能引发的死亡或严重损伤。这一机制称为医疗器械报告（MDR），类似于欧洲的警戒系统，属于上市后监督工具，旨在向 FDA 和公众报告可能导致死亡或严重损伤的器械相关问题。

制造商、进口商和器械使用机构必须强制报告；医疗专业人员、患者、护理人员和消费者可以自愿报告。

MDR 的提交要求取决于器械的安全分类和事件的严重度。

使用表单 3500A 完成报告，该表单适用于制造商、进口商和器械使用机构，可以从 https://www.fda.gov/media/69876/download 下载。该表单也被称为 MedWatch 表单。关于填写表格 3500A 的通用说明可以在 https://www.fda.gov/media/82655/download 找到。

表单 3500 则供医疗保健专业人员、患者、护理人员和消费者自愿使用，可在 https://www.fda.gov/media/76299/download 下载。

25.6 临床评价

EU MDR[2] 将临床评价定义为一个系统化且有计划的过程，用于持续生成、收集、分析和评估与器械相关的临床数据，以验证器械在制造商预期用途下的安全和性能，包括临床受益。

临床评价可以最初执行用于支持医疗器械的初始 CE 认证，也可以是周期性活动（例如，每年），持续检查和评价所有可用信息，以确认医疗器械的性能、风险和受益。

尽管临床评价不属于 ISO 14971 的范畴，但讨论该主题仍有价值，因为风险管理与临床评价之间存在相互作用。下面对临床评价进行简要描述，以提高对该主题的认识，并理解其与风险管理的联系。

临床评价分为以下三个步骤进行。

步骤 1：识别并收集与所评价器械相关的临床数据。

潜在的数据来源如下。

1）上市前或上市后的临床研究。
2）临床前测试。
3）上市后临床随访。
4）全面的文献综述。
5）临床经验数据的检查。
6）投诉监视。
7）上市后监督。
① 产品监督登记。
② 警戒报告。
③ 现场安全纠正措施。

步骤 2：筛选收集的数据。

应用包含 / 排除准则，并评估数据的适用性、相关性、质量、充分性、重要性等。

步骤 3：分析收集的数据。

分析收集到的数据，并得出结论，是否有足够的临床证据满足欧盟 MDR[2] 附录 I 中的通用安全和性能要求（GSPR）。临床评价可能得出结论，需要进一步的临床调查。

临床评价的一个标志是文献检索。可用于检索的各种数据源示例如下。

1）Embase®。由 Elsevier 提供，起始于 1947 年，包含来自至少 90 个国家的超过 8500 种期刊的 2900 万条记录。包括 MEDLINE® 的所有内容，以及额外的 2000 多个主题（包括更多的欧洲期刊）和 26 万篇会议摘要，还包括 Cochrane Reviews。

2）PubMed®。自 1996 年创建，包含超过 3000 万条参考文献。

3）MEDLINE®。由美国国家医学图书馆创建。始于 20 世纪 60 年代，现提供可追溯至 1946 年的超过 2600 万条生物医学和生命科学期刊文章的参考文献。MEDLINE® 是 PubMed® 的一个子集。

4）Cochrane Reviews。由 Wiley and Sons 提供的系统综述和元分析数据库。

成功的数据库检索需要深思熟虑地选择关键词和时间范围。文献检索应包括所有相关的已发表科学文献，无论是有利的还是不利的。

临床评价的一个重要因素是对最新技术水平（SOTA）进行评审，以确保医疗器械在 SOTA 背景下仍然是可行的选择。SOTA 的评审涉及识别与特定适应证和人群相关的最新实践指南和建议、共识声明和系统综述。了解 SOTA 对于确定器械的受益风险比至关重要，这是 ISO 14971[1] 的一个关键要求。

另一个为临床评价提供输入的活动来自对相关内部风险管理报告（RMR）和风险管理文档（RMF）的评审，以确保危险和伤害列表是最新的。

临床评价应当全面且客观，其深度和广度应与器械的风险及其所声称的受益相称。

临床评价可能会发现临床证据中存在的不足，无法证明器械符合通用安全和性能的要求，并建议采取措施来弥补这些不足。

临床评价的结果记录在临床评价报告（CER）中。撰写 CER 是一项涉及多学科（例如临床事务、法规、警戒和医学事务）的跨职能活动。参见 25.6.2 节了解关于 CER 的更多详细信息。

EU MDR[2]附录XIV第A部分要求制造商策划、持续执行并记录临床评价过程，以证明器械符合 EU MDR[2]附录Ⅰ中规定的通用安全和性能要求。参见25.6.1节了解临床评价计划的更多详细信息。

历史上，根据 MDD[3]/AIMDD[4]，临床评价用于证明器械符合 MDD[3]/AIMDD[4]附录Ⅰ中列出的基本要求。

25.6.1 临床评价计划

与其他风险管理活动一样，临床评价必须按计划执行。简要地说，EU MDR[2]附录XIV第A部分规定了临床评价计划的最低要求，内容如下。

1）识别被评价器械的通用安全和性能要求，这需要临床数据的支持。
2）指定器械的预期用途。
3）明确规定目标患者群体，包括清晰的适应证和禁忌证。
4）提供预期临床受益的详细描述以及相关和指定的临床结果参数。
5）说明用于检查临床安全的定性和定量的方法，并明确指出如何确定剩余风险和副作用。
6）提供用于确定受益风险比可接受性的参数列表。
7）提供支持临床评价所需的临床研究方案，包括从探索性研究，如首次人体研究、可行性和试点研究，到验证性研究，如关键临床研究，和 PMCF，并包括阶段性目标和可能的可接受性准则。

临床评价计划是器械技术文档的一部分。

25.6.2 临床评价报告

临床评价报告（CER）是器械 CE 认证技术文档中重要部分，所有器械分类都需要该报告。CER 是一份定期更新的动态文件，高风险器械的更新频率较高，而低风险器械的更新频率较低。随着时间的推移和更多数据的获取，CER 能够提供对器械安全和性能的更好、更准确的评估。

虽然 CER 没有强制性的格式，但有一些可用作参考的资源。例如，MDCG 2020-13[54]或 MEDDEV 2.7/1[48]的附录 A9。

下面提供了建议的 CER 结构。并非结构中的每个元素都会出现在每个 CER 中。

1. 执行摘要

器械的识别，以及基于最新技术水平的器械受益-风险分析的决定和风险特征可接受性的总结。

2. 临床评价的目的和范围

1）目的：验证医疗器械的性能和安全。
2）范围：CE 认证是否涵盖一个器械、一个器械系列或一个器械类别。
3）器械标识信息。

3. 概述

1）器械/器械系列的识别细节，例如型号等。
2）器械描述：包括所有附件。

① 物理、化学、功能描述。
② 产品特性，例如无菌、稳定性、放射性等。
③ 材料使用情况，特别是生物相容性。
④ 任何相关的临床前信息。
⑤ 自上次 CER 以来的材料、设计、标识的所有变更。
3）工作原理。
4）预期用途、适应证、禁忌证。
5）目标人群。
6）预期用途：例如单次 / 多次使用、身体部位等。
7）受益声明。
8）使用器械相关的潜在风险。
9）相关警告和注意事项。
10）符合任何通用规格或标准。
11）器械的预期寿命。

4. 器械的等效性（如适用）

如果使用等效器械的数据来支持器械的安全和性能，请提供支持信息以证明等效性。证明等效性的信息类型如下。

1）技术：在规格、设计、参数、工作原理和使用条件方面的相似性。
2）生物 / 化学：与人体组织接触时使用相同材料、相似的组织接触时间和类型、相似的浸出物和降解特性。
3）临床：相同的目的、疾病、身体部位、相同的目标人群和用户类型。

用于比较的器械的安全和性能不应有显著的临床差异。

5. 最新技术水平

确定器械所针对的病症治疗的最新技术水平。考虑：基准器械、替代疗法、疾病的自然病程、疾病治疗的当前最佳实践以及适用的标准 / 指南。

6. 受益 - 风险评估

提供器械在最新技术水平下的详细受益 - 风险评估。包括自上次 CER 以来获得的涉及风险和器械性能的新信息。确保与风险管理文档的一致性。受益 - 风险评估应考虑受益的性质、大小和持续时间，以及目标人群对受益的重视程度。明确说明在最新技术水平下受益是否超过风险。

7. 上市后临床随访

描述所有当前或已策划的 PMCF 活动，或者是否需要 PMCF 来解决任何未解决的问题。

8. 结论

结论部分应包括有关器械的安全和性能的声明，任何安全问题，受益 - 风险权衡，对声称的临床受益的确认，以及预测的风险或报告的任何偏差。

9. 数据

1）文献综述来源。
2）文献检索协议；使用和排除准则。
3）制造商生成并保存的数据。

4）临床前数据。
5）非临床数据。
6）PMS 数据。
7）PMCF 数据。

应评估识别的以下临床数据。
1）工作的质量，包括方法、结果和结论。
2）内容的科学有效性。
3）与临床评价的相关性。

10. CER 更新的频率

当从上市后监督中发现新信息时，必须更新 CER，或者根据医疗器械的风险按计划定期更新 CER。对于Ⅲ类医疗器械，每年更新一次。对于风险较低的器械，每2~5年更新一次。

25.7　风险管理文档的评审频率

随着上市后监督不断提供关于产品在实际使用中的新信息，应定期评审风险管理文档以确定是否需要更新。风险管理文档的评审频率取决于以下因素。
1）器械的风险。
2）器械的创新性。
3）器械上市时间的长短。

对于新型、创新且高风险的器械，应进行更频繁的评审，也许是每月或每两个月一次。随着器械在市场上的时间增加，以及对它了解的逐渐加深，评审频率可以降低，例如每年或每两年一次。对于低风险、旧技术的器械，评审频率可以更低，例如每4~5年一次。

无论制造商选择何种频率，都应记录在风险管理计划（RMP）中。还应记录决定评审频率的理由。

25.8　反馈到上市前风险管理

上市后风险管理和上市前风险管理之间存在联系。从产品生产和上市后获得的性能信息必须反馈到上市前的风险管理，以提高对医疗器械风险的上市前预测和估计的准确性。上市后风险管理可以向上市前风险管理提供的信息如下。
1）是否有以前未预见的新危险的证据？
2）P_1 和 P_2 的估计是否仍然有效？
3）如果使用定性方法，风险的估计是否仍然有效？
4）是否有最初的风险管理过程中未预见到的误使用的报告？
5）风险控制是否在有效降低/维持风险水平？
6）是否有证据表明，实际市场体验中风险可接受性与所获得的受益相比发生了变化？

生产和生产后监视的主要好处之一是可以从现场数据中得出 P_1 和 P_2 数值。基于实际现场数据估计的 P_1 和 P_2 比专家意见更具可信度。然而，成功挖掘现场数据的关键在于深思熟虑、精心规划和良好执行的对现场数据的收集、编码和分类。

P_1 是危险情况的发生概率。P_1 有单位，P_1 的单位取决于具体应用并由制造商确定。例如，对于胰岛素泵，一个合理的单位可能是"患者使用小时数"。对于血压计，一个合理的单位可能是"使用次数"。为了测量 P_1，需要选择一个特定的时间间隔。

一个假想的例子：在 2020 年 1 月 1 日到 2021 年 6 月 30 日期间，有 50000 台型号为 X 的胰岛素泵在使用。在此期间，型号为 X 的胰岛素泵的平均使用时间为 4000h。同一时间段内，报告并确认的过量输注事件有 250 例。

$$P_1 = 250 / (50000 \times 4000) = 1.25 \times 10^{-6} \text{ 每患者小时}$$

这一信息应反馈到上市前的风险管理中，以便如果预测的 P_1 与 1.25×10^{-6} 不同，则可以进行更新。

P_2 是在危险情况已经发生的情况下遭受伤害的概率。在 BXM 方法中，风险按五个严重度等级计算，见表 30-1。

P_2 是基于结果的。要从现场数据中得出 P_2，我们需要知道在危险情况发生后，患者的结果是什么。例如，在前面胰岛素泵的例子中，我们会问，在发生过量输注事件后，患者的伤害是什么？对患者的结果是什么？胰岛素过量输注的潜在伤害是低血糖。此问题的可能答案如下。

1）患者死亡（致命的）。
2）患者失去意识并遭受脑损伤（危重的）。
3）患者晕倒并被送往急诊室，但现在已康复（重大的）。
4）患者感觉有点头晕，但吃了块糖后恢复正常（轻微的）。
5）患者报告感觉有点奇怪，但已经过去了（可忽略的）。

上述每个答案都将计为五个严重度等级中的一个实例。假设在一个包含 97 例低血糖事件的数据集中，统计如下。

1）致命的：0。
2）危重的：2。
3）重大的：20。
4）轻微的：25。
5）可忽略的：50。

P_2 与危险情况无关。这意味着对于所有报告的低血糖病例，我们想知道结果是什么，无论是由何种危险情况导致的。因此，如果两种不同的危险情况都可以导致低血糖，我们会汇总所有低血糖病例。在低血糖的例子中，过量输注胰岛素可能导致低血糖，过量饮酒也可能导致低血糖。无论是什么导致低血糖，我们关注的是对患者的影响。

继续我们的例子，总共有 97 例低血糖病例。因此，对于低血糖伤害的 P_2 数值如下。

1）P_2（致命的）：$0/97 = 0\%$。
2）P_2（危重的）：$2/97 = 2.1\%$。
3）P_2（重大的）：$20/97 = 20.6\%$。
4）P_2（轻微的）：$25/97 = 25.8\%$。
5）P_2（可忽略的）：$50/97 = 51.5\%$。

为了确保从上市后风险管理到上市前风险管理之间有效的反馈循环，建议确定维护风险管理文档的责任并分配给特定员工。

25.9 上市后监督的好处

显然，通过对已上市产品的生产和生产后信息进行主动监督，可以增强患者/用户的安全。但制造商也可以从监督中获得显著的好处，即有机会快速识别和纠正产品/过程缺陷。这反过来可以减少客户投诉、减少现场纠正行动、提升声誉和客户忠诚度，最终带来更高的销售额。如果这还不够，不进行产品监督可能会导致巨额罚款、刑事诉讼、产品被查封，甚至公司倒闭。

上市后监督的另一个好处与临床危险列表（CHL）有关（见第13.5节）。CHL是风险管理的一项宝贵工具。CHL被认为在任何时间点上都是完整的，这一说法的依据在于CHL是一个动态文档，包含了在任何时间点上可获得的最佳知识。而且，如果发现任何新的危险，它们都将被添加到CHL中。如果没有上市后监督数据，我们就无法声称CHL是完整的。

第 26 章

可 追 溯 性

ISO 14971[1]第 4.5 节要求制造商为每个危险提供可追溯性，包括风险分析、风险评价、风险控制、剩余风险评价、风险控制实施和有效性的验证。对于包含软件的医疗器械，IEC 62304[10]第 5.1.1 节要求在系统需求、软件需求、软件系统测试以及软件中实施的风险控制措施之间建立可追溯性。

可追溯性是确保风险管理完整性的宝贵工具。没有可追溯性，可能会遗漏危险，无法控制其风险，或无法验证其风险控制措施。图 26-1 说明了一个风险管理可追溯性的模型。

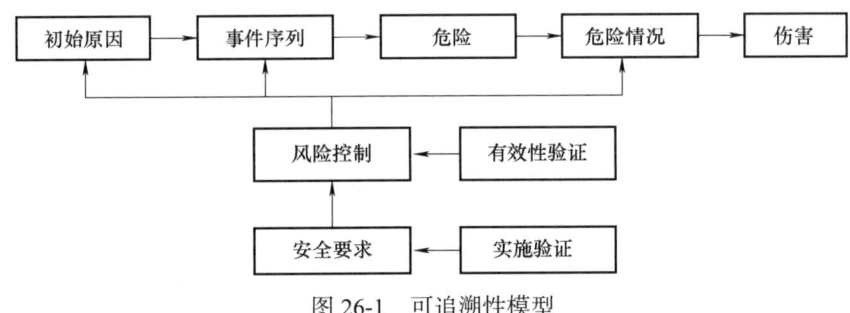

图 26-1 可追溯性模型

您可以以任何便捷的形式记录可追溯性，例如电子表格、数据库或需求管理系统。

危险与风险分析之间的可追溯性可以记录在 RACT 中，即初始事件以及导致危险的后续事件序列的描述可以记录在 RACT 中。同样，RACT 中每个危险及与该危险相关的风险评价之间的可追溯性也可以在 RACT 中记录。

对剩余风险可接受性的评估也必须被记录。在 BXM 方法中，这种可追溯性可被记录在 RACT 中。

随着设计、实现、测试和风险管理活动的持续进行，维护可追溯性关联的完整性至关重要。若缺乏这种严谨性，关联很容易变得不准确。使用自动化工具可以帮助实现这一目标。许多需求管理工具允许创建实体，例如需求、风险控制或测试用例，并在工具内对这些实体进行关联。这对于关联关系图的实时查看和报告是非常方便的。此外，如果关联的某一端被修改，这些工具可以将关联标记为可疑。例如，如果在需求与验证测试之间已经建立了关联，而需求随后被修改，那么相关验证测试的有效性就会受到质疑。需求管理工具可以自动标记需求与其验证测试之间的关联，以供审核。工程师可以随后审核可疑关联两端的内容，并验证该关联是否仍然有效。

对于即使是中等复杂度的器械，可追溯性分析报告也会成为一个很大的文件。因此，不建议将可追溯性分析报告包含在风险管理报告（RMR）中，因为这可能会使风险管理报告变得过大且难以处理。相反，建议在风险管理报告中包含可追溯性分析报告的摘要，并将可追溯性分析报告作为风险管理文档（RMF）的元素之一进行引用。

第 27 章

医疗器械的生命周期

医疗器械与所有其他系统一样，随着时间的推移会老化和损坏。这在多个方面都很重要。从商业角度来看，制造商需要了解器械的保修期限、维护成本，以及何时应更换产品。从风险管理的角度来看，我们关心的是该器械在其预期用途下可以使用多久，而不会对患者/用户造成不可接受的安全风险。

EU MDR[2]附录 I 第 6 段规定："器械的特性和性能在其生命周期内不得受到不利影响，以致在其使用期间危及患者、用户和其他人（适用时）的健康或安全。"

EU MDR[2]第 18 条要求在植入卡中规定器械的寿命。

第 83 条[2]要求在器械的整个生命周期内进行上市后监督。

第 86 条第 1 节[2]要求在器械生命周期内定期准备安全更新报告。

IEC 60601-1[7]要求制造商说明医疗器械的预期使用寿命。

此外，美国 CFR 21 第 821 部分授权 FDA 要求制造商追踪某些种类医疗器械的有效寿命。FDA 医疗器械追踪指南[55]描述了必须追踪的器械种类。

有很多因素可以作为确定医疗器械寿命的基础，例如技术、安全、法律、商业或其他因素。

根据 ISO/TR 14969[56]第 7.1.3 节，影响器械寿命的因素如下。

1）医疗器械的货架寿命。
2）可能随着时间退化的医疗器械或组件的有效期。
3）基于医疗器械寿命测试的医疗器械的使用周期或使用时间。
4）预期的材料退化。
5）包装材料的稳定性。
6）对于植入器械，器械在患者体内的整个驻留期内的剩余风险。
7）对于无菌医疗器械，维持无菌状态的能力。
8）组织支持服务的能力/意愿或合同或法规义务。
9）备件的成本和可用性。
10）法律考量因素，包括责任。

虽然 ISO/TR 14969[56]已被撤销，但其提供的指导仍然具有参考价值。

医疗器械的预期寿命是指器械至少能够按照使用说明用于其预期用途的时间，在此期间其能够提供预期的安全和性能要求，同时保持可接受的受益风险比。出于商业原因，例如维护成本，可能会规定较短的寿命。从实际角度来看，综合考虑所有因素后，应将最短的期限作为器械寿命。

器械寿命可以用时间、使用次数、起动次数等来表示。制造商应能够说明选择器械寿命的合理依据，这些依据可能基于上述因素。

第 28 章

安全与可靠性

　　人们普遍存在一种误解，认为可靠性和安全是相同的，并且认为一个可靠的器械就是一个安全的器械。虽然这种情况有时是正确的，但它并非普遍真理。不可靠的器械也可以是安全的，而可靠的器械也可能是不安全的。

　　可靠性被定义为一个系统或组件在规定的时间内，在规定条件下按照预期运行的能力。而安全则被定义为没有不可接受的风险。这是两个不同的概念。

　　一个简单的例子是手术刀。一个可靠的手术刀每次都能切割组织。但是如果手术刀的设计容易割伤外科医生的手，那么就存在安全问题。一个相反的例子：想象一个医疗器械有很多安全机制，以致它频繁关机以避免造成伤害，这样的器械可能非常安全，但也非常不可靠。通常，当安全机制的灵敏度很高但特异性很低时，我们会遇到安全但不可靠的系统。

　　当安全和可靠性一致时，可靠性在安全中起作用。例如，支架。如果一个支架不可靠，容易脱落或断裂，那么它也是不安全的。当安全和可靠性一致时，改进可靠性也会提高安全。

第 29 章

系统中的风险管理

医疗器械的复杂程度各不相同。有些器械像手术手套一样简单,有些则是高度复杂的系统的系统(SoS)。在现代混合型手术室中,如图 29-1 所示,大量互联并进行通信的医疗器械协同工作,以支持临床医生为患者提供临床受益。

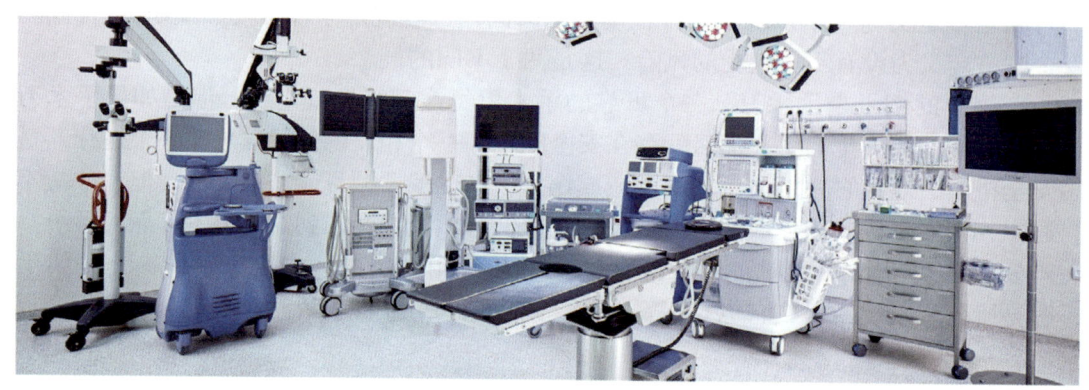

图 29-1　混合型手术室

在 SoS 中,每个元素都是一个经过批准的医疗器械,例如,CE 认证,拥有自己的风险管理文档。要成为 SoS 的一部分,器械必须能够在 SoS 中实现互操作。否则,该器械就不属于 SoS。

在 SoS 中进行医疗器械风险管理的挑战之一是,随着技术的进步,系统中的各个部分会以不同步的方式进行更新。确保 SoS 中一个系统的持续安全需要对整个 SoS 保持持续的警惕和监控。

在本章中,我们将讨论如何管理 SoS 的风险。

29.1　SoS 的定义

一个 SoS 是由两个或多个提供临床功能可交互的系统及所有附件组成的集合。

SoS 可能包括医疗器械和作为 SoS 一部分的人员。图 29-2 描绘了一个 SoS 如何与患者交互的示意图。一些医疗器械可能对患者造成直接危险,而另一些则可能对患者造成间接危险。作为系统一部分的临床医生也可能通过其中一个医疗器械对患者造成伤害。

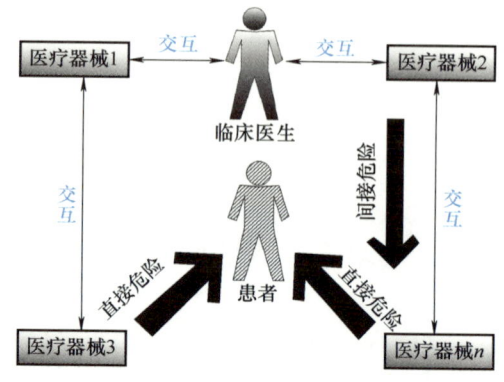

图 29-2　SoS 与患者的交互

人员是否应作为一部分被包含在 SoS 中？答案是：视情况而定。对系统没有控制权的人员不是系统的一部分，而是系统的对象。例如，带有植入脊柱融合硬件的患者不属于系统的一部分。但如果一个医生从 SoS 接收诊断数据并根据这些数据做出反应，随后对 SoS 进行编程，那么医生就是系统的一部分。在后一个例子中，人员对 SoS 的性能有直接的控制和影响，类似于 SoS 的其他元素。

29.2 直接和间接伤害

医疗器械有可能导致以下两种类型的伤害。
1）类型 1：直接伤害。
2）类型 2：间接伤害。
这两种伤害都可能在故障或非故障状态下发生。

直接伤害发生在医疗器械产生一个危险，患者/用户暴露在这种危险下可能导致伤害的情况下。例子：本应该是光滑的手术工具上有锋利的边。

间接伤害是指暴露于医疗器械本身不会造成伤害，但该器械与 SoS 中其他系统的交互会产生危险情况，从而导致产生伤害。

在图 29-3 中，医疗器械 1 的失效模式会导致医疗器械 2 对患者产生危险。暴露于失效模式本身并不会造成伤害。

示例：脉搏血氧仪错误地测量了患者的血氧水平，导致护士调低了对患者的氧气流量，从而导致缺氧。暴露于脉搏血氧仪输出的数据不会导致伤害，但暴露于低氧水平会导致伤害。

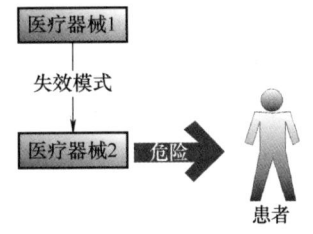

图 29-3 直接和间接伤害

SoS 中的每个医疗器械都应该有一个 RACT，用于估计和评价它可能造成的直接伤害的风险。对于间接伤害，需要改变 RACT 的使用方法，因为器械本身并不直接产生任何危险。因此，可以在器械的 RACT 中引用 SoS 级别的危险，并估计系统级别的 P_1 值。在脉搏血氧仪的例子中，器械可能会夹伤或刮伤手指（直接伤害）。直接伤害的风险在 RACT 中按照常规方法进行估计和评价。但脉搏血氧仪也可能间接导致缺氧（间接伤害）。对于间接伤害，在脉搏血氧仪的 RACT 中会引用 SoS 级别的危险和伤害，并将 P_1 保守地设为 $P_{患者未得到足够的氧气}$。

29.3 SoS 风险评估

让我们考虑图 29-4 中的 SoS。该 SoS 由四个医疗器械组成，这些器械共同为患者提供临床受益。患者直接与系统 4 交互，并从中获得临床受益。同时，患者也可能直接因系统 4 受到伤害，并间接从系统 1、2 和 3 受到伤害。

对于像图 29-4 所示的 SoS，大多数医疗器械制造商都会对每个元素单独申请监管审批。这是因为每个元素本身作为独立的器械进行包装和销售。每个医疗器械的申请都有自己的档案和风险管理报告，其中评价了医疗器械的总体剩余风险（ORR）。由于图示的 SoS 中的任何元素都无法独立提供临床受益，并且患者与整个 SoS 进行交互，我们如何确定 SoS 中每

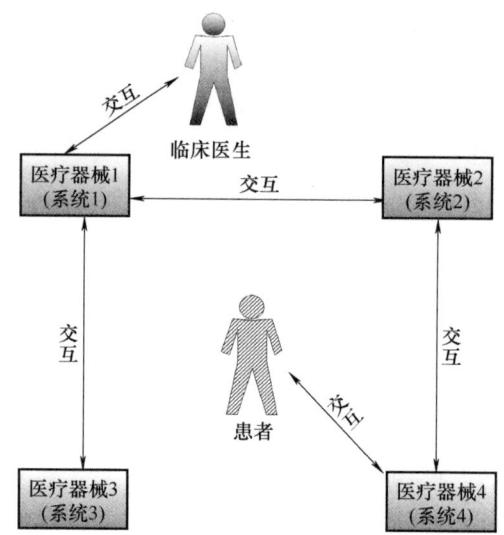

图 29-4　对 SoS 进行风险估计

个元素的 ORR？下面提供了一种方法来解决这个问题。

1）确定整个 SoS 的 ORR。这将在 SoS 的 RACT 中进行记录。

2）对于 SoS 中的每个元素（每个可交互的医疗器械），分离出 SoS 的 RACT 中表示该元素对 SoS 危险所做贡献的行。

3）对于 SoS 的每个元素，汇总步骤 2）中分离的所有行，这些是 SoS 中每个元素的相关风险。这个操作将生成 SoS 的每个元素在 SoS 环境中的 ORR。

第 30 章

临床研究的风险管理

本章将探讨临床研究中风险管理的要求。临床研究受 ISO 14155[18] 的规范,该标准规定了对人类受试者(也称为参与者)进行的临床研究的设计、实施、记录和报告的良好临床规范。关于风险管理,ISO 14155[18] 具有比仅仅健康安全更为广泛的视角。这是因为临床研究是一个项目。ISO 14155[18] 的第 6.2.3 节处理了临床研究策划和实施的风险、临床数据可靠性的风险以及受试者安全的风险。由于本书的重点是管理与人类安全相关的风险,我们将不讨论临床研究的项目风险。

ISO 14155[18] 将临床研究定义为"对一个或多个人类受试者进行的系统性研究,以评估医疗器械的安全或性能。"

注意:根据 ISO 14155[18] 第 3.8 节,"临床试验"或"临床研究"与"临床调查"是同义词。

进行临床研究的目的是增加关于医疗器械如何作用于人体的医学知识。进行临床研究的一些原因如下。

1)评价医疗器械在治疗目标患者群体中的疾病、综合征或病症时的临床受益。
2)评价与使用医疗器械相关的风险,包括由医疗器械本身及其在临床环境中的使用方式引发的风险。
3)确认预测的风险并识别与使用医疗器械相关的任何新危险。
4)了解医疗器械在人体内性能的不确定性。
5)识别罕见的并发症。
6)检查医疗器械在长期和广泛使用情况下的性能。
7)研究与临床功用相关的特定特征。
8)评估成本/受益或健康结果,以支持报销决策。

30.1 术语

在本章的其余部分,将引用以下术语。理解临床研究的术语并能够区分这些术语是非常重要的。

器械不良反应(ADE):与使用试验用医疗器械(an investigational medial device)相关的不良事件(参考文献 [18] 第 3.1)。

不良事件(AE):受试者、使用者或其他人员发生的医疗事故、意外的疾病或损伤,或不良的临床体征(包括异常的实验室结果),无论是否与试验用医疗器械有关,也无论是预期还是非预期的(参考文献 [18] 第 3.2)。

预期的严重器械不良反应(ASADE):根据其性质、发生概率、严重度或后果,在风险评估中已被识别的不良反应（参考文献［18］第 3.51，注 1）。

临床评价：持续生成、收集、分析和评估与器械相关的临床数据的系统性和有计划的过程，以验证器械在制造商预期用途下的安全性和性能，包括临床受益（参考文献［2］第 2（44）条）。

临床研究：对一名或多名人类受试者进行的系统性研究，旨在评估医疗器械的临床性能、有效性或安全性（参考文献［18］第 3.8）。

临床研究方案（CIP）：说明临床研究的理由、目标、设计和预先设定的分析、方法、组织、监测、实施和记录的文档（参考文献［18］第 3.9）。

研究者手册（IB）：与临床研究相关的关于试验用医疗器械的当前临床和非临床信息的汇编（参考文献［18］第 3.31）。

严重器械不良反应（SADE）：指导致任何具有严重不良事件特征的后果的器械不良反应（参考文献［18］第 3.44）。

严重不良事件（SAE）：指导致以下任意一种情况的不良事件。

1）死亡。

2）受试者、使用者或其他人的健康严重恶化，如以下任一情况所定义。

① 危及生命的疾病或损伤。

② 身体结构或功能的永久性缺陷，包括慢性疾病。

③ 住院或住院时间延长。

④ 为预防危及生命的疾病或损伤或身体结构或功能的永久性缺陷而进行的医疗或外科干预。

3）胎儿窘迫、胎儿死亡或先天性异常或出生缺陷，包括身体或精神缺陷（参考文献［18］第 3.45）。

非预期的严重器械不良反应（USADE）：指其性质、发生概率、严重度或后果在当前风险评估中未被识别的严重器械不良反应（参考文献［18］第 3.51）。

来自参考文献［18］的一些重要输入如下。

1）通常，"观察性"临床试验（clinical trial）是"非干预性"的。

2）"上市后临床调查"（clinical investigation）可以是"上市后临床随访"的一部分。

"临床试验"（clinical trial）或"临床研究"（clinical study）与"临床调查"（clinical investigation）同义。

30.2　临床研究

我们在讨论临床研究的风险管理要求之前，理解不同类型的临床研究非常重要。

决定临床研究类型的因素如下。

1）上市前、上市后。

2）探索性、验证性或观察性。

3）干预性、非干预性。

在医疗器械开发的最早阶段，可能需要评价新器械的优点和局限性、证明一个概念或测试现有器械的新适应证。这些是针对少数参与者进行的上市前、探索性或可行性研究，需要进行风险管理。

如果探索性研究产生良好结果，可以进行验证性的关键临床研究，以在更大范围的参与者中收集有关该器械的安全和有效性的数据。关键临床研究同样需要风险管理。

在器械获得上市批准后，可以对该器械进行上市后的验证性临床研究，以收集有关其临床性能、安全和有效性的数据。根据临床研究方案的目标，可能需要进行风险管理。

另一种临床研究类型是观察性的上市后研究，其中器械在其标识的适应证范围内使用。这种研究会收集大量患者的数据，以评价特定人群中的预期结果，并为科学、临床、报销或政策目的服务。通常这些是注册研究，在这些研究中，使用医疗器械的决定与将受试者纳入临床研究的决定明确分开。观察性的上市后研究不会给研究参与者带来任何额外的风险，因此在研究开始前不需要进行风险管理。

30.3 风险管理术语的映射

ISO 14155[18]将严重不良事件定义为导致以下情况的事件。
1）死亡。
2）受试者、使用者或其他人的健康严重恶化，如以下任一情况所定义。
① 危及生命的疾病或损伤。
② 身体结构或功能的永久性缺陷，包括慢性疾病。
③ 住院或住院时间延长。
④ 为预防危及生命的疾病或损伤或身体结构或功能的永久性缺陷而进行的医疗或外科干预。
3）胎儿窘迫、胎儿死亡或先天性异常或出生缺陷，包括身体或精神缺陷。

根据 ISO/TR 24971[15]表 4，表 30-1 中列出了常用的伤害严重度定义集。

ISO 14155[18]要求根据 ISO 14971[1]估计与临床研究相关的风险。这需要在两个标准之间进行术语的映射。可以推测，"严重不良事件"对应于"致命的""危重的"和"重大的"伤害严重度，因此，"轻微的"和"可忽略的"伤害严重度等级将不被视为严重不良事件。

由于临床研究旨在向风险管理提供有关医疗器械风险的反馈，因此需要对严重不良事件进行更高分辨率的分类，以便为风险管理提供适当的反馈。在临床研究过程中，CIP 将是记录高分辨率的不良事件和严重不良事件分类的良好位置。

表 30-1　根据 ISO/TR 24971 表 4 的常用伤害严重度定义集

严重度等级	定义
致命的	死亡
危重的	永久性缺陷或不可逆转的损伤
重大的	需要医疗或外科干预的损伤或缺陷
轻微的	不需要医疗或外科干预的暂时性损伤或缺陷
可忽略的	不便或暂时性不适

30.4 风险管理要求

ISO 14155[18]第6.2.2节要求在执行临床试验之前,必须根据ISO 14971[1]估计与使用试验用器械相关的风险。

参与临床研究的受试者面临以下两种类型的风险。

1)与医疗器械相关的风险。

2)与临床研究的设计和实施相关的风险,包括任何后续随访。

与医疗器械相关的风险是本书的主要内容,并得到了广泛的讨论。而与临床研究实施相关的风险可能涉及临床研究设计、数据收集方法、数据处理、临床环境、人员执行等方面。

风险管理必须估计并权衡综合风险与临床研究的潜在受益。用于器械风险管理的相同原则也适用于临床研究的设计和实施。必须对临床研究风险进行分析、估计、控制和评价。

在分析风险时,不仅要考虑参与者的风险,还要考虑临床医生、研究者和其他人员的风险。

临床研究的受益-风险分析与商业发布器械的受益-风险分析不同,因为临床研究的重点在于证明其受益。因此,风险管理在受益-风险分析中要考虑器械的预期和潜在受益。

作为临床研究风险管理的一部分,期望对已发表的和未发表的文献进行全面评审,以发现可能与临床研究相关的任何已知风险。

对于临床研究,风险在两个阶段受到控制:不良事件发生之前和不良事件发生之后。在不良事件发生之前,风险控制旨在防止危险情况的发生。在不良事件发生之后,风险控制旨在限制伤害。诸如患者监测、不良事件报告或终止临床研究等措施旨在限制对研究参与者的伤害。研究赞助商应设计并实施适当的培训,以确保临床研究者进行正确的数据收集、处理、危险识别和升级活动。该培训的程度和范围应基于风险管理传达的风险严重度。

风险控制可以包括对研究人员的指导和培训。在不需要使用说明的特殊情况下,数据的收集、评估和分析应考虑公认的使用方式[48]。

有时,为了调查现有器械的新适应证的临床研究,会将已批准的器械用于说明书以外的用途。对于超说明书使用引入的额外器械风险,可通过严格实施的密切临床监测和临床研究的安全方案来进行抵消。

临床调查本身也是风险管理过程的一个组成部分,因为它们提供了受益的证据,这些证据用于受益-风险分析。

在临床调查结束时,应对收集的风险数据进行评审,并反馈到风险管理过程中,以确认或修订估计的风险。此外,如果在研究期间识别出任何新危险,应将其添加到风险分析中。受益-风险分析也应重新审视,以确认或修订。

获得的关于医疗器械潜在危险和风险的任何信息都应被记录并传达给风险管理过程,以便在未来对该器械的风险进行分析。此外,从实施的临床研究中获得的信息,以及对参与者、使用者或其他人员所显现出的风险,应被记录并用于未来的临床研究。

30.5 不良事件分类

当发生不良事件时，必须对其进行分类。除了临床调查的角度外，从医疗器械风险管理的角度，我们还希望了解不良事件是否由医疗器械引起。不良事件的分类有助于调查和确定不良事件对器械风险管理文档的潜在影响。图 30-1 说明了根据 ISO 14155[18] 对不良事件进行分类的思考过程。

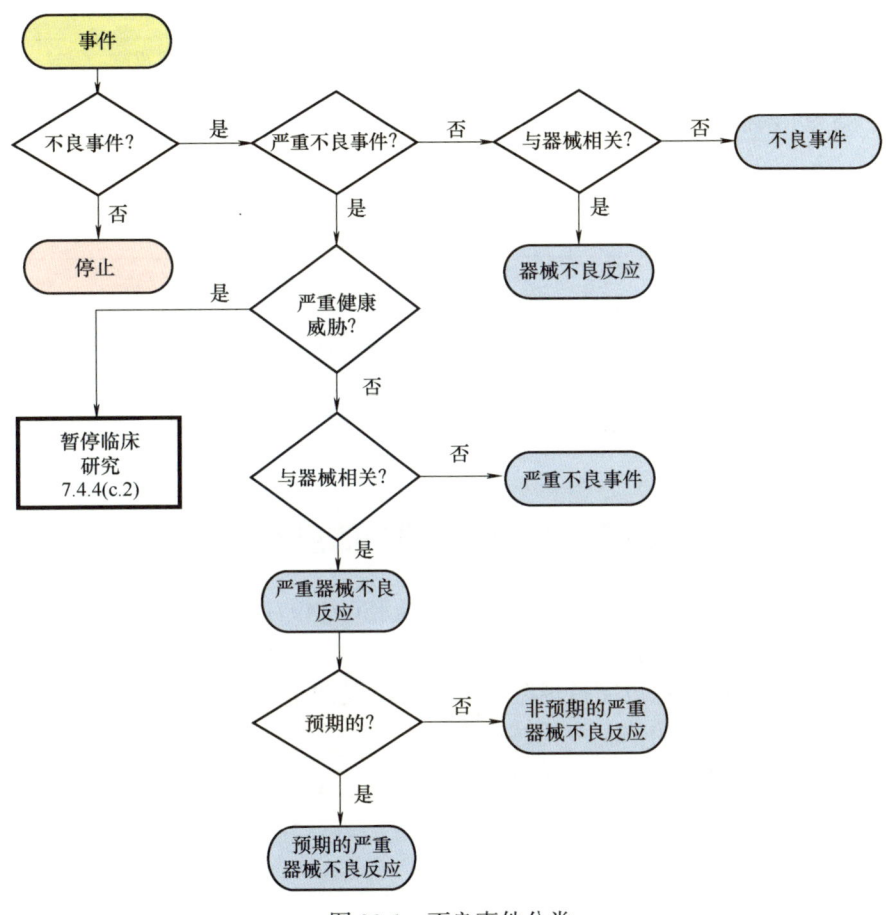

图 30-1　不良事件分类

30.6 风险文档要求

风险管理为临床研究提供了所需的文档。表 30-2 概述了风险管理为临床研究提供的文档要素。

表 30-2　风险管理对临床调查文档的输入

临床调查文档	风险管理的贡献
临床研究方案（CIP）	风险分析总结
	预期的器械不良反应
	剩余风险的识别
	风险控制
	受益 - 风险分析总结
研究者手册（IB）	风险分析总结
	预期的器械不良反应
	剩余风险的识别
	预期风险、禁忌证、警告等
	受益 - 风险分析总结
	风险评估结果
临床研究报告（CIR）	受益 - 风险分析总结
	不良事件
	器械不良反应
知情同意书（ICF）	预期的器械不良反应

30.7　ISO 14971 与 ISO 14155 之间的信息流

临床调查确实是风险管理过程的一部分。根据 ISO 14971[1] 的风险管理过程与根据 ISO 14155[18] 的临床调查过程之间存在信息交流。来自风险管理的某些信息支持临床研究，反之，来自临床研究的某些信息也支持风险管理。以下是两个过程之间的信息流描述。

从风险管理到临床研究的信息流描述如下。

1）危险和风险的识别。
2）确认风险已得到充分解决。
3）安全性信息、警告、注意事项。
4）受益 - 风险特征的可接受性。
5）需要重点关注 / 研究的特殊风险领域。
6）风险管理报告。

从临床研究到风险管理的信息流描述如下。

1）受益的确认。
2）风险估计的确认。
3）风险控制有效性的验证。
4）对用户接口和使用说明的反馈。
5）对剩余风险可接受性的支持。
6）危险 / 伤害的确认，或新危险 / 伤害的发现。

# 第 31 章

遗留器械的风险管理

对于成熟的制造商来说,他们可能有一些产品已经在市场上存在了很长时间,其至可能在 ISO 14971 标准发布之前。这些产品被称为遗留器械,定义为合法投放市场并且仍在销售的医疗器械,但缺乏足够的客观证据证明它们符合当前版本的 ISO 14971[1]。

由于 ISO 14971[1] 旨在应用于整个生命周期,尤其是在设计阶段,因此对现有遗留器械进行标准的追溯性应用并不是特别有价值。然而,对 ISO 14971[1] 的简化应用是有价值的,特别是对于生产后风险管理和风险管理文档的维护。

以下步骤可以作为执行 ISO 14971[1] 第 5 条~第 7 条的替代方法。

1)确保有一个符合 ISO 14971[1] 第 4.1 条的风险管理过程。

2)根据 ISO 14971[1] 第 4.4 条,为遗留器械制定风险管理计划。

风险管理计划的范围可以限定为风险管理文档的创建、生产和生产后风险管理的执行,以及风险管理文档的维护。该计划应定义现场数据收集和处理的活动和责任。如果将来开发器械的新版本,该计划应为新器械的风险管理拟定适当的活动。

3)根据 ISO 14971[1] 第 4.5 条,建立并维护风险管理文档。

4)为遗留器械识别以下内容。

① 预期用途和临床适应证。

② 预期患者群体。

③ 预期用户特征。

④ 预期使用条件和环境。

⑤ 工作原理。

⑥ 与安全性相关的特性。

5)考虑上述第 4)项,识别遗留器械的危险、危险情况和潜在的伤害。

6)识别已在遗留器械中实施的风险控制措施,并将其分类为通过设计或制造实现的安全、防护措施,或用于安全/培训的信息。

7)创建危险、危险情况、伤害、风险控制措施和验证测试之间的可追溯性报告。

8)创建风险管理报告,以记录上述活动。

9)如果技术和实践的进步使制造商有可能进一步降低器械的风险,则在遗留器械的未来版本中应实施额外的风险控制措施,并更新风险管理文档,包括新的受益 - 风险分析。

第 32 章

组合医疗器械的风险管理

在开始进行组合医疗器械的风险管理之前,我们首先应该明确它们的定义。根据 CFR 21 第 3 部分的规定,组合产品是由两种或两种以上不同类型的医疗产品组成的产品(即药物、器械和(或)生物制品的组合)。例如,药物洗脱支架、吸入器或预充式注射器都是组合产品。图 32-1 所示为组合器械的范围。

什么不是组合医疗器械?仅仅是药物的容器或外壳(见图 32-2)不属于组合医疗器械。

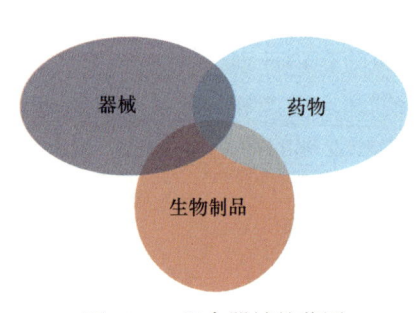

图 32-1 组合器械的范围

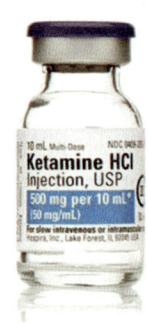

图 32-2 一个简单的药物容器

组合医疗器械可以作为一个单一实体出售,例如图 32-3 中的预充式注射器,参见 CFR 21 第 3.2 条(e)(1)。

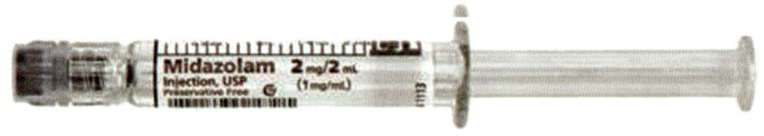

图 32-3 预充式注射器

也可以采用联合包装(co-packaged,简称 co-pack),即器械和容器一起在一个包装内出售,用户自行组装/组合它们,参见 CFR 21 第 3.2 条(e)(2)。急救包就是一个联合包装组合器械的例子。或者,作为组合标识"套装",其中产品单独包装,但专门用于彼此配合使用以实现预期目的,参见 CFR 21 第 3.2 条(e)(3)和(e)(4)。进行组合标识的组合产品的例子包括:光敏牙科复合树脂和牙科 LED 光固化机。

由于本书关注的是医疗器械的风险管理,因此我们不讨论药物/生物制品组合的风险管理。我们将考虑器械/药物和器械/生物制品组合的风险管理。

组合医疗器械可以根据其主要作用模式(PMOA)被评估为器械、药物或生物制品。

PMOA 是一个器械提供其主要受益的途径。药物洗脱支架的 PMOA 是器械,因为其主要目的是打开体内血管的腔道。另外,自动注射器的 PMOA 是药物,因为主要受益来自药物,而不是注射器。有时很难区分组合器械的 PMOA。例如,Vanilla SilQ™ 是一种硫酸钡悬浊液,在 X 射线或 CT 扫描前口服作为造影剂使用,它是液体,看起来像药物,但它与身体没有化学或代谢反应。因此,它符合器械的定义。制造商可以向美国 FDA 提交指定请求(RFD),以帮助指定其产品的 PMOA。

由于药物(drug)和生物制品(biologic)都是药品(pharmaceutical),为了简化表述,在本章的余下部分,单词"药物"(drug)将用来代表药物(drug)或生物制品(biologic)。

医疗器械的风险管理由 ISO 14971[1] 规定,而药品的风险管理由 ICH Q9[57] 规定。ICH Q9[57] 借鉴了 ISO 14971,因此两者之间存在相似之处。这两份文件都关注健康和安全,并期望进行风险识别、风险的降低和风险评估。

如前所述,安全是整个医疗器械的一个属性,应在系统层面进行处理。由于本书讨论的是医疗器械的风险管理,因此本章重点关注 PMOA 为器械的组合产品。对于 PMOA 为药物的组合产品,药品风险管理占主导地位。

在许多情况下,组合医疗器械是药物制造商和器械制造商共同努力的结果。在这种情况下,药物和器械的制造商必须对他们的组件进行风险分析。代表 PMOA(器械或药物)的制造商将负责整合器械和药物的风险评估,以生成组合器械的风险管理报告。

在考虑组合器械的风险时,我们可以将风险分为以下三类。

1)仅与药物相关的风险。例如配方(强度、纯度、效力、黏度等)、适应证(疾病、目标患者)和无菌性。

2)仅与器械相关的风险。例如无菌、机械方面(尖锐物、夹点)和剂量完成指示。

3)由于器械/药物相互作用导致的风险。例如剂量准确性、剂量不足/过量和输送失败(目标错误)。

对于组合医疗器械,涉及器械、药物或生物制品,一个好的策略是首先对组合器械的每个方面进行风险分析,即器械部分、药物部分和生物制品部分,然后分析各部分之间相互作用所产生的风险,例如药物与器械之间的相互作用。接着,将所有信息汇总到风险评估和控制表(RACT)中,确定综合剩余风险。

组合器械的危险示例:磨损碎屑、颗粒、由器械和药物相互作用引起的危险,例如药物的化学变化或由药物导致的器械故障。

第 33 章

基本安全与基本性能

IEC 60601-1[7]是针对非植入式医用电气（ME）设备的标准。IEC 60601-1[7]定义了以下两个特殊术语。

1）基本安全：当 ME 设备在正常状态和单一故障状态下使用时，不产生由物理危险（源）直接导致的不可接受的风险（IEC 60601-1[7]第 3.10）。

2）基本性能：与基本安全不相关的临床功能的性能，其丧失或降低到超过制造商规定的限值会导致不可接受的风险（注：基本性能较容易理解的方式是考虑其缺失或降级是否会导致不可接受的风险）（IEC 60601-1[7]第 3.27）。

理解并具备识别医疗器械的基本安全和基本性能的能力，是证明符合 IEC 60601-1[7]标准的关键。

33.1 如何识别基本安全

基本安全在医疗器械不执行其临床功能时进行考虑。分析 IEC 60601-1[7]的所有相关要求，并确定在正常状态和单一故障状态下，设备是否可能产生危险。这是识别设备基本安全的基础。

33.2 如何识别基本性能

基本性能涉及设备的临床功能，请按以下步骤进行。

1）列出您的所有临床功能。

2）识别出那些故障或降级可能导致伤害的功能，这些是基本性能的候选项。

3）使用 RACT 来确定步骤 2）中每个候选功能的风险等级。如果某个临床功能的剩余风险不可接受，那么该临床功能就是设备的基本性能的一部分。

如果在步骤 3）中确定某个基本性能易出现降级，则应规定一个降级限值，风险在此限值之前是可接受的，超过此限值，风险将变得不可接受。

请注意，医疗器械有可能没有基本性能。这意味着设备的风险得到了控制，使得其任何临床功能的丧失或降级都不会导致不可接受的风险。

第 34 章

ISO 14971 与其他标准之间的关系

正如第 6 章所述,许多与安全相关的标准依赖于 ISO 14971[1] 来确定安全风险。以下将描述 ISO 14971[1] 与 IEC 60601-1[7]、ISO 10993-1[20]、IEC 62366[19] 和 ISO 14155[18] 之间的关系。

34.1 与 IEC 60601-1 的交互

IEC 60601-1[7] 与医用电气(ME)设备的基本安全和基本性能的通用要求有关,适用于非植入式医用电气(ME)设备。

IEC 60601-1[7] 对 ISO 14971[1] 进行了规范性引用,并要求按照 ISO 14971[1] 进行风险管理。这意味着如果不符合 ISO 14971[1],就不可能符合 IEC 60601-1[7]。

IEC 60601-1[7] 规定了某些有助于风险管理过程的要求和可接受性准则。例如,IEC 60601-1[7] 中对防电击有详细的要求。IEC 60601-1[7] 中提供了测试设备、测量方法和符合性准则。因此,如果医用设备符合 IEC 60601-1[7],则可以声称,例如,该设备的电击风险是可接受的。

在其他情况下,例如对于医疗器械发射的超声波能量的安全性,IEC 60601-1[7] 没有提供任何安全测试方法或可接受性准则。因此,它遵循 ISO 14971[1] 的风险管理过程。

在某些情况下,是否将医疗器械设计的某些方面纳入 IEC 60601-1[7] 的范围是由风险管理过程决定的。例如,在 IEC 60601-1[7] 中,"应用部分"具有特殊含义。它是设备为了执行其临床功能而与患者接触的部分。在某些情况下,医疗器械可能会与患者或用户接触,但并非是为了执行设备的临床功能。此类接触可能成为危险的来源。IEC 60601-1[7] 遵循 ISO 14971[17],确定如何处理设备中与患者/用户接触但不是应用部分的部件。

基本性能的概念在第 4.1 节中进行了定义,并在第 33 章中进行了详细说明。IEC 60601-1[7] 要求制造商识别医疗器械的基本性能。有许多专业检验机构为制造商进行 IEC 60601-1[7] 的符合性测试。作为检验机构的输入,除了医疗器械样品外,检验机构还期望制造商识别设备的基本性能。

使用符合 IEC 60601-1[7] 作为风险可接受性声明的基础时,需要记住的一点是,IEC 60601-1[7] 本身并不是一种风险控制。能够通过 IEC 60601-1[7] 检验的设计特征才是风险控制。因此,通过 IEC 60601-1[7] 检验的结果是风险控制有效的客观证据。

34.2 与 ISO 10993-1 的交互

ISO 10993 是一系列标准,编号从 ISO 10993-1~ISO 10993-20。ISO 10993-1[20] 是关于

在风险管理过程中对医疗器械进行的生物学评价和测试。ISO 10993-2~ISO 10993-20 分别致力于生物相容性的特定方面。这个系列标准的目的是保护人类免受使用医疗器械带来的生物学风险。

被认为是不良反应（即危险）的生物学反应范围相当广泛且复杂，并因人而异。这些反应包括细胞毒性、致敏性、刺激性、血液相容性、热原性、致癌性和遗传毒性。

ISO 10993-1[20]并不打算提供一整套固定的测试，包括可以提供给制造商用来证明生物相容性的符合/不符合准则。相反，该标准提供了关于如何确定所需测试的指导，目的是对医疗器械所提供的受益实现可接受的风险水平。

ISO 10993-1[20]将生物学风险管理视为根据 ISO 14971[1]进行的对人的安全风险管理整体过程的一部分。进行生物学评价的目的是满足 ISO 14971[1]和 ISO 10993-1[20]的要求。

执行生物学评价需要进行策划。生物学评价计划是整体风险管理计划的一部分，可以将这两个计划合并在一起。生物学评价计划必须包括医疗器械生物学风险的识别、估计和评价的安排。此外，该计划还必须包括对以下活动的识别、评审和批准：生物学风险控制、剩余生物学风险及其披露。

生物学风险分析的活动之一是识别生物学危险。这涉及考虑所使用材料的毒性水平，以及材料的暴露途径和持续时间。有时，材料的物理特性会影响材料的毒性水平，这包括材料的表面粗糙度或孔隙率等因素。材料的化学特性也可能带来生物学危险。例如，不同种类的金属可能会引发电化学腐蚀过程，从而产生生物学危险。

作为危险识别的一部分，应考虑潜在的影响因素，如材料、添加剂、加工助剂、催化剂等的选择。同样，下游过程，例如焊接、灭菌、降解材料和包装，也可能引入危险。

器械生物学危险的特征描述包括识别暴露于材料的类型和持续时间。例如，暴露于完整皮肤与暴露于内部组织（如血液或大脑）有很大不同。

风险估计需要了解暴露于有毒物质的可能性以及可能导致的潜在伤害的知识。暴露的概率可以通过有毒物质的可接触性和器械的预期用途来推断。严重度与在暴露组织中的生物剂量反应有关，并可根据已发表的文献或动物研究进行估计。

风险控制措施旨在降低潜在风险。以下是一些风险控制的例子。

1）通过设计变更来消除设计或制造过程中使用的有毒材料。

2）改变物理/几何属性。

3）缩短暴露时间。

4）避免更危险的暴露途径。

生物相容性还可以通过识别对某些易感患者的禁忌证来为器械风险管理提供指导。例如，某个产品可能对成人是安全的，但对婴儿则可能不安全。

对医疗器械生物学风险的评价是综合剩余风险评价的一部分。进行风险评价需要了解风险可接受性准则。风险可接受性准则是设计过程开始时在风险管理计划中制定的。

必须对风险控制的实施和有效性进行验证。实施验证通常可以通过正常的设计验证测试来实现。生物学评价可以作为生物学风险控制有效性的验证。

生物学评价对风险管理的一个重要作用是提供数据，这使得风险估计更加准确，而不是简单地对最坏的结果进行假设。例如，生物相容性表明 2% 的患者群体可能会对器械材料产生过敏反应。这个数值有助于 P_1 的推导。

生物相容性测试可能非常耗时而且费用高昂。一个合理的生物相容性策略可以为豁免某些测试提供理由。这个策略可以基于毒理学信息或材料先前使用的相关信息。这不仅高效，而且也符合伦理。在某些情况下，通过使用化学和体外测试替代动物测试可能是可行的。

34.3 与 IEC 62366 的交互

IEC 62366[19]是医疗器械的可用性工程标准。其目的是最大限度地减少使用错误，并以安全为主要关注点。据了解，适当的医疗器械可用性工程可以控制部分使用错误，但不能控制所有的使用错误。可用性工程过程与风险管理过程之间的关系在 IEC 62366[19]图 A.5 中进行了说明。这两个过程都关注与安全相关的医疗器械特性。具体来说，IEC 62366 侧重于与安全相关的用户接口特性。可用性工程通过评价使用错误可能导致危险情况的可能性来评价使用错误的安全影响。

IEC 62366[19]设想了两种类型的正式测试：形成性测试和总结性测试。形成性测试在设计和开发阶段进行迭代，目的是探索用户接口设计的有效性，并识别潜在的使用错误或误使用。形成性测试通常没有正式的可接受性准则。它们的目标是指导用户接口的设计，并达到确保成功完成总结性测试的质量水平。从风险管理的角度来看，形成性测试的重点是降低可能导致危险情况的使用错误的发生概率。

总结性测试是在用户接口开发结束，形成性测试完成后进行的。总结性测试的目的是提供客观证据，证明用户接口对安全风险的影响是可以接受的。对于可能导致严重伤害的使用错误，例如致命的或危重的伤害，期望所有总结性测试参与者在没有使用错误的情况下完成相关任务，或者提供充分的理由，证明已采取所有可行的缓解措施以防止使用错误。对于那些不会导致严重伤害的使用错误，可以使用定量可接受性准则，例如 95% 的测试参与者在 5min 内完成任务且没有使用错误。总结性测试可以作为验证风险控制有效性的一种手段。

风险管理可以为可用性工程提供信息，影响是否进行总结性测试的决定。这样的影响是通过识别用户接口是否与安全相关实现的。对于与安全相关的用户接口，需要进行总结性测试。总结性测试参与者的数量选择可以依据风险管理提供信息。

IEC TR 62366-2[24]提供了公式 K.1 如下

$$R=1-(1-P)^n$$

式中，R 是观察或检测到可用性问题的累计概率；P 是单个测试参与者出现可用性问题的概率；n 是测试参与者的数量。

给定风险可接受性准则和 P_2 的数值，可以推导出危险的最大概率，从而推导出使用失效的概率 P。此外，可能会有一个"公司"方针，要求在总结性测试中检测到使用失效的概率 R 必须，例如 ≥90%。有了这两条信息后，可以推导出参与者的数量。例如：假设最大可容忍的 P 是 10%，而根据"公司"政策 R 是 90%。参与者的数量 n 可以计算出为 22。您也可以使用 IEC TR 62366-2[24]中的表 K.1 来达到同样的目的。

风险管理对可用性工程的另一个输入是指示用户接口中与安全无关的部分，从而使可用性工程部门能够利用专家评审来对这些部分进行较小改动，而不是进行新的总结性测试。

可用性工程对风险管理的影响不仅在于识别可能导致危险的使用错误，还在于进行总结性研究，这些研究可以作为风险控制有效性的验证。

34.4 与 ISO 14155 的交互

ISO 14155[18]是关于医疗器械对人类受试者的临床调查。ISO 14155[18]对 ISO 14971[1]进行了规范性引用，要求在进行临床调查之前，应根据 ISO 14971[1]估计在临床调查中与医疗器械使用相关的风险。

ISO 14155[18]指出，临床调查、临床试验和临床研究是同义词。因此，在本文中，这些术语可以互换使用。

在临床调查中，风险可以从两个角度来看待：研究前和研究后。在研究开始之前，风险管理按照 ISO 14971[1]用于识别参与研究的参与者所面临的危险，估计风险，控制风险，并进行受益 - 风险分析。在这个过程中，风险管理表现为一种预测性工程技术。研究开始后，风险管理对不良事件采取反应措施，并试图将对研究参与者的任何伤害降到最低。

风险管理与临床调查之间存在双向信息流。实际上，临床调查是风险管理过程的一部分。

有关风险管理与临床调查之间信息流的描述，请参见第 30.7 节。

第 35 章

风险管理过程指标

许多企业都对过程指标感兴趣，风险管理过程也不例外。但是，如何衡量风险管理过程的绩效呢？

如果一个项目取得了成功，达到了目标，监管机构没有提出或发现问题，而且产品在市场上表现为安全，这是否说明风险管理过程是成功的？还是只是运气好？当一切顺利时，人们往往会认为自己有一个良好的风险管理过程，可能没有动力去实际衡量风险管理过程的有效性。

我们该如何衡量风险管理过程的有效性和成功呢？我们衡量什么？我们如何进行衡量？而且，如果我们能够衡量它，什么被认为是好的，什么又是不好的呢？衡量优劣的标准是什么？

目前尚无关于如何衡量风险管理过程有效性的共识。但在以下各节中，我们提供了三种可供考虑的选项。

35.1 与历史项目的比较

如果一家公司已经生产并商业化了大量医疗产品，并收集了关于每个产品审批过程的顺利程度，以及是否涉及任何现场安全纠正措施的数据，那么该公司可以潜在地创建一个基于以前产品表现的综合基准。利用这个基准，可以衡量新产品的风险管理过程。

这种方法的问题在于，它是一个滞后指标。它也许在一切结束多年后，才能说明一个项目的风险管理是否达到了预期。

35.2 问题检测历史

与第 35.1 节中的方法类似，本节的方法依赖于历史性能和数据收集。但该方法可以为风险管理过程的绩效提供一个领先指标。

在风险管理过程中，对安全有潜在不利影响的问题会被识别并得到缓解。这些问题通常是产品开发团队没有注意到的与设计相关的问题。在假设设计团队的成熟度和绩效保持不变的情况下，可以推测并期待安全问题有一个确定的检出率。如果新项目的问题检出率显著低于历史水平，可以推断当前的风险管理过程不如过去的项目有效。

这种方法的问题在于团队绩效不是恒定的，项目的复杂程度也不同，并且安全问题的识别可能是主观的。因此，得出的结论只是推测。

35.3 主观评估

在这种方法中，需要参与项目且具有丰富风险管理经验的人对项目进行多方面的评估，举例如下。

1）工作会议的工作效率及其运行效果。
2）对识别危险和估计风险的能力是否充满信心。
3）风险管理过程对参与的职能团队之间沟通的促进作用。
4）风险管理对提议的设计变更产生的安全影响的识别能力。

这种方法同样不精确，但可以向管理层提供实时反馈。尽管它是主观的，但其价值并不逊色于本章提供的其他两种方法。

第36章

风险管理与产品开发过程

随着技术的进步，越来越精密、越来越复杂的器械被生产出来以应对棘手的医疗状况。这些器械中许多都使用危险且潜在致命的能源，如伽玛辐射和激光，或向患者体内注入生命支持药物。这些医疗器械复杂性的增加带来了更多的好处，同时也增加了安全风险。

ISO 14971[1]关于风险管理的要求适用于医疗器械的整个生命周期，这包括生命周期的产品开发阶段。

在产品开发过程中考虑产品风险，可以将系统的安全特性作为产品开发过程的一个组成部分进行开发，并有效集成到系统架构中。这可以降低产品开发成本，同时加快产品开发进度。

安全特性以及对类似产品过去性能的历史信息的调查等活动，可以为了解新器械的潜在风险提供帮助。借助这些知识，系统可以被战略性地构建以实现最佳的安全和性能。

事先考虑安全的情况下，设计中应考虑一些特性，举例如下。
1）系统的安全方面应尽可能简单，具有清晰易懂的设计和操作。
2）如果可能，系统的安全关键部分的功能应独立于系统的其余部分。
3）应明确定义与系统安全关键部分的接口。

当今大多数医疗系统都很复杂。设计中可能存在一些潜在的设计缺陷，这些缺陷可能导致意外行为。因此，建议在安全关键部分与系统的其余部分之间创建功能和设计边界，并创建防火墙以限制潜在设计缺陷的影响。

在对医疗器械申请的监管评审过程中，器械设计，特别是设计的安全方面，会受到严格评审。一个设计良好的系统，具有清晰和简单的安全子系统，将更容易被评审，问题更少，并且更快地获得批准。

36.1 基本设计输出的识别

CFR 20 第 820.30 部分[58]规定："设计输出程序应包含验收标准或提供其索引，并确保那些对器械正常功能至关重要的设计输出被识别出来。"

可以说，基本设计输出（EDO）是对医疗器械的安全和有效性至关重要的设计输出。

在 CFR 21 第 820.30（d）中提到的"设计输出"一词可以有不同的含义。设计输出是每个阶段设计工作的结果，也是整个设计工作结束时的结果。因此，可能会有中间设计输出和最终设计输出。

FDA 将成品设计输出定义为器械主记录的基础，并定义器械的总成品设计输出为设备本身及其包装、标签和器械主记录（DMR）。

那么，什么是 EDO？它们为什么重要？一旦识别出它们，我们该如何处理它们？我们逐一回答这些问题。

1）EDO 是实际成品设计输出的元素，其缺失或降级将对器械的安全或正常功能产生不利影响。例如，某个部件的特定尺寸或某个组件本身都可能是基本设计输出。

2）EDO 之所以重要，是因为它们对器械的"正确运行"，即器械的安全和有效运行至关重要。

3）一旦识别出 EDO，就应执行某些政策，以提高对这些输出的实施和性能的信心。其形式可以是提高工艺能力要求、加强质量控制（QC）检查等。

那么，风险管理在 EDO 中起什么作用呢？如上所述，EDO 对设备的安全和有效功能至关重要。风险管理关注安全，并且可以协助在产品设计过程中识别 EDO。图 36-1 说明了从安全角度识别 EDO 的策略。该策略是围绕 BXM 方法设计的，但也可以适用于其他方法。

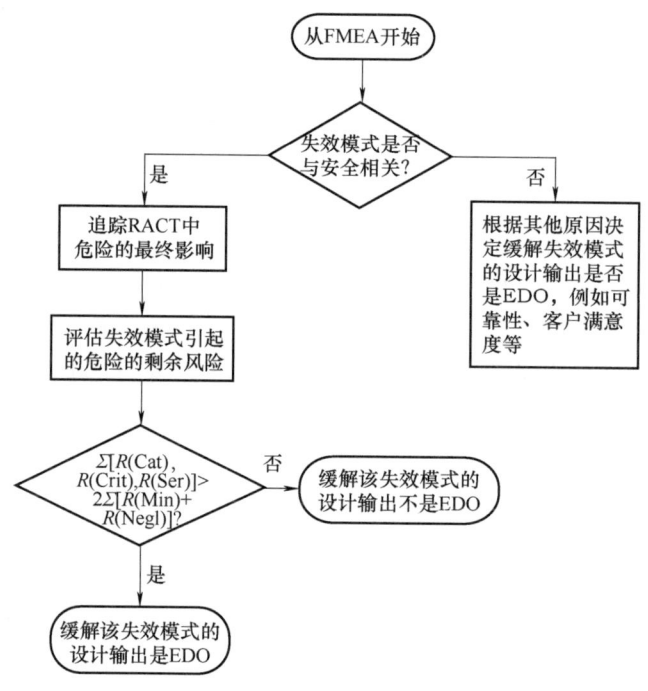

图 36-1　EDO 的识别

核心概念是使用失效模式和影响分析（FMEA）来帮助识别 EDO。并非每个失效模式都有安全影响。对于与安全无关的失效模式，其他原因可能会决定某个设计输出是否为 EDO。例如，可靠性或客户满意度可能导致制造商将某个设计输出声明为 EDO。如果失效模式确实有安全影响，那么我们需要了解它可能给患者/用户带来的风险大小。与安全相关的失效模式必然与系统的一个或多个危险相关联。使用 RACT 来确定由该失效模式导致的危险的剩余风险。您最终应该得到五个数字，每个数字对应一个伤害严重度等级。将"致命的""危重的"和"重大的"前三类的剩余风险相加。同时，将"轻微的"和"可忽略的"后面两类的剩余风险相加。如果前三类风险是后两类风险的两倍以上，则将该设计输出声明为 EDO。当然，这只是一个建议的策略，您可以根据自己的质量管理体系（QMS）进行调整，重点是要有合理的依据和已记录的策略。

实现医疗器械基本性能的设计输出，可以被视为器械 EDO 的一部分，如 IEC 60601-1[7] 中所定义。

36.2 风险管理与生命周期的相关性

风险管理是一项为产品开发生命周期增值的活动。如果公司将风险管理视为一种不得不做的负担，或是为了使其产品获得批准而走的形式，那么他们就会错过可以从风险管理获得的价值。

图 36-2 说明了一个典型的产品生命周期。蓝色三角形表示风险管理交付成果及其与产品生命周期的相对时间。在开始阶段，在收集到客户的需求并发布概念后，形成风险管理文档，并编写风险管理计划。与此同时，产品开发产生系统需求规范和架构。基于这些早期工作成果，进行初步危险分析（PHA）。PHA 为产品开发提供了以下宝贵的输入。

1）它可以为管理层提供建议，帮助决定是否投入项目。如果 PHA 表明产品的风险将超过其受益，管理层可以在投入大量资源之前停止项目，以避免后续取消项目的损失。

2）如果估计产品风险是可控的，PHA 可以识别设计中的安全关键因素，从而使产品开发团队在进入设计阶段时能够了解应将资源集中在哪些方面。这有助于减少浪费并优化产品开发中的资源使用。

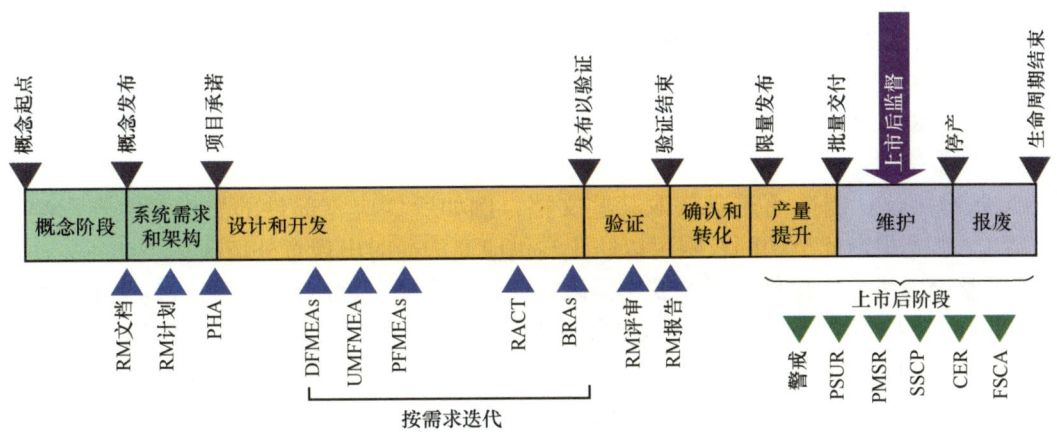

图 36-2　风险管理和产品生命周期

在项目获得批准并投入资源后，设计和开发将正式开始。随着产品、过程和用户接口设计的逐步完成，失效模式和影响分析也开始进行。FMEA 向设计团队提供反馈，以改进设计。风险管理过程为产品开发团队提供的另一项益处是风险估计，这不仅使团队能够根据风险确定验证测试的样本量，还能提醒设计团队关注潜在问题区域。设计团队越早发现这些问题，解决这些问题的成本就越低。

在风险评估完成后，应进行受益 - 风险分析，以提供证据证明器械的受益超过其风险。这是注册申请的关键部分，没有这部分内容，您无法获得产品上市的批准。

在产品发布后，风险管理将在生产和生产后阶段继续对产品进行监控。关于产品性能的新信息将反馈到风险管理过程中，并评估是否需要对已经进行的风险估计进行更新和 / 或改进。

第 37 章

供应商的风险管理

大多数医疗器械制造商从供应商处购买零部件和组件来制造其产品。风险管理这一主题既影响着成品医疗器械的制造商，也影响着它的供应商。从监管的角度来看，成品医疗器械的制造商负责申请审批，并必须证明器械的安全和性能。然而，制造商的供应商也在医疗器械的安全中发挥着作用。本章将从制造商和供应商两个角度讨论风险管理与产品安全相关的内容。

37.1 制造商角度

供应的零部件对产品安全有影响。例如，供应的零部件可能未能按规范执行，或超出标称规格。供应商可能会在未通知制造商的情况下更改材料或制造过程。这些都可能影响医疗器械的安全。制造商可以采取多种措施来确保医疗器械与所使用的零部件相关的安全。

1）供应商变更控制：制造商应了解供应零部件的设计或制造的变更。这包括对所供应零部件原材料的变更。

2）质量检查：可以在进货检验时对供应的零部件进行检验，或者达成双方协议在供应商处进行质量检验。

3）质量协议：制造商需要获取某些文档，例如所供应零部件的失效模式和影响分析（FMEA）。事先规定此类访问权限可以防止与供应商沟通时出现意外情况。

为了整合因供应零部件造成的安全风险，制造商需要了解所供应零部件的失效模式及与其规格的任何偏差。供应零部件的失效模式是其 FMEA 中的最终影响。对规格偏差的了解来自供应商的内部变更请求。这些信息应整合进成品医疗器械的 FMEA 中。例如，采购的塑料外壳可能在某个特定位置出现开裂的失效模式。来自供应商的这些信息可以帮助制造商评估这种失效的安全影响。或者，供应商可能开始使用一种有毒的新制造工艺辅助材料。对这一过程变更的了解将帮助制造商评估对成品医疗器械的安全风险影响。所有这些来自供应商的信息应纳入成品医疗器械的风险评估和控制表（RACT）中。

37.2 供应商角度

供应商并不为成品医疗器械的审批提交申请。但他们确实对包含其所供应零部件的医疗器械的安全有贡献和责任。由于安全风险管理是在系统级别上进行的，即患者/用户与器械交互的级别，零部件供应商无法评估医疗器械的安全风险，这是成品医疗器械制造商的责任。一个例外是供应商生产成品医疗器械的情况。在这种情况下，供应商能够评估医疗器械的安全风险。

供应商应对其所供应的零部件进行 FMEA，以了解其供应的零部件在哪些情况下会导致不满足其要求和规格，可能导致这些失效的原因，以及这些失效的发生概率。这些信息应与这些零部件的客户共享。

供应商可能知道其供应的零部件将如何 / 在何处使用，但也可能不知道，例如在通用零件（如螺钉）的情况下。供应商的 FMEA 为其失效模式的危害性等级进行估计。危害性估计的一个组成部分是失效模式最终影响的严重度。成品医疗器械的制造商应根据供应零部件在成品医疗器械中所起的作用，告知供应商零部件失效模式的严重度。这些信息将帮助供应商正确地对所供应零部件的失效模式进行危害性排序。危害性越高，越应投入更多的努力和资源来缓解失效模式的影响，例如通过增加质量检查、提高过程能力或进行测试。如果供应零部件在多个不同的环境中使用，则应在供应商 FMEA 中使用最高的严重度排序。例如，供应的阀门可能在多种应用中使用。阀门失效的严重度取决于其被使用的医疗器械。

第 38 章

公　　理

公理是不言自明的真理，是我们用来构建知识和分析的基础。以下是建议牢记的关于医疗器械风险管理的 10 条公理，参考这些公理可以帮助风险管理从业者获得清晰的思路。

1）安全不是任务，而是一种约束。客户购买医疗器械是为了获得临床受益，同时期望其安全性。

2）即使没有故障发生，即在正常操作条件下，也可能出现危险情况。

3）安全是系统的一种涌现属性，仅了解系统组件的安全并不能保证系统的安全。

4）在一系列事件导致危险情况之前，危险不会造成伤害。

5）安全和可靠性不是一回事，参见第 28 章了解更多详情。

6）严重度是对伤害的描述……，而不是对原因、危险或危险情况的描述。

7）在风险管理术语中，死亡不是一种伤害。

8）风险控制的目标是降低风险（严重度、可能性）。

9）软件本身永远不是危险，但可能导致危险。

10）高度可靠的软件不一定是安全的。

第 39 章

特 殊 主 题

本章涵盖了一些特殊主题，这些主题本身并不属于风险管理过程的一部分，但对医疗器械风险管理从业者来说是有参考价值的。

39.1 困境

在没有明显危险迹象的情况下，人类心理倾向于使人变得目光短浅，失去对潜在危险的关注。这就是为什么大多数政府倾向于以高得多的成本来应对灾难，而不是以较低的成本来预防灾害。

同样，当风险管理预测不良事件的高风险时，如果没有任何不良事件的报告发生，人们往往会认为"以前没有发生过，因此将来可能不会发生。"这种想法降低了高风险事件应有的关注度。

成功的风险管理可以避免不良事件和伤害，创造出一种"无风险"的感觉。这可能导致包括管理层在内的外部人员缺乏对风险管理的认识，可能会出现自满感，从而减少对风险管理的关注和投资。

有时，甚至政治动机和抱负也会参与其中。当一个人在危机中挺身而出、挽救危局时，职业生涯往往会得到提升。温斯顿·丘吉尔（Winston Churchill）曾说过："永远不要浪费一次好的危机。"遵循风险管理的建议以避免前所未有的危机，可能会看起来像是在没有发生过的事情上浪费金钱和资源。如果什么都没有发生，这些预防措施就得不到认可。另外，忽视风险管理的警告并冒险行事可能会导致危机的发生，这可能会为"英雄"创造站出来灭火的机会。英雄是否成功并不重要，英雄主义将得到回报。

39.2 卡珊德拉（预言家）

卡珊德拉是希腊神话中的一个角色，她能够预见未来的灾难，但被众神诅咒，以致当她警告世人时，没有人会相信她。这是一个术语，用于指代警告未来灾难但不被相信的人。

美国前总统比尔·克林顿和乔治·W.布什的反恐顾问理查德·克拉克（Richard Clarke），曾写过一本书《深度预测：寻找能够阻止灾难的预言家》[59]。在这本书中，他谈到如何识别如同卡珊德拉一样的预言家，并如何在不被过度恐惧所困扰的情况下从他们的远见中受益。

在医疗器械风险管理中，我们需要分析已知和可预见危险的风险。预言家通常更能看到可预见的危险。问题在于，如果某个可预见的事件从未发生过，可能很难说服您的组织为此投入资源。

克拉克建议不要轻视，而是采取监控和对冲策略。这意味着花费少量资源来监测可预见的危险。也许可以进行一些实验——调查、研究并收集数据。如果数据支持预测，那么可以投入更多资源来缓解这种危险。否则，您也许能够反驳该假设。您不必一次性做出最终决定，可以分步骤进行。

39.3 个人责任

隐瞒与安全相关的缺陷或伪造测试结果是非法的，并会带来严重的法律后果，包括对肇事者的个人责任。例如，《华尔街日报》在1996年8月9日发布了一篇报道，报道了C.R. Bard公司的三名高管被定罪，罪名是故意共谋隐瞒导管模型中潜在的致命缺陷并销售未获得FDA批准的器械。他们被判处监禁。在另一个例子中，《每日电讯报》在2013年12月10日发布了一篇关于PIP®乳房植入物创始人Jean-Claude Mas的报道，他因故意在乳房植入物中使用未获批准的硅凝胶而被判处4年监禁。

需要注意的是，这并不意味着如果医疗器械导致伤害，就自动得出参与该器械设计和生产的人应承担刑事责任的结论。众所周知，即使制造商遵循合理的风险管理实践并尽其所能防止对人造成伤害，某些伤害也是不可避免的。

39.4 创建安全文化

文化是公司的命脉，它体现在我们的使命、我们看待自己的方式、我们所持的价值观、我们的沟通方式和讲述故事的方式，以及我们对未来的愿景。文化帮助我们定义自我，并帮助我们在工作的行业和社区环境中看待自己。

公司的文化很重要，因为它是所做商务决策的基础。它建立了我们对自己的隐含期望，当我们所选择的方向与公司文化一致时，不需要解释或辩护。例如，一家重视创造的公司会比一家文化保守的公司更能接受激进的想法。

一家关注生产更安全医疗器械的公司，应该将安全视为文化的一部分并加以推广。正如ISO 14971所承认的那样，最高管理者在创建安全文化中发挥着重要作用。公司高层决定了组织文化，他们可以把安全至上的态度、信念和价值观融入公司文化中。

安全文化是什么样子的？安全文化的特征有哪些？

1）最高管理者的态度是，患者/用户的安全在公司的业务中至关重要。

2）组织内的人有一种安全感，因为他们不会因识别公司生产的产品的安全风险而受到惩罚。

3）人们毫不怀疑患者/用户的安全是第一位的，大家都希望帮助团队降低安全风险。

4）人们对风险管理过程充满信任和信心，可能会以公开的指标为基础，例如工厂中常见的"N天无事故"标志。

5）每个人至少对风险管理以及他们个人的工作如何影响产品安全有基本了解。

6）在风险管理的工作中有跨部门的协作。

7）人们基于对风险的了解来行动，而不是基于恐惧和恐慌。

尽管最高管理者对于安全的重要性声明以及安全政策的制定很重要，但行动可以为这些词语和政策注入活力。管理层可以采取以下一些行动。

1）为个人提供培训和资源。

2）赞扬产品的安全记录。

3）如果显然个人的疏忽是安全问题的根本原因，则追究其责任。

4）列出发布不安全产品的成本，包括返工、召回、责任、和解协议。管理层可以创造一种规模感。例如，一次召回意味着损失数百万美元的收入和商誉，这会导致奖金/加薪的损失，以及若干个工作岗位的损失。

最高管理者也可以创造出与安全文化相反的文化。如果领导者威胁要惩罚那些过于关注安全的个人，那么安全意识将被压制。最高管理者对公司文化的影响有很多例子。例如，在2015年，日本公司东芝几乎倒闭，因为发现东芝在2008—2014年间伪造财务记录，虚报营业利润1518亿日元（12.3亿美元）。造成这一现象的原因是最高管理者设定了不切实际的财务目标。中层管理人员不敢反对，并且为了不让上级管理人员失望，因此向员工施压，伪造财务记录。另一个例子是大众柴油机丑闻，首席执行官马丁·温特科恩（Martin Winterkorn）设定了不切实际的难以实现的销售目标。这种压力渗透到管理的各个层级，直到工程师们发现通过技术手段可以欺骗柴油发动机的排放测试，使其看起来比实际的燃烧更清洁。通过这一手段，他们能够售出更多的汽车。

这些故事听起来令人震惊，您甚至可能无法想象这种情况会发生在您的工作场所。然而，这些事件并不是一夜之间发生的，而是一个缓慢滑向深渊的过程。美国心理学家黛安·沃恩（Diane Vaughan）创造了"偏差正常化"一词，来描述偏离正确行为的行为在企业文化中变得正常化的过程。这一转变是渐进的。人们通过衡量与先前状态的变化来判断情况。一个小的偏差，尤其是当没有导致不可接受的结果时，便会在经过一段时间后成为新常态。想象一下，一个不道德的员工从收银台偷了一枚小硬币而没有后果。在最初的一两次中，这种行为让人感到不适。然而，过了一段时间后，小的偷窃行为变得正常且舒适。然后尝试稍微大一些的盗窃。如果什么事都没发生，如此这般就成为新的常态。这种情况可能会持续，而且这个人可能很长时间没有被抓。到那时，这个人可能已经轻松地挪用了大量资金。当消息曝光后，人们第一次听到时，他们会认为这个人是不正常的，这种行为不可想象。

积极地提升到安全文化可以遵循相同的渐进过程。在管理层的培养下，公司文化可以逐步转变为一种既定的实践模式和对安全的态度。

39.5 预测未来

虽然风险评估可能提供足够的证据，证明医疗器械在发布时的安全性是可接受的，但其安全状态可能不会随着时间的推移而持续存在。所做的假设可能会逐渐偏离，从而使得对受益优于风险的论断基础失效。一些例子如下。

1）风险控制随时间而退化，其有效性降低。

2）用户交互随时间变化，例如，新的临床方法的产生。

3）使用条件发生变化，例如，用于诊所的输液泵被送回家中给患者使用。

风险管理旨在预测未来，以预防/降低安全风险。以下是一些建议的方法，可以帮助更好地预测风险上升。

密切关注与器械相关的变化，包括设计、制造过程、维护和使用的变化。一些变化是故意且经过策划的，例如产品设计的变更；但也有一些变化是未被制造商策划的，例如市场上引入新的第三方医疗器械，与目标器械产生不良的相互作用。

使用 PMS 来确认假设。如果假设最初不正确或随着时间的推移变得不正确，则安全风险可能会增加。需要监测和确认的假设示例如下。

1）硬件的失效率。

2）用户会接受、理解并记住培训。

3）交接工作会正确进行，例如维护人员会使系统处于安全状态。

4）用户接口（UI）风险控制会随着时间的推移保持有效。随着时间的推移，人类会对刺激逐渐失去敏感度。警告标志在最初几次看到时可能会引起注意，但经过几周或几个月后，用户可能根本没有注意到它的存在！

明确记录假设，这使得更容易知道在 PMS 中需要监测什么。

医疗器械设计和制造所依赖的假设可能会被违反，实施以下两种策略将是明智的。

1）利用 PMS，检测和防止违反假设的更改。

2）在系统设计中建立弹性，以便在违反假设且未被检测到时，系统仍然保持可接受的安全性。

第 40 章

批判性思维与风险管理

批判性思维是一个智力上自律的过程，涉及接收信息并准确、客观地分析这些信息，保持无偏见。这说起来容易做起来难。

我们每个人都在思考。然而，如果没有批判性思维的训练，我们的许多思想都是有偏见的、扭曲的和不准确的。在日常生活中，我们基于无意识的思考做出决策，有时会导致严重的后果。本书并不是关于批判性思维的——那是一个更大的主题。但本章提供了一些批判性思维问题的例子，以使读者意识到思维错误对风险管理的潜在影响。

下面重点介绍一些导致思维错误的因素。

不信任：如果某些事物不符合我们的心智模型和信念，我们往往会忽视它们。您能想象出一种您从未见过的颜色吗？这是不可能的，因为您需要先有一种颜色的心智模型，然后才能想象它。如果一个您认为不可能发生的现象发生了，您会尽一切可能说服自己它并没有发生。从怀疑数据，到怀疑您的感知和分析。

过于专注：考虑一个测试人员，他的工作是验证特定要求。在观察系统以确定该要求时，可能会出现其他事件或事物。如果测试人员过于专注当前任务，他可能会错过重大的外部观察资料。一个称为"猴子商业"的有趣实验可以说明这一点。您可以在 YouTube 上观看 Daniel J.Simons 的视频，网址是 https://youtu.be/IGQmdoK_ZfY。还有一本名为《隐形大猩猩》相关书籍[60]。

证实偏见：如果我们相信某件事是真的，或者希望它是真的，我们往往会主动或被动地去接收那些有利于我们观点的信息，而对于那些有悖于我们观点的信息，通常会选择忽视。这是人类生活中经常发生的事情。例如，您可能听说过"爱是盲目的"这句俗语，它描述了一个人在恋爱时，看不到他所爱的人的缺点或缺陷。这是确认偏见的一种表现，其中只有支持所爱之人优点的信息被接受，而相反的信息则被拒绝。

证实偏见在科学和工程领域也会出现。Simmons 等人在《虚假的心理学》[61]一文中讨论了为了支持假设而偏向性地选择和处理测试结果。Simmons 说："数据收集、分析和报告的灵活性会显著增加实际的假阳性率。"这也被称为"摘樱桃"（cherry picking）。一些研究人员过去曾选择性地呈现仅支持自己主张的数据，丢弃反驳自己主张的数据。这就是导致了 21 世纪第二个十年初的复现危机的原因，因为许多科学研究在随后的调查中很难或不可能被重复。

证实偏见也解释了为什么当测试结果出现异常值时，人们往往倾向于寻找理由排除异常值，而不是寻找根本原因。

锚定偏差：您可能经历过这种情况，即当您对自己的想法或观点不太有信心时，听到别人的观点会影响您倾向于他们的一方，这就是锚定偏差。当另一个想法或信息片段锚定了您的思想并使您偏向于锚点时，就是这种情况。比如，如果您要猜测罐子里的糖果数量为 300

颗，但在您说出之前，一位受人尊敬的聪明人士说那个罐子里至少有 1000 颗糖果，您是否会把您的估计值提高到更高的数字呢？

在工作会议中，通常少数人倾向于主导并锚定其他团队成员的思想。通常拥有更多权威或资历的人具有这种权力。此外，声音最响亮的人或那些更自信、激动的人也可能会锚定其他人的思想。

可得性偏差：当某个想法或概念是更近期的，或是更容易记住的，会被认为更真实、更可能或更相关，这被称为可得性偏差。例如，当现场发生严重不良事件时，比如患者因医疗器械严重受伤，整个工程团队和管理层将把该事件视为必须解决的最高风险。与此同时，一个尚未发生的更糟糕的风险可能潜伏在幕后。

描述 - 经验差距：当一个人面临关于新情况的决策时，他们基于对情况的描述而感知的风险会高于在获得对情况的经验之后感知的风险。例如跳伞。一个从未跳伞的人在第一次跳伞之前会感到高度的风险。在经历了几次成功的跳伞之后，同一个人会觉得跳伞并没有那么危险。

与过去的比较：

1）我们倾向于用过去的经验来判断新的情况，即使过去的事件并不是一个好的类比。例如，被恶犬咬伤的人可能会对所有的狗感到恐惧。

2）当我们依赖最相似的过去经验时，我们通常会有一个较小样本量来进行比较。例如，一次重大的股票交易损失可能会使您对股票交易产生整体的厌恶。

上述认知陷阱的例子只是导致我们思维做出错误决策的众多方式的一部分。对于风险管理，我们需要保持警惕，以免遗漏危险，并对风险做出准确估计及做出最佳的设计决策以降低医疗器械的风险。在您的日常工作中，要注意我们所有人都存在的认知偏见，并尽量客观地考虑和评价您自己和他人的想法。

第41章

建议与智慧

掌握风险管理的工程和数学知识并不足以取得成功。某些额外的知识和经验有助于推动从业者走向成功。作为对前面章节所介绍知识的补充,以下是我从超过28年的医疗器械行业经验中得出的一些建议和智慧。

1)系统安全不应被视为成本或负担,而应作为降低项目成本、进度风险、法律责任和提高客户满意度的一种手段。

2)团队动态——团队成员之间的沟通效果,以及是否存在一种普遍的安全文化,都会对产品的设计和安全产生影响。

3)产品开发人员的注意力集中在如何让产品正常工作,而可靠性工程师和风险管理人员则专注于产品可能出现的故障。

4)发现可能导致危险的设计缺陷,可能会让设计工程师产生情绪反应,认为是对个人的冒犯。要对这种可能性保持注意和敏感,将您的发现描述为改善设计的机会,以实现维护患者/用户安全的共同目标。

5)整个产品生命周期中的团队连续性会对产品安全产生影响。可能存在这样的情况,即原始设计团队实施了某些未充分记录的安全特征,而在维护阶段,由于后续工程团队不了解这些特征存在的原理,可能会移除这些安全特征。

6)将风险管理文档提供给所有团队成员访问。访问这些信息有助于产品开发团队在设计和开发阶段做出更好的决策。

7)编写良好、易于阅读和理解的风险管理报告(RMR)能够极大地增强监管评审员的信心和信任。您的同事们也会喜欢那些编写良好、易于理解和评审的文档。

8)虽然遵守 ISO 14971[1] 可以合理地保证器械的安全,但这并不意味着器械不会造成伤害。

9)风险管理是一项活跃且持续的过程,只要医疗器械还在使用中,风险管理就不会停止。

10)在 RMP 中注明,应由具有相关医学知识的人员评审和批准那些评价伤害或伤害风险的文件,如 HAL、RACT、BRA。

11)良好的可追溯性对于变更影响分析和判断现场问题是否存在安全影响是非常宝贵的工具。

12)在进行 UMFMEA 时,团队中应包括具有临床知识的人员,如医生、护士或在诊所/手术室工作的临床工程师,他们知道产品的实际使用情况。

13)切勿忽视未遂事故或险情。这些是没有造成伤害的警告,是宝贵的学习机会,应该像对待真实事件一样对其进行学习。

14)保持风险管理文档和设计之间的一致性非常重要。随着设计的迭代,强大的变更控制和配置管理系统有助于确保风险管理文档与医疗器械的实际设计保持一致。

15）风险管理会产生大量难以评审的文档。当要求他人评审风险管理文档时，可以通过限制评审范围来简化他们的任务——向他们提出具体的要求，例如让医疗/临床人员从医学安全角度评审文档，而让机械工程师评价文档中机械方面的内容。

16）风险管理是一项协作性工作。除了正常参与的研发、制造、临床等部门外，邀请预期用户参与可以提供独特的视角，并可能识别出与他们在实际环境中的预期使用相关的风险。

17）尽管 BXM 方法采用了便于进行数学计算的数值方法，但不要误以为分析的结果是绝对真理。请记住，数学计算的输入仍然是估计值。然而，多次进行较小的估计并对它们进行数学聚合比进行一次性总体估计更好。这类似于估计公司的年度预算。首席财务官不会凭空得出一个数字。他会要求各级人员对他们的预算进行估计。然后，这些小的估计逐步聚合，直到确定整个公司的预算。

18）观察模式并推导预测分析。例如，新泽西州东奥兰治市的警察局通过监控摄像头观察到，盗窃汽车案发生前的普遍模式是在晚上 8 点左右在街道上有 5 人以上聚集。解决方案：当他们在监控摄像头上看到这一模式时，会派一辆警车经过。汽车盗窃案件显著减少！您能学到什么？在现场安全事件发生之前，是否存在某些模式？您能想到预防措施来避免现场安全事件吗？

19）培养并鼓励自己和他人的谦逊是很重要的。缺乏谦逊可能导致不合理的自信或傲慢。此时，探究精神会停止，并可能导致风险管理中的错误。

20）培养和鼓励想象力。

附　　录

附录 A　术语表

术　语	英文全称	中文释义
ADE	Adverse Device Effect	器械不良反应
AE	Adverse Event	不良事件
AFAP	As Far As Possible；equivalent to ALAP	尽可能低；等同于 ALAP
ALAP	As Low As Possible；equivalent to AFAP	尽可能低；等同于 AFAP
ALARA	As Low As Reasonably Achievable	可合理达到的最低
ALARP	As Low As Reasonably Practicable	尽可能合理地降低
受益	Benefit	使用医疗器械对个人健康的正面影响或期望的结果，或对患者管理或公共健康的正面影响[1] 在风险管理的背景下，受益指的是临床受益，定义为：诊断程序或治疗干预对个人健康的正面影响或期望结果，或对患者管理或公共健康的正面影响。受益可以用程度、概率和持续时间等进行描述[17]
BRA	Benefit-Risk Analysis	受益 - 风险分析
CAPA	Corrective and Preventive Actions	纠正与预防措施
CCF	Common Cause Failure	共因失效
CDRH	Center for Devices and Radiological Health—part of US FDA	器械和放射健康中心（美国 FDA 的一部分）
CE	Clinical Evaluation	临床评价
CFR	Code of Federal Regulation	联邦法规
CHL	Clinical Hazards List	临床危险列表
CIP	Clinical Investigation Plan	临床调查计划
CRC	Cyclic Redundancy Check	循环冗余检测
DFMEA	Design Failure Modes and Effects Analysis	设计失效模式和影响分析
DMR	Device Master Record	器械主记录
EMBASE	—	Elsevier 出版的数据库，包含超过 1100 万条记录，每年新增超过 50 万条引用。EMBASE 的国际期刊集包括来自 70 个国家的 5000 多种生物医学期刊
EDO	Essential Design Output	基本设计输出。对器械的安全和有效性相关的功能的正常运行至关重要的设计输出（CFR 第 21 篇第 820.30 节）

（续）

术 语	英 文 全 称	中 文 释 义
基本性能	Essential Performance	与基本安全不相关的临床功能的性能，其丧失或降低到超过制造商规定的限值会导致不可接受的风险
基本要求	Essential Requirements	MDD/AIMDD 附录 I。与医疗器械的安全和有效性相关的要求
Eudamed	—	欧洲医疗器械数据库
失效	Failure	实体无法实现其目的，失效可能是没有故障的
失效模式	Failure Mode	产品（系统、子系统或组件）无法执行其预期功能或无法满足其过程或设计要求的方式
故障	Fault	零件的异常状态，可能会导致失效
FCA	Field Corrective Action	现场纠正措施：制造商由于技术或医疗原因对已销售产品采取的措施，以防止或降低严重事故的风险
FMEA	Failure Modes and Effects Analysis	失效模式和影响分析
FSCA	Field Safety Corrective Action	现场安全纠正措施：制造商由于技术或医疗原因对已销售产品采取的纠正措施，以防止或降低与市场上销售的器械相关的严重事故风险[2]
FSN	Field Safety Notice	现场安全通知
FT	Fault Tree	故障树
FTA	Fault Tree Analysis	故障树分析
GSPR	General Safety and Performance Requirements	通用安全和性能要求
GUI	Graphical User Interface	图形用户界面
HAL	Harms Assessment List	伤害评估列表
HHA，HHE	Health Hazard（Analysis, Appraisal, Evaluation）	健康危险（分析、评估、评价）
HiPPO	Highest Paid Person in the Office	办公室中薪酬最高的人
HS	Hazardous Situation	危险情况
IB	Investigator's Brochure	研究者手册
ICH	International Conference for Harmonization	国际协调会议
IFU	Information for Use	使用说明
IMDRF	International Medical Device Regulators Forum	国际医疗器械监管者论坛 http://www.imdrf.org/
INCOSE	International Council on Systems Engineering	国际系统工程委员会
IS	Information for Safety	安全信息
ISAO	Information Sharing Analysis Organization	信息共享分析组织
KOL	Key Opinion Leader	关键意见领袖
遗留器械	Legacy Device	已合法投放市场并仍在销售的医疗器械，但缺乏足够的客观证据证明其符合当前版本的 ISO 14971 标准
遗留软件	Legacy Software	已合法投放市场并仍在销售的医疗器械软件，但缺乏足够的客观证据证明其是按照当前版本的 IEC 62304 标准开发的[10]

（续）

术　语	英文全称	中文释义
MD	Medical Doctor；Physician	医生、医师
MDCG	Medical Device Coordination Group	医疗器械协调小组
MDD	Medical Device Directive	医疗器械指令
MDR	Medical Device Reporting	医疗器械报告——向 FDA 提交报告的强制性要求
MDR	Medical Device Regulation	欧盟 2017/745 医疗器械法规
ME	Medical Electrical equipment/systems	医用电气设备 / 系统
MedDRA	Medical Dictionary for Regulatory Activities	医疗监管活动术语词典 https://www.meddra.org/
MedTech	Medical Technology	医疗技术
NB	Notified Body	公告机构
NBRG	Notified Bodies Recommendation Group	公告机构建议小组
OJEU	Official Journal of the European Union	欧盟官方公报
OR	Operating Room	手术室
PFD	Process Flow Diagram	过程流程图
PFMEA	Process Failure Modes and Effects Analysis	过程失效模式和影响分析
PHA	Preliminary Hazard Analysis	初步危险分析
PM	Protective Measure	防护措施
PMCF	Post-Market Clinical Follow-up	上市后临床随访
PMOA	Primary Mode of Action	主要作用模式
PMS	Post-Market Surveillance	上市后监督
PMSR	Post-Market Surveillance Report	上市后监督报告
Pre-clinical Test	Bench test，or animal test	台架试验或动物试验
PSUR	Periodic Safety Update Report	定期安全更新报告
QC	Quality Control	质量控制
QMS	Quality Management System	质量管理体系
R&D	Research and Development team/organization	研究与开发团队 / 组织
RACT	Risk Assessment and Control Table	风险评估和控制表
RC	Risk Control	风险控制
RFD	Request for Designation（regarding combination devices）	指定请求（关于组合器械）
RM	Risk Management	风险管理
RMF	Risk Management File	风险管理文档
RMP	Risk Management Plan	风险管理计划
RMR	Risk Management Report	风险管理报告
RMT	Risk Management Team	风险管理团队
RPM	Revolutions per Minute	每分钟转数

（续）

术 语	英文全称	中文释义
RPN	Risk Priority Number	风险优先数
SADE	Serious Adverse Device Effect	严重器械不良反应
SAE	Serious Adverse Event	严重不良事件
SaMD	Software as a Medical Device	软件即是医疗器械
SD	Inherently Safe Design and Manufacture	通过设计和制造实现的固有安全
严重事故	Serious Incident	任何直接或间接导致、可能已经导致或可能会导致以下情况的事件 1）患者、用户或其他人员的死亡 2）患者、用户或其他人员健康状况的暂时性或永久性严重恶化 3）严重的公共卫生威胁[2]
SFMEA	Software Failure Modes and Effects Analysis	软件失效模式和影响分析
SME	Subject Matter Expert	主题专家
软件缺陷	Software defect	软件设计/实现中的错误
软件失效	Software failure	导致系统未按其规范运行的软件状态
软件故障	Software fault	导致软件未按预期运行的软件状态
软件项	Software Item	计算机程序中任何可识别的部分，例如源代码、目标代码、控制代码、控制数据或这些项的集合[10]
软件系统	Software System	有组织的、经集成的软件项组合，以完成某个特定功能或一组功能[10]
软件单元	Software Unit	不可再分的软件项[10]
SOP	Standard Operating Procedure	标准操作程序
SoS	System of System	系统的系统
SOUP	Software of Unknown Provenance	未知来源软件
SSCP	Summary of Safety and Clinical Performance	安全和临床性能摘要
护理标准	Standard of Care	1）一般、谨慎的临床护理提供者的执业水平 2）以科学证据和专业人员合作为基础的适当治疗
SOTA	State of the Art	最新技术水平：以相关科学、技术和经验的综合成果为基础，在特定时间内产品、工艺和服务的技术能力所达到的高度[1]
SW	Software	软件
TBD	To Be Determined	待定
UI	User Interface	用户接口
UMFMEA	Use-Misuse Failure Modes and Effects Analysis	使用/误使用失效模式和影响分析
USA	United States of America	美利坚合众国
使用错误	Use Error	使用医疗器械时的用户操作或缺少用户操作导致与制造商预期或用户预期不同的结果[19]
VF	Ventricular Fibrillation	心室颤动（室颤）

附录 B　模板

本附录提供了一些对风险管理从业者有帮助的模板，包括 DFMEA 模板、SFMEA 模板、PFMEA 模板、UMFMEA 模板和 RACT 模板。

B.1　DFMEA 模板

BXM	DFMEA ＜插入分析对象＞	文档编号：12345 版本：1.0
范围		
本 DFMEA 涵盖了＜插入分析对象＞的设计。 分析范围在下图中限定，并包含分析边界内的所有项目。 分析项目：＜插入分析对象＞，版本 #.# 主要功能：×××× 次要功能：×××× 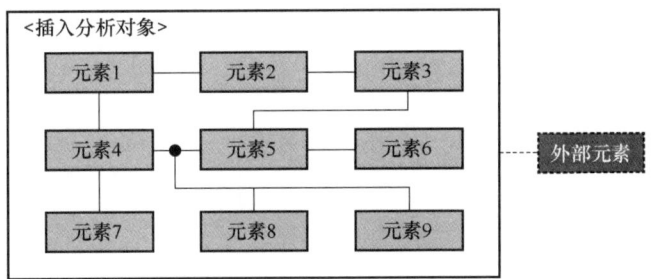		

DFMEA
<插入分析对象>

文档编号：12345
版本：1.0

项目/功能			潜在失效模式和影响				已有缓解措施	初始等级				附加缓解措施	最终等级				备注
编号	来源	项目	功能/属性	失效模式	失效原因/机制	失效局部影响	失效最终影响	系统影响		安全影响？	严重度	发生概率	可探测性	RPN（自动）		安全影响？	严重度	发生概率	可探测性	RPN（自动）	
1																					
2																					
3																					
4																					
5																					
6																					
7																					
8																					
9																					
10																					

DFMEA 模版，版权所有 2021 Bijan Elahi

BXM	DFMEA ＜插入分析对象＞	文档编号：12345 版本：1.0

严重度（Sev）准则	
等级	严重度描述（无安全影响）	严重度描述（有安全影响）
5	所述的失效模式将导致分析对象立即失效（所有功能——主要和次要功能完全丧失）	致命的——系统级别的最终影响可能导致死亡
4	所述的失效模式将严重影响分析对象的功能（完全丧失主要功能，也可能丧失次要功能）	危重的——系统级别的最终影响可能导致永久性缺陷或不可逆损伤
3	所述的失效模式将减少分析对象的功能（部分丧失主要功能，完全丧失次要功能）	重大的——系统级别的最终影响可能导致需要医疗或外科手术干预的损伤或缺陷
2	所述的失效模式将对功能产生暂时性或自我恢复性影响（部分丧失次要功能）	轻微的——系统级别的最终影响可能导致不需要医疗或外科手术干预的暂时的损伤或缺陷
1	所述的组件失效不会对功能产生影响（给用户带来轻微不便）	可忽略的——系统级别的最终影响最多可能导致不便或暂时性不适

RPN	行　动
53~125	3 级：通过失效补偿措施降低 RPN
13~52	2 级：如果安全影响为"是"，尽可能降低 RPN；如果安全影响为"否"，则在可行的情况下降低 RPN
1~12	1 级：如果安全影响为"是"，尽可能降低 RPN；如果安全影响为"否"，则不需要进一步降低 RPN

BXM	DFMEA <插入分析对象>	文档编号：12345 版本：1.0

发生概率（Occ）准则			
类别	等级	定性准则	定量准则
经常	5	经常发生。失效几乎是确定的、经常失效	$\geq 10^{-3}$
有时	4	有时发生。失效是可能发生的、预期会重复失效	$<10^{-3}$ 且 $\geq 10^{-4}$
偶尔	3	偶尔发生。失效可能以不频繁的时间间隔发生	$<10^{-4}$ 且 $\geq 10^{-5}$
很少	2	很少发生。预期失效不常发生	$<10^{-5}$ 且 $\geq 10^{-6}$
非常少	1	非常少发生。预期失效不会发生	$<10^{-6}$

可探测性（Det）准则			
类别	等级	定性准则	定量准则
不可探测	5	对失效的物理或机械原理不了解、没有探测机会、无探测方法、无法采取对策	$<10^{-3}$
低	4	对失效的物理或机械原理了解不足、探测机会低、不太可能采取对策	$<10^{-2}$ 且 $\geq 10^{-3}$
中等	3	对失效的物理或机械原理有一定了解、探测机会中等、可能采取对策	$<10^{-1}$ 且 $\geq 10^{-2}$
高	2	对失效的物理或机械原理有较好了解、探测机会高、非常可能采取对策	$<9 \times 10^{-1}$ 且 $\geq 10^{-1}$
几乎确定	1	探测的机会几乎是肯定的，并且对策是确定的	$\geq 9 \times 10^{-1}$

DFMEA 模板，版权所有 2021 Bijan Elahi

| **BXM** | DFMEA
＜插入分析对象＞ | 文档编号：12345
版本：1.0 |

修订历史

版　　本	修　订　人	更改请求	更改内容描述

DFMEA 模板，版权所有 2021 Bijan Elahi

	DFMEA - ＜插入分析对象＞ 工作会议记录	文档编号：12345 版本：1.0
日　　期	参　与　人	

DFMEA 模板，版权所有 2021 Bijan Elahi

B.2 SFMEA 模板

SFMEA
<插入分析对象>

BXM

文档编号：12345
版本：1.0

范围

本 SFMEA 涵盖了 <插入分析对象> 的设计。
分析范围在下图中限定，并包含分析边界内的所有项目。
分析项目：<插入分析对象>，版本 #.#
主要功能：××××
次要功能：××××
<用适合您的分析的图形替换下面的示例图形>

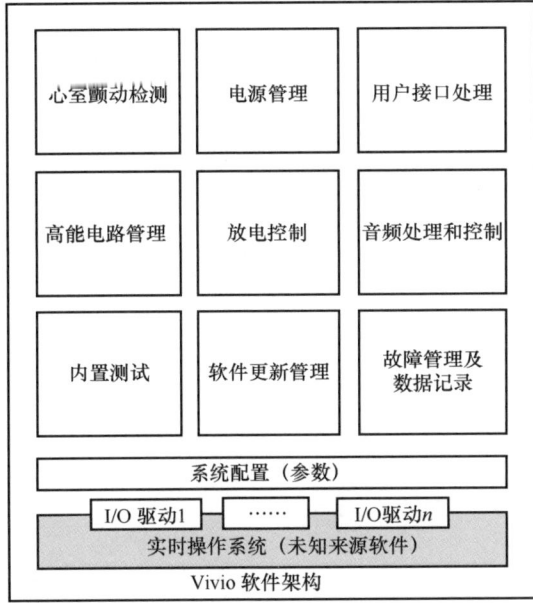

G065ⓒ2018 Bijan Elahi

SFMEA
<插入分析对象>

文档编号：12345
版本：1.0

项目/功能			潜在失效模式和影响				已有缓解措施	初始等级						附加缓解措施	最终等级					备注
编号	来源	项目 功能	失效模式	失效原因/机制	失效局部影响	失效最终影响	系统影响		安全影响?	严重度	发生概率	可探测性	RPN（自动）	危害性（自动）		安全影响?	严重度	发生概率	可探测性	RPN（自动）	危害性（自动）	
1																						
2																						
3																						
4																						
5																						
6																						
7																						
8																						
9																						
10																						

BXM

SFMEA 模板，版权所有 2021 Bijan Elahi

	SFMEA	文档编号：12345
BXM	<插入分析对象>	版本：1.0

严重度（Sev）准则

等级	严重度描述（无安全影响）	严重度描述（有安全影响）
5	所述的失效模式将导致分析对象立即失效（所有功能——主要和次要功能完全丧失）	致命的——系统级别的最终影响可能导致死亡
4	所述的失效模式将严重影响分析对象的功能（完全丧失主要功能，也可能丧失次要功能）	危重的——系统级别的最终影响可能导致永久性缺陷或不可逆损伤
3	所述的失效模式将减少分析对象的功能（部分丧失主要功能，完全丧失次要功能）	重大的——系统级别的最终影响可能导致需要医疗或外科手术干预的损伤或缺陷
2	所述的失效模式将对功能产生暂时性或自我恢复性影响（部分丧失次要功能）	轻微的——系统级别的最终影响可能导致不需要医疗或外科手术干预的暂时的损伤或缺陷
1	所述的组件故障不会对功能产生影响（给用户带来轻微不便）	可忽略的——系统级别的最终影响最多可能导致不便或暂时性不适

RPN	行动
53~125	3 级：通过失效补偿措施降低 RPN
13~52	2 级：如果安全影响为"是"，尽可能降低 RPN；如果安全影响为"否"，则在可行的情况下降低 RPN
1~12	1 级：如果安全影响为"是"，尽可能降低 RPN；如果安全影响为"否"，则不需要进一步降低 RPN

		严重度				
危害性		1	2	3	4	5
可探测性	5	2	2	3	3	3
	4	1	2	2	3	3
	3	1	1	2	2	3
	2	1	1	1	2	3
	1	1	1	1	1	2

SFMEA 模板，版权所有 2021 Bijan Elahi

BXM	SFMEA <插入分析对象>	文档编号：12345 版本：1.0

发生概率（Occ）准则			
类　　别	等级	定 性 准 则	定 量 准 则
经常	5	经常发生。失效几乎是确定的、经常失效	$\geq 10^{-3}$
有时	4	有时发生。失效是可能发生的、预期会重复失效	$<10^{-3}$ 且 $\geq 10^{-4}$
偶尔	3	偶尔发生。失效可能以不频繁的时间间隔发生	$<10^{-4}$ 且 $\geq 10^{-5}$
很少	2	很少发生。预期失效不常发生	$<10^{-5}$ 且 $\geq 10^{-6}$
非常少	1	非常少发生。例如因复杂度低，预期失效不会发生	$<10^{-6}$

可探测性（Det）准则			
类　　别	等级	定 性 准 则	定 量 准 则
不可探测	5	无探测机会、无探测方法、无法采取对策	$<10^{-3}$
低	4	探测机会低、不太可能采取对策	$<10^{-2}$ 且 $\geq 10^{-3}$
中等	3	探测机会中等、可能采取对策	$<10^{-1}$ 且 $\geq 10^{-2}$
高	2	探测机会高、很可能采取对策	$<9 \times 10^{-1}$ 且 $\geq 10^{-1}$
几乎确定	1	探测机会几乎确定、一定会采取对策	$\geq 9 \times 10^{-1}$

SFMEA 模板，版权所有 2021 Bijan Elahi

	SFMEA <插入分析对象>	文档编号：12345
BXM		版本：1.0

修订历史

版　本	修　订　人	更改请求	更改内容描述

SFMEA 模板，版权所有 2021 Bijan Elahi

BXM	SFMEA - ＜插入分析对象＞ 工作会议记录	文档编号：12345 版本：1.0
日　　期	参　与　人	

SFMEA 模板，版权所有 2021 Bijan Elahi

B.3 PFMEA 模板

BXM	PFMEA ＜插入过程名称＞	文档编号：12345 版本：1.0

范围

本 PFMEA 涵盖了＜插入产品（过程的）＞的制造过程。
分析范围在下图中限定，并包含分析边界内的所有项目。
分析的过程：对于＜插入产品（过程的）＞的制造过程 ××××，版本 #.#
主要功能：××××
次级功能：××××

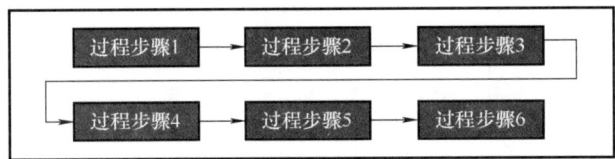

＜添加图形或图片以帮助读者了解所分析的过程＞

PFMEA 模板，版权所有 2021 Bijan Elahi

PFMEA
< 插入过程名称 >

文档编号：12345
版本：1.0

项目/功能			潜在失效模式和影响				已有缓解措施	初始等级					附加缓解措施	最终等级					备注
编号	过程步骤	过程步骤的功能	失效模式	失效模式原因/机制	失效模式局部影响	失效模式最终影响	系统影响		安全影响	严重度	发生概率	可探测性	RPN（自动）		安全影响	严重度	发生概率	可探测性	RPN（自动）	
1																				
2																				
3																				
4																				
5																				
6																				
7																				
8																				
9																				
10																				
11																				

PFMEA 模板，版权所有 2021 Bijan Elahi

	PFMEA ＜插入分析对象＞	文档编号：12345 版本：1.0
BXM		

严重度（Sev）准则		
等级	严重度描述（无安全影响）	严重度描述（有安全影响）
5	不符合监管要求、生产线长时间停工、完全丧失所有功能——主要和次要功能、报废产品 >70%	**致命的**——系统级别的最终影响可能导致死亡
4	主要功能丧失或降级、不符合产品规范、报废产品达到 50%~70%	**危重的**——系统级别的最终影响可能导致永久性缺陷或不可逆损伤
3	次要功能丧失或降级、可靠性降低但仍在规范要求内、报废产品达到 25%~50%	**重大的**——系统级别的最终影响可能导致需要医疗或外科手术干预的损伤或缺陷
2	过程延期、报废产品达到 5%~25%、轻微的外观或可用性影响，但仍在规范要求内	**轻微的**——系统级别的最终影响可能导致不需要医疗或外科手术干预的暂时的损伤或缺陷
1	报废产品 0~5%、一些产品需要返工	**可忽略的**——系统级别的最终影响最多可能导致不便或暂时性不适

RPN	行 动
53~125	3 级——通过失效补偿措施降低 RPN
13~52	2 级——如果安全影响为"是"，尽可能降低 RPN；如果安全影响为"否"，则在可行的情况下降低 RPN
1~12	1 级——如果安全影响为"是"，尽可能降低 RPN；如果安全影响为"否"，则不需要进一步降低 RPN

BXM	PFMEA <插入分析对象>		文档编号：12345 版本：1.0	
发生概率（Occ）准则				
类　别	等级	定　性　准　则	定　量　准　则	
经常	5	经常发生。失效几乎是确定的、经常失效	$\geq 10^{-1}$	
有时	4	有时发生。失效是可能发生的、预期会重复失效	$<10^{-1}$ 且 $\geq 10^{-2}$	
偶尔	3	偶尔发生。失效可能以不频繁的时间间隔发生	$<10^{-2}$ 且 $\geq 10^{-3}$	
很少	2	很少发生。预期失效不常发生	$<10^{-3}$ 且 $\geq 10^{-4}$	
非常少	1	非常少发生。预期失效不会发生	$<10^{-4}$	

可探测性（Det）准则			
类别	等级	定　性　准　则	定　量　准　则
不可探测	5	无探测机会、无探测方法、不了解失效机制、无法采取对策	$<10^{-3}$
低	4	探测机会低，例如，非常低的采样率、失效很难探测、不太可能采取对策	$<10^{-2}$ 且 $\geq 10^{-3}$
中等	3	探测机会中等，例如，10% 的采样、通过操作员测量和判断探测过程失效、可能采取对策	$<10^{-1}$ 且 $\geq 10^{-2}$
高	2	探测机会高，例如，100% 的视觉检查、通过探测差异的自动化站内控制探测过程失效并提醒操作员、很可能采取对策	$<9\times 10^{-1}$ 且 $\geq 10^{-1}$
几乎确定	1	失效是明显的、几乎确定能探测，例如，通过自动化测试设备或夹具进行 100% 检查、确定能采取对策	$\geq 9\times 10^{-1}$

PFMEA 模板，版权所有 2021 Bijan Elahi

| **BXM** | PFMEA
＜插入过程名称＞ | 文档编号：12345
版本：1.0 |

修订历史

版　　本	修　订　人	更改请求	更改内容描述

	PFMEA - <输入过程名称>	文档编号:12345
BXM	工作会议记录	版本:1.0

日期	参与人

PFMEA 模板,版权所有 2021 Bijan Elahi

B.4 UMFMEA 模板

BXM	**UMFMEA** < 插入产品名称 >	文档编号：12345 版本：1.0

简介

使用 / 误使用失效模式和影响分析（UMFMEA）分析与用户使用相关的失效。UMFMEA 还考虑了潜在的误使用。不包括异常使用或恶意行为。

此处还分析了可合理预见的误使用。误使用不是使用失败。它是经过深思熟虑的，而且是有充分意图的。示例：超说明书使用。

分析的系统：< 输入所分析系统的名称和版本号 >

主要功能：××××

次要功能：××××

范围

< 描述分析的范围：系统、运行环境以及所有操作者 >

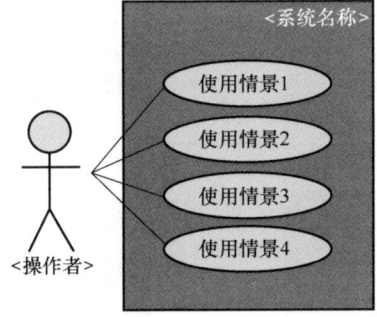

UMFMEA 模板，版权所有 2021 Bijan Elahi   1/6

UMFMEA
<输入产品名称>

文档编号：12345
版本：1.0

使用情景	步骤动作	潜在失效模式和影响			已有缓解措施	初始等级						附加缓解措施	最终等级						备注
编号		失效模式	失效原因/机制	失效局部影响	失效最终影响		安全影响	严重度	发生概率	可探测性	RPN（自动）		安全影响	严重度	发生概率	可探测性	RPN（自动）	
使用情景 1：xxxx																		
任务 1：xxxx																		
1																		
2																		
任务 2：xxxx																		
3																		
4																		
5																		
误使用																		
6																		

BXM

UMFMEA 模板，版权所有 2021 Bijan Elahi

| UMFMEA - <输入产品名称> 评级 | 文档编号：12345 版本：1.0 |

严重度（Sev）准则

等级	严重度描述（无安全影响）	严重度描述（有安全影响）
5	所述的失效模式将导致被分析对象的立即失效（所有功能——主要和次要功能完全丧失）	致命的——系统级别的最终影响可能导致死亡
4	所述的失效模式将严重影响对象的功能（完全丧失主要功能，也可能丧失次要功能）	危重的——系统级别的最终影响可能导致永久性缺陷或不可逆损伤
3	所述的失效模式将减少对象的功能（部分丧失主要功能，完全丧失次要功能）	重大的——系统级别的最终影响可能导致需要医疗或外科手术干预的损伤或缺陷
2	所述的失效模式将对功能产生暂时性或自我恢复性影响（部分丧失次要功能）	轻微的——系统级别的最终影响可能导致不需要医疗或外科手术干预的暂时的损伤或缺陷
1	所述的组件失效不会对功能产生影响（给用户带来轻微不便）	可忽略的——系统级别的最终影响最多可能导致不便或暂时性不适

RPN	行动
53~125	3 级——通过失效补偿措施降低 RPN
13~52	2 级——如果安全影响为"是"，尽可能降低 RPN；如果安全影响为"否"，则在可行的情况下降低 RPN
1~12	1 级——如果安全影响为"是"，尽可能降低 RPN；如果安全影响为"否"，则不需要进一步降低 RPN

| BXM | UMFMEA - ＜输入产品名称＞ 评级 | | 文档编号：12345 版本：1.0 |

发生概率（Occ）准则		
类别	等级	定 性 标 准
经常	5	经常发生。几乎每个用户都会经历
有时	4	有时发生。大多数用户会经历
偶尔	3	偶尔发生。一些用户会经历
很少	2	很少发生。少数用户会经历
非常少	1	非常少发生。未曾观察到；预计任何用户都不会经历

可探测性（Det）准则		
类别	等级	描　述
不可探测	5	影响不是直接可以看到或知道的（无法采取对策）
低	4	只有专家使用专业设备进行调查，影响才能被看到或知道（不太可能采取对策）
中等	3	通过用户的适度努力，影响可以被看到或知道（可能采取对策）
高	2	高度可探测的——通过系统提供的信息，通过用户的简单操作，影响可以被看到或知道（很可能采取对策）
几乎确定	1	几乎确定能探测——不需要用户的进一步动作，影响对用户来说可以被清晰地看到或知道（确定能采取对策）

	UMFMEA	文档编号：12345
BXM	<输入产品名称>	版本：1.0

修订历史

版　　本	修　订　人	更改请求	更改内容描述

BXM	UMFMEA - ＜输入产品名称＞ 工作会议记录	文档编号：12345 版本：1.0

日　　期	参　与　人

B.5 RACT 模板

BXM

RACT
<输入产品名称>

文档编号：12345
版本：1.0

编号	危险源	危险初始原因	事件序列	危险情况	风险控制 SD	风险控制 PM	风险控制 IS	新风险？	P_1	伤害 P_2 致命的	危重的	重大的	轻微的	可忽略的	风险 致命的	危重的	重大的	轻微的	可忽略的
1															0×10^0	0×10^0	0×10^0	0×10^0	0×10^0
2															0×10^0	0×10^0	0×10^0	0×10^0	0×10^0
3															0×10^0	0×10^0	0×10^0	0×10^0	0×10^0
4															0×10^0	0×10^0	0×10^0	0×10^0	0×10^0
5															0×10^0	0×10^0	0×10^0	0×10^0	0×10^0
6															0×10^0	0×10^0	0×10^0	0×10^0	0×10^0
7															0×10^0	0×10^0	0×10^0	0×10^0	0×10^0
8															0×10^0	0×10^0	0×10^0	0×10^0	0×10^0
9															0×10^0	0×10^0	0×10^0	0×10^0	0×10^0
10															0×10^0	0×10^0	0×10^0	0×10^0	0×10^0

RACT 模板，版权所有 2021 Bijan Elahi

	RACT - ＜输入产品名称＞ 可接受风险限值			文档编号：12345 版本：1.0

＜输入可接受风险限值的来源，例如已发表的科学文献＞

R（致命的）	R（危重的）	R（重大的）	R（轻微的）	R（可忽略的）
0×10^0	0×10^0	0×10^0	0×10^0	0×10^0

RACT 模板，版权所有 2021 Bijan Elahi

	RACT	文档编号：12345
BXM	<插入产品名称>	版本：1.0

缩略语

术　语	定　义
ID	编号
IS	安全信息
PM	防护措施
RACT	风险评估和控制表
SD	通过设计和制造实现的固有安全

修订历史

版　本	修 订 人	更改请求	更改内容描述

BXM	<插入产品名称> 参与人	文档编号：12345 版本：1.0
日　　期	工作会议记录	

附录 C　示例设备：Vivio

在本附录中，BXM 方法被应用于一个名为 Vivio 的假想的自动体外除颤器（AED）。本示例用于说明 BXM 方法的操作机制。Vivio 并不是一个真实的设备，所引用的电子和机械设计、失效模式或缓解措施都不是来自真实设备。通过本示例，您可以了解如何根据 BXM 方法进行风险管理，以及风险管理的不同元素之间是如何相互关联的。

Vivio 示例经过了有意的简化和删减，以便于读者理解，同时也适应本书的篇幅限制。

1）仅提供了系统级 FMEA，例如系统 DFMEA、系统 PFMEA 和 UMFMEA。假设低层级 FMEA 根据需要已被执行。还提供了一个示例软件的 FMEA。

2）只有一些对安全有影响的失效模式被转移到 RACT 中。在实际项目中，系统级 FMEA 中所有对安全有影响的失效模式都应被转移到 RACT 中。

3）本附录未包括可追溯性分析报告，因为对于虚构产品，引用不存在的元素对读者没有意义。

C.1　Vivio 产品描述

Vivio 是一款自动体外除颤器（AED）。它体积小，重量轻，结实耐用，使用电池供电。Vivio 的设计目标是便于受过最低限度培训的人员进行简单且可靠的操作。

Vivio 用于治疗心室颤动（VF），这是心源性猝死（SCD）的最常见原因。VF 是心肌的一种混乱颤动，会阻止心脏泵血。VF 的唯一有效的治疗方法是除颤，即通过对心脏进行电击，以使其能够重新开始泵血。VF 患者通常是无意识的。当正确使用时，Vivio 能够自动感应并诊断患者的心律，如果检测到 VF，Vivio 会向患者心脏发送高压电击。

Vivio 由基础单元、两个一次性电极和外壳组成，如图 C-1 所示。用户需要根据电极和设备上的图示，将电极贴在患者裸露的胸部，并按照基础单元发出的语音提示进行操作。

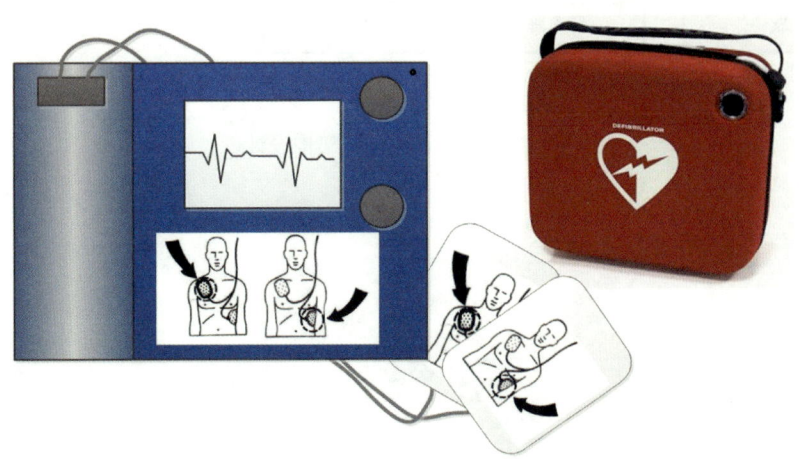

图 C-1　Vivio 的组成

C.2　Vivio 产品需求

以下是 Vivio 的系统需求规格。
1）自动检测心室颤动，灵敏度 ≥95% 且特异性 ≥90%。
2）每次电击释放至少 360J 的能量。
3）使用新电池时能够提供至少 200 次电击。
4）新电池的待机寿命 ≥4 年。
5）电击之间的最长时间 20s。
6）能够检测和应对人为干扰，例如植入式心脏起搏器。
7）显示准备就绪的可视指示。
8）适合放置在室内或室外的公共场所的保护性机柜内。
9）重量 ≤2kg（包括电池、收纳包和电极）。
10）防尘和防水等级：在收纳包内，IP54 或更高；在收纳包外，IP52 或更高。
11）环境限制：温度 0~50℃；海拔 0~4500m；抗压性 225kg。

C.3　Vivio 架构

Vivio 的系统架构设计如图 C-2 所示。图中标示了 Vivio 设计的主要模块，以帮助理解产品功能，并便于对 Vivio 进行 FMEA 分析。

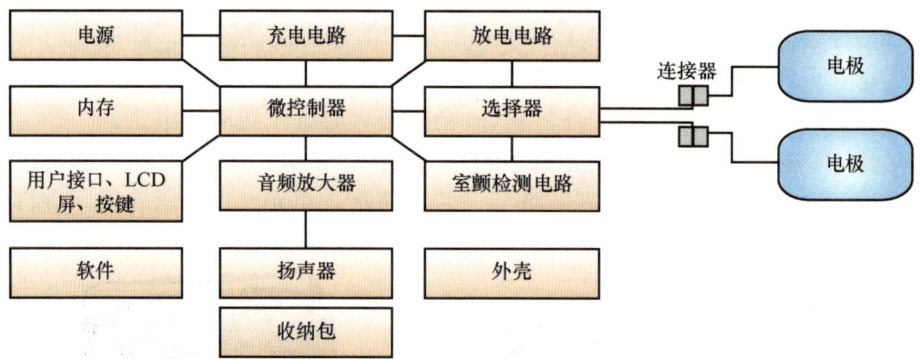

图 C-2　Vivio 的系统架构设计

C.4 风险管理计划

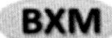	风险管理计划：Vivio AED	文档编号：12340 版本：1.0 页码：1/7

目录

1 简介 ·· 2
   1.1 目的 ··· 2
   1.2 范围 ··· 2
   1.3 定义和缩略语 ·· 2
2 产品描述和预期用途 ··· 2
3 风险管理过程交付物 ··· 3
   3.1 初步危险分析（PHA） ·· 3
   3.2 失效模式和影响分析（FMEA） ·· 3
   3.3 产品特征 ··· 3
   3.4 伤害和危险 ·· 3
   3.5 风险评估和控制表（RACT） ··· 4
   3.6 风险管理报告 ··· 4
4 职责和权限 ·· 4
5 风险可接受性准则 ·· 5
6 风险控制策略 ·· 5
7 风险控制的验证 ··· 5
8 可追溯性分析 ·· 6
9 风险管理评审 ·· 6
10 风险管理文档 ··· 6
11 生产和生产后活动 ·· 6
12 引用文档 ··· 7
13 修订历史 ··· 7

示例 RMP，版权所有 2021 Bijan Elahi

![BXM]	风险管理计划：Vivio AED	文档编号：12340 版本： 1.0 页码：2/7

1 简介

本文档是 Vivio 自动体外除颤器的风险管理计划（RMP）。

1.1 目的

本风险管理计划（RMP）根据风险管理标准操作程序（RM SOP），描述了 Vivio 项目策划的安全风险管理活动。RMP 涵盖以下内容。

1）策划的风险管理活动的范围，识别和描述 Vivio 系统及适用的生命周期阶段。
2）职责和权限的分配。
3）风险管理活动的评审要求。
4）风险可接受性准则，包括在无法估计伤害发生概率时接受风险的准则。
5）风险控制实施和有效性的验证。
6）相关生产和生产后信息的收集和评审活动。

1.2 范围

本计划的范围包括产品生命周期中从概念发布到生产及生产后阶段。该计划将在验证阶段结束时更新，以涵盖产品开发生命周期的其余阶段。

一些支持风险管理的活动，例如生物相容性测试，不在本计划的范围内。然而，生物相容性的安全影响将根据需要在 RACT 中进行记录。

Vivio 自动体外除颤器系统由多个外购组件构成。与采购组件供应商签订的质量协议规定了供应商需提供的风险管理输入。这些要求包括外购组件的 PFMEA 和 DFMEA。供应商的 FMEA 为 Vivio 的风险分析提供了输入。此外，质量协议要求供应商应及时向公司报告采购组件的设计、材料或制造方面的任何变更，以便对 Vivio 的风险分析进行影响分析。

1.3 定义和缩略语

有关本文档中使用的定义和缩略语，请参见术语表。

表 1 中的定义将用于风险管理（RM）过程。

表 1 严重度等级定义

等 级	定 义
致命的	导致死亡
危重的	导致永久性缺陷或不可逆损伤
重大的	导致需要医疗或外科手术干预的缺陷或损伤
轻微的	导致不需要医疗或外科手术干预的暂时性缺陷或损伤
可忽略的	导致不便或暂时性不适

2 产品描述和预期用途

Vivio 是一款便携式自动体外除颤器（AED），如图 1 所示，可室内 / 室外存放，并可由受过最低限度培训的人员使用。Vivio 配备了彩色 LCD 显示屏。Vivio 在 LCD 显示屏上以图形形式提供使用说明，并能

示例 RMP，版权所有 2021 BIJAN Elahi

BXM	风险管理计划：Vivio AED	文档编号：12340 版本：1.0 页码：3/7

用 14 种语言进行语音提示。可对语言选择进行配置，以适应不同地区的使用需求。

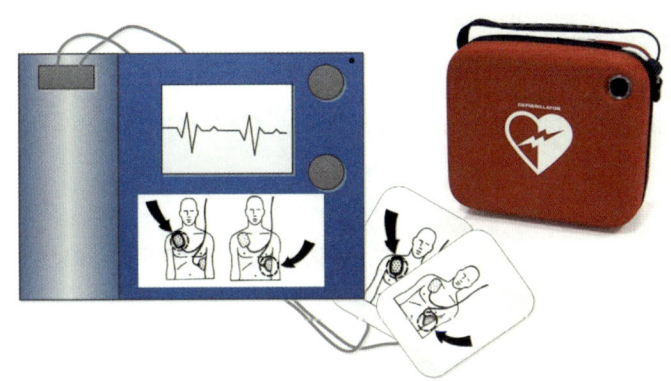

图 1　Vivio 便携式自动体外除颤器

当电极正确贴在患者胸部时，Vivio 会自动监测患者的心律，检测心室颤动，并发出大约 360J 的双相经胸电击以对心脏进行除颤。Vivio 使用的是用户可更换的原电池。电极为一次性产品，由第三方制造商提供。替换的电极由客户提供。Vivio 旨在用于成年人以及体重超过 25kg 或年龄大于 8 岁的儿童。

设备寿命：Vivio AED 的设备寿命预计为从制造日期起 10 年。这是基于 Vivio 中使用的电子元器件的历史失效率确定的。

3　风险管理过程交付物

3.1　初步危险分析（PHA）

在概念阶段，将进行初步危险分析（PHA），以对系统风险进行高级别评估。PHA 将包括故障树分析（FTA）。

3.2　失效模式和影响分析（FMEA）

项目将根据 RM SOP 执行设计、软件、使用/误使用和过程 FMEA。软件 FMEA 将作为系统 DFMEA 的子任务进行。在系统级别，将产生 DFMEA、PFMEA 和 UMFMEA。

FMEA 的目的是识别可能导致系统危险的潜在因果链。在 FMEA 过程中，可能还会识别出那些最终影响不会导致系统危险的失效模式。来自顶层 FMEA 的最终影响如果可能导致伤害，将在 RACT 中作为危险进行记录，以便进行风险评估。

3.3　产品特征

风险管理团队将使用 ISO/TR 24971：2020 附录 A 中列出的问题对 Vivio 特征进行分析。附录 A 的回答结果将记录在风险管理文件中。与安全相关的特征将包含在危险识别和安全信息中。

3.4　伤害和危险

在 CHL 和 HAL 中，已识别出一份与使用 Vivio 相关的危险和潜在伤害的完整列表。对于 HAL 中的每

BXM	风险管理计划：Vivio AED	文档编号：12340 版本：1.0 页码：4/7

一个伤害，其伤害结果的发生概率已按表 1 中定义的五个严重度等级进行估计。这些信息将用于风险估计活动。

3.5 风险评估和控制表（RACT）

较低层级 FMEA 的结果将汇总到系统 DFMEA 中。RACT 将记录 PHA 和顶层系统 FMEA 中识别的危险。每个危险、危险情况的单个风险及 Vivio 综合风险将被计算并评价其可接受性。将使用布尔代数计算单独和综合的剩余风险。

3.6 风险管理报告

风险管理活动的总结以及产品风险和受益的结论将记录在风险管理报告（RMR）中。RMR 还将涉及生产和生产后监督活动。由于 Vivio 是一款新设备，初始 RMR 将仅包含生产信息的结果。RMR 的后续版本也将包括生产后结果。

4 职责和权限

Vivio 风险管理团队的详细组成信息见表 2。

表 2　Vivio 风险管理团队的详细组成信息

角色	职责	风险管理活动评审要求
管理层	提供资源和有能力的人员	评审 RMP 和 RMR
风险经理	确保风险管理活动和工作成果符合 RM SOP 和 RMP 维护风险管理文档 策划和执行风险管理评审	评审所有风险管理工作成果
质量人员	确保风险管理活动和工作成果符合公司 QMS	根据质量责任评审所有风险管理工作成果
法规监管人员	确保风险管理工作成果符合适用标准和法规 确保所有工作成果适合提交给监管机构	根据法规责任评审所有风险管理工作成果
系统工程人员	确保风险管理工作成果与系统设计一致，风险控制措施有效、可实现且合理 确保风险管理工作成果符合适用标准 确保外部供应商的风险管理贡献符合质量协议	就工程责任评审所有风险管理工作成果
医疗/临床人员	确保风险管理过程从医学角度做出合理选择，并正确考虑与患者/用户的互动	就医疗/临床责任评审所有风险管理工作成果
主题专家（SME）	根据需要为风险管理团队提供专家意见/咨询，以协助对风险管理工作成果进行技术评价 确保风险管理工作成果符合适用标准（如适用）	无正式评审责任

在将输入整合到 RACT 之前，供应商的输入将由系统工程部门和表 2 所定义的风险管理团队（RMT）进行评审和批准。

BXM	风险管理计划：Vivio AED	文档编号：12340 版本：1.0 页码：5/7

5 风险可接受性准则

使用 RACT 指南中描述的方法计算单个风险的剩余风险以及 Vivio AED 系统的综合剩余风险。将根据以下优先级准则考虑可接受的风险。

1）符合欧盟协调标准。
2）符合其他国家或国际标准（非协调标准，但在适用的情况下被行业接受）。
3）与历史数据和最佳医疗实践进行比较，即最新技术水平。

表 3 给出了单个和综合剩余风险的评价准则。Vivio 系统计算出的剩余风险必须低于或等于表 3 中列出的所有严重度等级的数值，并且在不对受益风险比产生不利影响的前提下尽可能降低。

表 3 综合剩余风险

综合剩余风险评价	严重度类别				
	致命的	危重的	严重的	轻微的	可忽略的
参考风险等级	$\leq 6.1 \times 10^{-5}$	$\leq 9.8 \times 10^{-5}$	$\leq 2.3 \times 10^{-4}$	$\leq 7.5 \times 10^{-3}$	$\leq 1.0 \times 10^{-2}$

对于无法确定风险的危险，例如由软件引起的危险，无法使用表 3 中的风险可接受性准则。在这种情况下，当根据相关标准（如 IEC 62304）剩余风险被尽可能降低时，剩余风险将被视为可接受。

注：在此风险管理过程中，明显无法正常工作的设备不被视为构成危险。这包括电池电量耗尽无法起动的设备，警告显示其无法正常工作的设备，以及尚未离开工厂并在制造商处隔离的有缺陷设备。原因是，这样的设备不会被使用，因此不会对患者造成危险。然而，设备被认为是功能正常，但未按预期运行的设备将被视为存在危险。

6 风险控制策略

风险控制将按照 RM SOP 第 6.4 条进行。首先，主要策略是确保通过设计和/或制造来实现固有的安全性；其次，将采取保护措施。告知用户 Vivio AED 剩余风险的标识，不作为风险控制方法。然而，说明安全和正确使用系统的安全信息可能会被用来控制风险。

制造过程将根据风险管理的结果进行调整，以确保在制造过程中对安全关键步骤和质量控制检查给予适当关注。

7 风险控制的验证

将对风险控制措施的实施和有效性进行验证。该活动的结果将被记录并存储在风险管理文档中，并关联到 FMEA 和 RACT 中的适当引用位置。此关联将在可追溯性分析报告中进行记录，且选择性地在 FMEA 和 RACT 中进行引用。实施验证将提供风险控制措施已实施并按预期运行的客观证据。有效性验证将提供风险控制措施有效降低风险的客观证据。在某些情况下，可能会将实施验证和有效性验证结合在同一测试中进行。

验证测试结果将由风险管理团队评审和批准。
将保持风险控制与验证测试协议和结果之间的可追溯性。

示例 RMP，版权所有 2021 Bijan Elahi

BXM	风险管理计划：Vivio AED	文档编号：12340 版本：1.0 页码：6/7

8 可追溯性分析

将保持对危险、事件序列、危险情况、伤害、风险控制、验证测试及相关测试结果之间的可追溯性。将编制一份《可追溯性分析报告》以记录这些可追溯性的关联。该报告将成为风险管理文档（RMF）的一部分。

9 风险管理评审

风险管理评审将在产品开发过程中的每个主要阶段进行，作为中期检查，以检查风险管理活动相对于该风险管理计划（RMP）和项目进度的进展情况。正式的最终风险管理评审将在验证测试结束时进行，目的是确保 Vivio AED 的风险管理已根据本 RMP 执行，综合剩余风险是可接受的，并且已采取适当的方法获取相关的生产和生产后信息。评审会议将由风险经理主持。

风险管理团队将参加风险管理评审会议，也可能邀请独立审核员参加。评审会议的议程将由风险经理准备并提前分发。任何在评审会议中发现的不足之处将被记录，并由风险经理分配并跟踪改进事项。在最终风险管理评审结束后，并在解决所有未解决的改进事项后，风险经理将准备 RMR，并提交给 RMT 批准。

10 风险管理文档

根据风险管理标准操作程序（RM SOP），将创建并维护风险管理文档（RMF）。该文档将成为设计历史文档（DHF）的一部分。

RMF 将包括以下内容。

1）本计划，包括剩余风险可接受性准则。
2）伤害评估列表（HAL）。
3）临床危险列表（CHL）。
4）初步危险分析（PHA），包括产品安全特性分析、故障树分析。
5）FMEA 报告。
6）风险评估和控制表（RACT）。
7）风险管理报告（RMR）。
8）风险控制验证报告。
9）风险管理成果的评审和批准记录。
10）可追溯性分析报告。
11）上市后监督的相关成果。

RMF 将存储在 XYZ 文档控制系统中，按照公司质量管理体系（QMS）的规定执行。发布后，RMF 将由质量工程部门维护。

11 生产和生产后活动

来自生产部门的与安全相关的信息将每季度反馈给风险管理过程。根据上市后监督计划，投诉处理/监视、警戒、临床评价以及上市后临床随访的信息将被用于收集关于 Vivio AED 的现场信息。生产后信息的来源可能包括制造、研发、销售、营销、客户、患者、分销商、上市后临床试验、已发表的科学论文、

BXM	风险管理计划：Vivio AED	文档编号：12340 版本：1.0 页码：7/7

新闻媒体、不良事件报告（包括竞争产品）。应每年或在发现重大问题时更频繁地对以上来源的数据进行评估，评估其对 Vivio AED 的相关性。后续措施将取决于收集到的信息，可能包括以下范围。

1）若不需要修改 Vivio AED 风险管理成果，则记录信息收集行动和发现。

2）根据结果更新 Vivio AED 风险管理文档（包括 FMEA 和 RMR），其结果可能为：①综合剩余风险仍然可接受，且受益超过综合剩余风险；②综合剩余风险不再可接受，触发一系列其他措施，例如健康危险评估、CAPA、现场安全纠正措施、产品暂停令、召回等。

此外，根据从生产后信息中获得的新知识，可能需要更新 CHL、HAL 或 RM SOP。

12 引用文档

引用文档见表 4。

表 4 引用文档

参考文档	文档编号	标 题
CHL	12342	临床危险列表
术语表	××××××	公司 QMS 术语表
HAL	12343	伤害评估列表
PDP SOP	××××××	产品开发过程标准操作程序
PHA	12341	初步危险分析：Vivio AED
PMS 计划	12360	上市后监督计划：Vivio AED
RACT 指南	××××××	RACT 创建指导文档
RACT	12347	风险评估和控制表：Vivio AED
RM SOP	××××××	风险管理标准操作程序
RMR	12349	风险管理报告：Vivio AED

13 修订历史

修订历史见表 5。

表 5 修订历史

版 本	修订人	变更请求	变更描述
1.0	John Adams	N/A	首个批准版本

示例 RMP，版权所有 2021 Bijan Elahi

C.5 临床危险列表

BXM	临床危险列表	文档编号：12342 版本：1.0 页码：1/2

1 简介

本文档包括了适用于公司设计、开发或生产的所有产品的临床危险列表。该文件的信息来源如下。
1）关于类似产品的文献检索。
2）ISO 14971：2019，特别是表 C.1。
3）公司基于投诉处理和 CAPA 的历史数据。
4）不良事件数据库，例如 MAUDE 或 Eudamed。
5）主题专家的意见。

1.1 目的

本文档的目的是提供适用于公司设计、开发或生产的产品的所有已知和可预见危险的全面清单。并非每个列出的危险都适用于所有产品。通常，每个产品都必须分析表 2 中危险的适用性。不适用的危险可以在危险分析中排除。

1.2 定义和缩略语

定义和缩略语见表 1。

表 1　定义和缩略语

缩　略　语	描　　述
CAPA	纠正与预防措施
Eudamed	欧洲医疗器械数据库
MAUDE	制造商和用户机构器械经验 FDA 的不良事件数据库 www.accessdata.fda.gov/scripts/cdrh/cfdocs/cfmaude/search.cfm

其他定义见术语表。

示例 CHL，版权所有 2021 Bijan Elahi

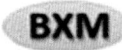	临床危险列表	文档编号：12342 版本：1.0 页码：2/2

2 临床危险列表

临床危险列表见表 2。

表 2　公司临床危险列表

编　号	危　险　描　述
危险 1	无治疗
危险 2	治疗不充分
危险 3	不当电击
危险 4	过热表面
危险 5	火花（电极与皮肤之间）
危险 6	电离辐射
危险 7	尖锐物
危险 8	夹点
危险 9	漏电
危险 10	振动
危险 11	治疗延迟

3 引用文档

引用文档见表 3。

表 3　引用文档

参考文档	文档编号	标　题
术语表	××××××	QMS 术语表

4 修订历史

修订历史见表 4。

表 4　修订历史

版　本	修订人	变更请求	变更描述
1.0	John Adams	N/A	首次批准版本

示例 CHL，版权所有 2021 Bijan Elahi

C.6　伤害评估列表

		文档编号：12343
BXM	伤害评估列表	版本：1.0
		页码：1/3

目录

  1　文档简介 ·· 1
　　1.1　目的 ··· 1
　　1.2　摘要 ··· 1
　　1.3　背景 ··· 1
　　1.4　定义和缩略语 ·· 2
　　1.5　引用文档 ··· 2
  2　伤害评估列表 ·· 2
　　附录 A　除颤伤害数据 ··· 3
　　附录 B　放射治疗伤害数据 ··· 3
　　修订历史 ··· 3

1　文档简介

1.1　目的

本文档列出了与公司设计、开发或生产的产品相关的标准化潜在伤害的集合。此外，对于列出的每种伤害，分五个等级识别了可能结果的概率：致命的、危重的、重大的、轻微的和可忽略的。

提供的信息可用于计算与公司产品可能带来的相关危险情况有关的风险。

1.2　摘要

本伤害评估列表（HAL）中对除颤伤害的统计数据基于对 14 篇已发表论文的数据分析（原始数据见附录 A）。共考虑了 2477 名患者 3011 次干预（电击）的数据。

放射治疗伤害的统计数据基于对 11 篇已发表论文的数据分析（原始数据见附录 B）。共考虑了 733 名患者 1386 次干预的数据。

1.3　背景

ISO 14971 将风险定义为危险情况发生的概率（P_1）与随之而来的伤害严重度的组合。伤害可能对患者造成不同程度的影响。本文档设想了五种伤害严重度等级：致命的、危重的、重大的、轻微的和可忽略的。有关每种伤害等级的定义，请参见本文档第 2 节。

如何解释本文档第 2 节伤害评估列表中的数值？风险方程为 $R = P_1 \times P_2$，其中 P_1 是危险情况发生的概率，P_2 是各种严重等级的伤害发生的概率。本文档为每种伤害提供了五个 P_2 值。读者应这样理解：假设患者已暴露于该危险（$P_1 = 100\%$），例如，发生"致命的"伤害概率（$P_{2\text{致命的}}$）或发生"危重的"伤害概率（$P_{2\text{危重的}}$）等。P_2 值包括了正常的防护措施的影响。例如，在烧伤的情况下，大多数情况下会进行医疗处理，但在某些情况下不会进行医疗处理。P_2 数值考虑了有处理和无处理的可能性。

示例 HAL，版权所有 2021 Bijan Elahi

BXM	伤害评估列表	文档编号：12343 版本：1.0 页码：2/3

伤害编号是唯一且永久的编号。伤害在伤害评估列表中的列出顺序没有特别规定。

1.4 定义和缩略语

有关定义和缩略语，请参见术语表。

1.5 引用文档

引用文档见表 1。

表 1　引用文档

参考文档	识别	标题 / 备注
术语表	××××××	公司 QMS 术语表

2 伤害评估列表

伤害评估列表见表 2。

表 2　伤害评估列表

编号	伤害	MedDRA 编码	IMDRF 编码	致命的	危重的	重大的	轻微的	可忽略的	总计
除颤伤害									
伤害 1	烧伤（热）	10006634	E1704	0.0%	1.0%	70.0%	20.0%	9.0%	100.0%
伤害 4	持续 VF	10047290	E060110	85.0%	10.0%	5.0%	0.0%	0.0%	100.0%
伤害 9	治疗性电击引起的疼痛	10033371	E2330	0.0%	0.0%	10.0%	90.0%	0.0%	100.0%
辐射治疗伤害									
伤害 2	烧伤（辐射）	10063640	E170403	5.0%	10.0%	80.0%	5.0%	0.0%	100.0%
伤害 5	细胞坏死	10028851	E2327	0.1%	5.0%	80.0%	10.0%	4.9%	100.0%
伤害 7	皮肤病变	10040882	E1710	0.0%	1.0%	85.0%	10.0%	4.0%	100.0%
伤害 8	乏力	10016256	E2312	0.0%	1.0%	40.0%	52.0%	7.0%	100.0%
伤害 3	恶心	10028813	E1020	0.0%	0.0%	67.0%	22.0%	11.0%	100.0%
普通伤害									
伤害 6	划伤	10023572	E2009	0.0%	2.0%	90.0%	7.0%	1.0%	100.0%
伤害 10	机械损伤，例如挤压、碰撞导致瘀青	10006502	E2002	0.0%	0.0%	19.0%	76.0%	5.0%	100.0%
伤害 11	电击	10014357	E2104	0.8%	4.0%	11.1%	4.1%	80.0%	100.0%

严重度等级定义见表 3。

示例 HAL，版权所有 2021 Bijan Elahi

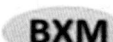	伤害评估列表	文档编号：12343 版本：1.0 页码：3/3

表3 严重度等级定义

等级	定义
致命的	造成死亡
危重的	造成永久性缺陷或不可逆损伤
重大的	造成需要医疗或外科干预的损伤或缺陷
轻微的	造成不需要医疗或外科干预的暂时性损伤或缺陷
可忽略的	造成不便或暂时性不适

附录 A 除颤伤害数据

<在此插入除颤伤害的原始数据>

附录 B 放射治疗伤害数据

<在此插入放射治疗伤害的原始数据>

修订历史

修订历史见表4。

表4 修订历史

版本	修订人	变更请求	变更描述
1.0	John Adams	N/A	首次批准版本

C.7 初步危险分析

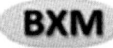	Vivio AED 初步危险分析	文档编号：12341 版本：1.0 页码：1/10

目录

1 总则 ··· 1
   1.1 目的 ·· 1
   1.2 范围 ·· 1
   1.3 定义和缩略语 ·· 2
2 分析方法 ··· 2
3 系统描述和预期用途 ··· 2
4 安全特性 ··· 2
5 临床危险列表中的适用危险 ·· 3
6 自上而下的分析 ··· 3
7 风险评估和控制表（RACT） ·· 7
8 软件安全分类 ··· 7
9 结论和建议 ·· 7
10 引用文档 ··· 7
11 修订历史 ··· 8
附录 A 安全特性评价结果 ··· 8
附录 B PHA RACT ·· 10

1 总则

在本文档中，"系统"和"Vivio AED"是同义词。

1.1 目的

本文档记录了 Vivio AED 的初步危险分析（PHA）。PHA 的目的是识别由 Vivio AED 的使用和操作可能造成的伤害的危险、危险情况和事件。PHA 在设计和开发过程的早期进行，此时有关系统设计细节的信息有限。PHA 可用于早期评估设备是否可以达到可接受的安全水平，也可用于预测设备设计的安全关键方面。这些信息可以用于指导产品开发团队，并将资源集中在安全关键领域。

PHA 的基础是客户需求规范（CRS）和技术概念（TC）的内容。

1.2 范围

该分析的范围是 Vivio AED 系统。除颤电极由第三方提供，分析导致危险情况的事件序列时，未对其进行分析。

然而，电极与 Vivio 之间的接口以及与患者的接口在分析范围内。

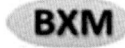	Vivio AED 初步危险分析	文档编号：12341 版本：1.0 页码：2/10

1.3 定义和缩略语

定义和缩略语见表 1。

表 1 定义和缩略语

缩 略 语	描 述
PHA	初步危险分析
RACT	风险评估和控制表
FTA	故障树分析
AED	自动体外除颤器
IFU	使用说明
VF	心室颤动

其他定义见术语表。

2 分析方法

在该初步危险分析中采取以下步骤。
1）确定可能影响安全的产品特性。
2）评价（CHL）并识别与 Vivio AED 相关的危险。
3）进行自上而下的分析。
4）从步骤 1）~3）中识别可能导致危险的潜在原因。
5）估计和评价 Vivio AED 的潜在风险。
对可能导致潜在危险的事件序列的详细检查将于项目的后期在 RACT 中进行。

3 系统描述和预期用途

有关系统描述和预期用途，请参见 RMP 第 2 节。

4 安全特性

Vivio AED 的安全特性如下。
1）通过提供高电压的经胸电击来诊断和治疗心室颤动。
2）Vivio AED 提供音频/视频提示以指导用户操作。
3）能否有效提供基本性能取决于用户操作，而用户操作受用户接口设计的影响。
4）Vivio AED 依赖于原电池运行，该电池电量会在正常使用过程中耗尽。
5）Vivio AED 的性能受到其软件性能的强烈影响。
6）使用功能和质量合格的除颤电极对于设备的基本性能至关重要。

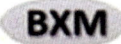	Vivio AED 初步危险分析	文档编号：12341 版本：1.0 页码：3/10

5 临床危险列表中的适用危险

临床危险列表（CHL）是与公司生产的设备相关的所有已知和可预见的危险的列表。对（CHL）中的每个危险进行了分析，以评估该危险是否与 Vivio AED 系统相关。表 2 显示了此分析的结果。

表 2 临床危险列表中的适用危险评估

编号	危险	是否适用	理由
危险 1	无治疗	是	Vivio AED 提供拯救生命的治疗
危险 2	治疗不充分	是	Vivio AED 提供拯救生命的治疗
危险 3	不当电击	是	Vivio AED 可能错误诊断心律并提供不适当的电击
危险 4	过热表面	是	Vivio AED 可能导致热烧伤
危险 5	火花（电极与皮肤间）	是	电极附着不当，可能导致电流在电极与皮肤之间的空气间隙中产生火花
危险 6	电离辐射	否	Vivio AED 不产生电离辐射
危险 7	尖锐物	是	Vivio AED 可能存在尖锐物
危险 8	夹点	否	Vivio AED 不存在夹点的潜在危险
危险 9	漏电	是	Vivio AED 内部存在高电压
危险 10	振动	否	Vivio AED 不存在导致振动危险的潜在可能
危险 11	治疗延迟	是	Vivio AED 提供拯救生命的治疗

6 自上而下的分析

对 Vivio AED 执行了故障树分析，以识别系统危险的潜在路径。每个故障树中的不良顶事件是 Vivio AED 适用的危险之一。在每个故障树中，为基本事件分配了概率数值，从而可推导出不良顶事件的概率（在该 PHA 中，基本事件的概率是假设的，该数值的分配仅作为示例）。

一些基本事件没有进一步展开。在某些情况下，是因为某些元素超出了范围，例如电极。在一些情况下，对设计有更多了解之前，无法进一步对它们进行展开。在最终危险分析中，自下而上的失效模式和影响分析（FMEA）将提供更多细节，并将这些细节记录在 RACT 中。

图 1 所示为"无治疗"危险的故障树。
图 2 所示为"治疗不充分"危险的故障树。
图 3 将"过热表面"和"火花"这两种危险组合在一个故障树中。
图 4 所示为"尖锐物"危险的故障树。

BXM	Vivio AED 初步危险分析	文档编号：12341 版本：1.0 页码：4/10

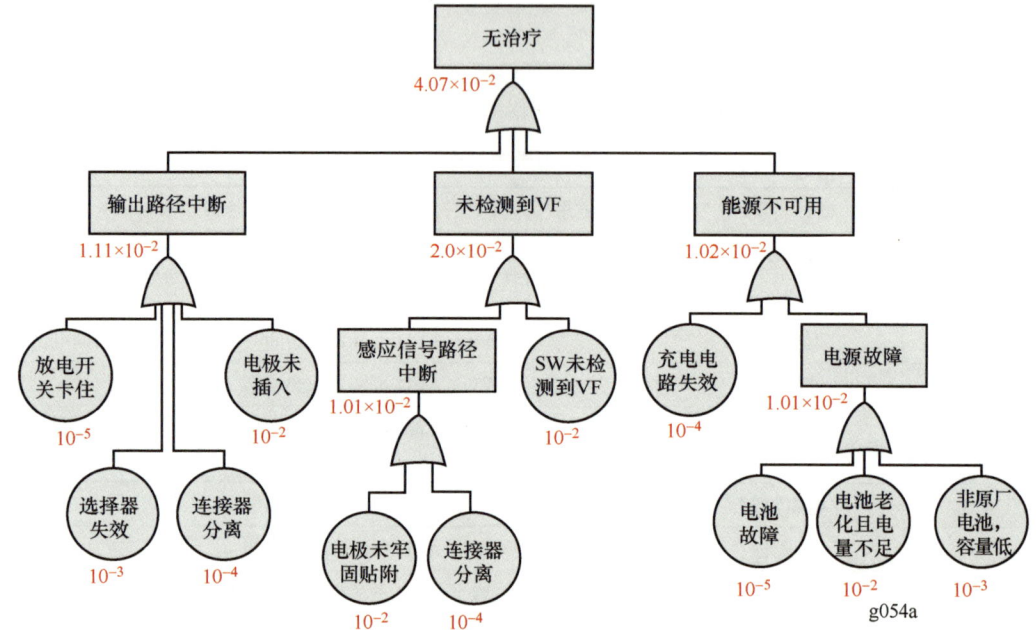

图 1　Vivio FTA "无治疗" 危险的故障树

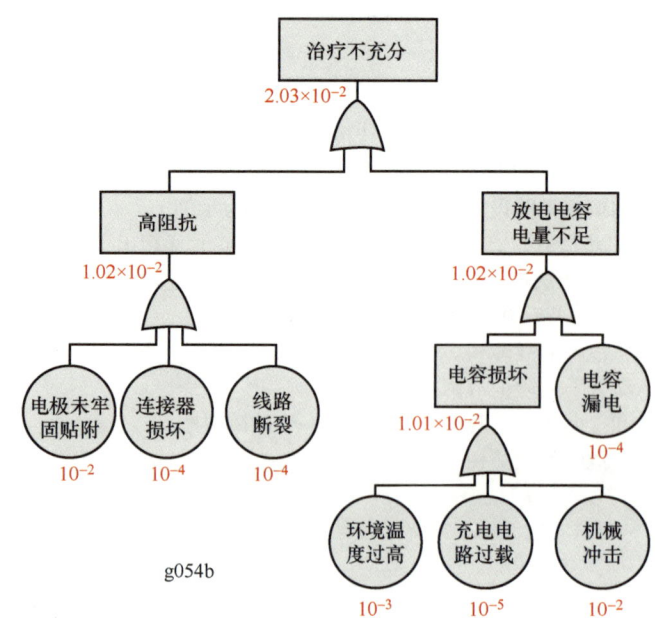

图 2　Vivio FTA "治疗不充分" 危险的故障树

示例 PHA，版权所有 2021 Bijan Elahi

| ![BXM] | **Vivio AED 初步危险分析** | 文档编号：12341
版本：1.0
页码：5/10 |

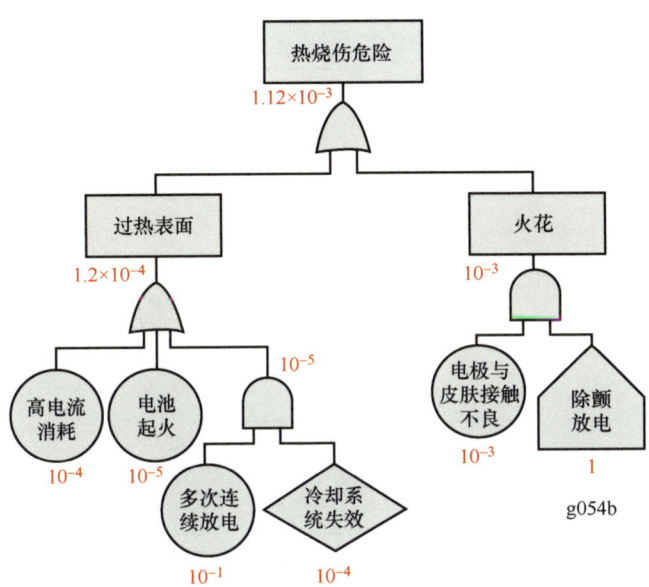

图 3　Vivio FTA "热烧伤" 危险的故障树

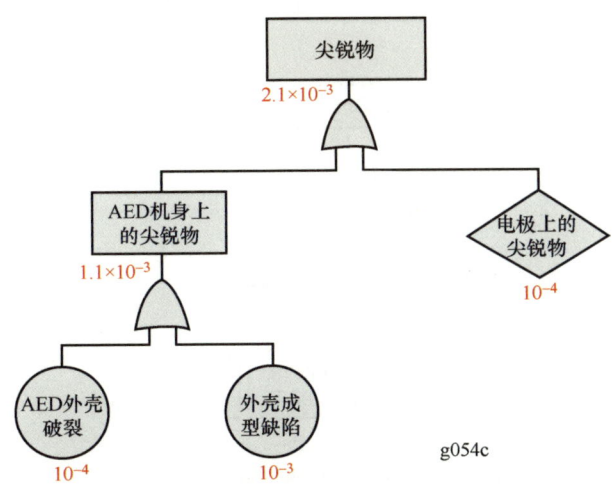

图 4　Vivio FTA "尖锐物" 危险的故障树

BXM	**Vivio AED 初步危险分析**	文档编号：12341 版本：1.0 页码：6/10

图 5 所示为"不当电击"危险的故障树，图 6 所示为"漏电"危险的故障树。

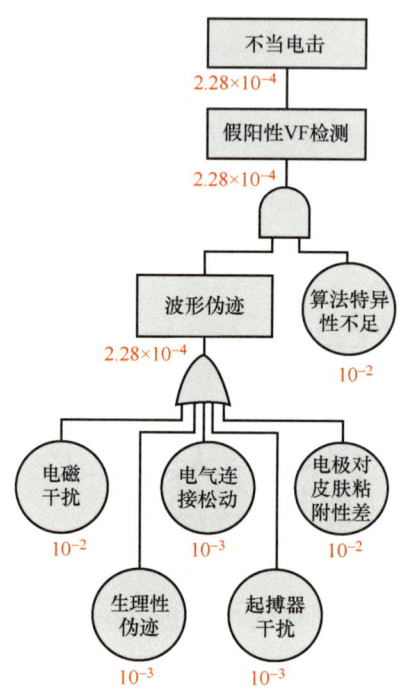

图 5　Vivio FTA "不当电击"危险的故障树

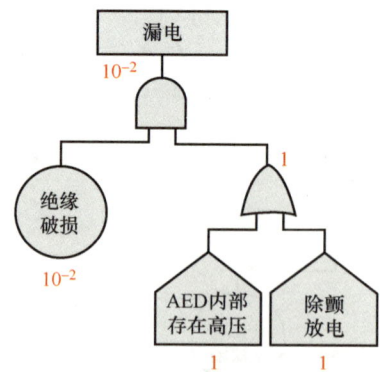

图 6　Vivio FTA "漏电"危险的故障树

图 7 显示了"治疗延迟"危险的故障树。

示例 PHA，版权所有 2021 Bijan Elahi

	Vivio AED 初步危险分析	文档编号：12341 版本：1.0 页码：7/10
BXM		

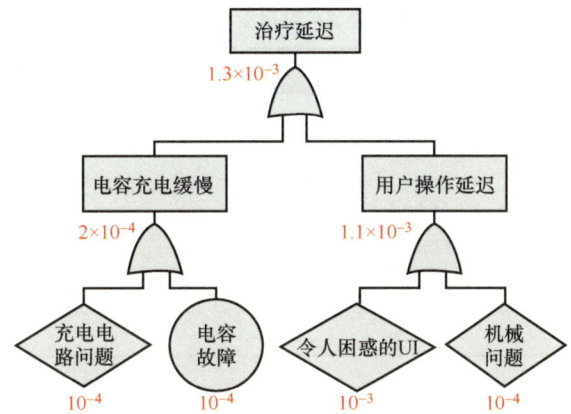

图 7　Vivio FTA "治疗延迟" 危险的故障树

7　风险评估和控制表（RACT）

PHA RACT 记录了 Vivio AED 的综合危险、预测的原因、相应的危险情况和伤害。对于每个危险，都预见了一些风险控制措施。在产品开发的早期阶段，尚无 Vivio AED 的详细设计。这意味着风险控制措施尚未实施。估计 P_1 值时包含了预见的风险控制措施。换言之，P_1 是对危险发生的估计，也是对在实施了预见的风险控制措施后暴露于危险的估计。

为了计算风险，从伤害评估列表（HAL）中查找 P_2 数值。每种伤害有五个 P_2 估计值，每个严重度等级（致命的、危重的、重大的、轻微的和可忽略的）对应一个估计值。

计算每个危险、危险情况的剩余风险以及 Vivio AED 的综合剩余风险。使用 RMP 中的风险可接受性准则来评价每个严重度等级的风险。

这些风险估计将在最终的 RACT 和风险管理报告中更新。

8　软件安全分类

根据 CRS 中的产品描述以及本文档前述第 6 节中自上而下的分析，并且根据 IEC 62304 规定得出结论，Vivio AED 的软件安全分类为 C 级。

9　结论和建议

Vivio AED 的风险初步估计表明，在"致命的""危重的"和"重大的"严重度等级的伤害中，器械风险可能超过可接受水平。建议产品开发团队研究将这些风险降低到可接受水平的可能性。

此外，初步危险分析说明，VF 检测软件和用户接口设计这两个领域具有高安全影响，需要在开发过程中给予额外关注。

10　引用文档

引用文档见表 3。

示例 PHA，版权所有 2021 Bijan Elahi

BXM	Vivio AED 初步危险分析	文档编号：12341 版本：1.0 页码：8/10

表 3　引用文档

识　别	文　档　编　号	标　题
CHL	12342	临床危险列表
CRS	××××××	客户需求规范
术语表	××××××	QMS 术语表
HAL	12343	伤害评估列表
RMP	12340	Vivio AED 风险管理计划
TC	××××××	技术概念

11　修订历史

修订历史见表 4。

表 4　修订历史

版　本	修　订　人	变　更　描　述
1.0	John Adams	初始版本

附录 A　安全特性评价结果

本附录记录了对 Vivio AED 安全特性的评价结果。评价使用了 ISO/TR 24971：2020 附录 A 中的问题作为指导，见表 5。

表 5　评价结果

问　题	备　注
1. 医疗器械的预期用途是什么和如何使用	AED。供经过最低限度培训的人员对成年人和体重超过 25kg 的儿童进行使用
2. 医疗器械是否预期植入	否
3. 医疗器械是否预期和患者或其他人员接触	Vivio AED 系统的除颤电极会接触患者的皮肤表面
4. 在医疗器械中采用了什么材料或组分，或者什么材料或组分与医疗器械共同使用或者接触	Vivio AED 不直接接触患者。用户操作 AED 和电极。电极通过医用级导电胶与患者皮肤接触
5. 是否有能量输送给患者或从患者身上获取	是
6. 是否有物质输送给患者或从患者身上获取	否
7. 医疗器械是否处理生物材料以用于随后的再使用、输液/血或移植	否
8. 医疗器械是否以无菌形式提供或预期由用户灭菌，或采用其他适用的微生物控制方法	否

示例 PHA，版权所有 2021 Bijan Elahi

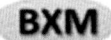	Vivio AED 初步危险分析	文档编号：12341 版本：1.0 页码：9/10

（续）

问　题	备　注
9. 医疗器械是否预期由用户进行常规清洁和消毒	仅需用湿布进行轻度清洁即可
10. 医疗器械是否改善患者的环境	否
11. 是否进行测量	是
12. 医疗器械是否进行分析处理	否
13. 医疗器械是否预期和其他医疗器械、药品或其他医疗技术联合使用	是。与第三方供应的除颤电极一起使用
14. 是否存在不希望的能量或物质输出	设计上没有。但在故障条件下，可能会有
15. 医疗器械是否易受环境影响	是。Vivio AED 不防水，应在 0~50℃温度范围及海拔 0~4500m 范围内工作
16. 医疗器械是否影响环境	否
17. 医疗器械是否需要耗材或附件	是。第三方供应的除颤电极
18. 是否需要维护和校准	不需要校准。但需要进行轻微清洁和电池更换
19. 医疗器械是否包含软件	是
20. 医疗器械是否允许获取信息	否。没有以太网端口、USB 端口、串口或可拆卸硬盘
21. 医疗器械是否存储患者护理的关键数据	否
22. 医疗器械是否有货架寿命的限制	否
23. 是否有延迟或长期使用效应	否
24. 医疗器械承受何种机械力	正常操作和可能从高达 1m 的高处跌落
25. 什么决定医疗器械的寿命期	输出电击会耗尽电池电量，这属于正常现象，电池可以由用户更换。设备的寿命仅受到电子元件正常老化的限制
26. 医疗器械是否预期一次性使用	否
27. 医疗器械是否需要安全地最终停用或处置	应按照当地电子废物处理规定进行处置
28. 医疗器械的安装或使用是否要求专门的培训或专门的技能	否。该设备设计由受过最低限度培训的人员使用。只需按照使用说明书（IFU）操作即可
29. 如何提供安全信息	彩色 LCD 将提供图形和视频指导。此外，还提供当地语言的音频指导。IFU 也以印刷形式提供相同的信息
30. 是否建立或引入了新的制造过程	否
31. 医疗器械的成功应用是否取决于用户接口的可用性	是
31.1　用户接口设计特性是否可能促成使用错误	是
31.2　医疗器械是否在因注意力分散而导致使用错误的环境中使用	是

示例 PHA，版权所有 2021 Bijan Elahi

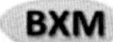	Vivio AED 初步危险分析	文档编号：12341 版本：1.0 页码：10/10

（续）

问 题	备 注
31.3 医疗器械是否具有连接部件或附件	是
31.4 医疗器械是否有控制接口	是。非常简单的双按键操作
31.5 医疗器械是否显示信息	是
31.6 医疗器械是否由菜单控制	否
31.7 医疗器械的成功使用是否取决于用户的知识、技能和能力	否。只需要具有正常的身体和智力敏锐度的普通人即可操作 Vivio AED
31.8 医疗器械是否由具有特定需求的人使用	否
31.9 用户接口是否能用于起动非授权的动作	否
32. 医疗器械是否包括报警系统	是
33. 医疗器械可能以什么方式被误使用（是否故意）	设备可能被用于儿童或婴儿
34. 医疗器械是否预期为移动式或便携式	是
35. 医疗器械的使用是否依赖于基本性能	是
36. 医疗器械的使用是否具有一定的自动化程度	是。VF 的检测是自动进行的，但电击的施加需要用户操作
37. 医疗器械是否产生一个输出，作为确定临床行为的输入	是。AED 报告 VF 的检测，并要求用户按下按键以起动电击

附录 B　PHA RACT

为了说明本例中的 PHA，以下页面展示了 RACT 的一部分。

附录 263

PHA RACT：每种危险的风险

文档编号：12341
版本：1.0

编号	危险初始原因	事件序列	危险	危险情况	风险控制 SD	风险控制 PM	风险控制 IS	新风险？	P_1	伤害	P_2 致命的	P_2 危重的	P_2 重大的	P_2 轻微的	P_2 可忽略的	风险 致命的	风险 危重的	风险 重大的	风险 轻微的	风险 可忽略的
1	SW 未感应到 VF	SW 未感应到 VF→VF 未检测到→无法提供治疗	危险 1：无治疗	室颤患者未接受治疗	灵敏的 SW 算法	N/A	N/A	N	1.0×10^{-2}	伤害 4：持续室颤	0.85	0.1	0.05	0	0	8.5×10^{-3}	1.0×10^{-3}	5.0×10^{-4}	0.0	0.0
3	电池故障	电池故障→电源故障→能量不可用→无法提供治疗	危险 1：无治疗	室颤患者未接受治疗	安装时初次进行电池状况检查	定期进行电池健康检查	建议购买优质电池	N	1.0×10^{-6}	伤害 4：持续室颤	0.85	0.1	0.05	0	0	8.5×10^{-7}	1.0×10^{-7}	5.0×10^{-8}	0.0	0.0
4	电路失效	未确定的电路失效→无法提供治疗	危险 1：无治疗	室颤患者未接受治疗	冗余电子电路	N/A	N/A	N	1.0×10^{-6}	伤害 4：持续室颤	0.85	0.1	0.05	0	0	8.5×10^{-7}	1.0×10^{-7}	5.0×10^{-8}	0.0	0.0
15	令人困惑的 UI	令人困惑的 UI→用户未发出电击命令→无法提供治疗	危险 1：无治疗	室颤患者未接受治疗	N/A	N/A	音频/视频提示以发出电击	N	1.0×10^{-2}	伤害 4：持续室颤	0.85	0.1	0.05	0	0	8.5×10^{-3}	1.0×10^{-3}	5.0×10^{-4}	0.0	0.0
9	电击按键损坏	电击按键损坏→用户未发出电击命令→无法提供治疗	危险 1：无治疗	室颤患者未接受治疗	高可靠性机械按键	N/A	N/A	N	1.0×10^{-4}	伤害 4：持续室颤	0.85	0.1	0.05	0	0	8.5×10^{-5}	1.0×10^{-5}	5.0×10^{-6}	0.0	0.0
			→								危险 1 → 无治疗					1.07×10^{-2}	2.01×10^{-3}	1.00×10^{-3}	0.00	0.00
12	用户无法备皮以使用除颤电极	无法备皮→除颤电极部分粘贴在皮肤上→没有将全部放电能量传递给患者	危险 2：治疗不充分	室颤患者接受除颤能量不足	N/A	在 Vivio 收纳包中提供剃刀和酒精湿巾	音频/视频和 IFU 指导备皮	Y	1.0×10^{-4}	伤害 4：持续室颤	0.85	0.1	0.05	0	0	8.50×10^{-5}	1.00×10^{-5}	5.00×10^{-6}	0.00	0.00
16	用户无法设置 Vivio	机械问题→用户无法取出和放置 Vivio	危险 11：治疗延迟	室颤患者接受治疗延迟	Poke-Yoke Vivio 设置	N/A	N/A	Y	1.0×10^{-5}	伤害 4：持续室颤	0.85	0.1	0.05	0	0	8.5×10^{-6}	1.0×10^{-6}	5.0×10^{-6}	0.0	0.0

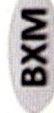

示例 PHA RACT，版权所有 2021 Bijan Elahi

PHA RACT：每种危险的风险

文档编号：12341
版本：1.0

编号	危险初始原因	事件序列	危险	危险情况	风险控制 SD	风险控制 PM	风险控制 IS	新风险?	P_1	伤害	P_2 致命的	P_2 危重的	P_2 重大的	P_2 轻微的	P_2 可忽略的	风险 致命的	风险 危重的	风险 重大的	风险 轻微的	风险 可忽略的
17	令人困惑的UI	令人困惑的UI→用户实施治疗时间过长→治疗实施延迟	危险11：治疗延迟	令人困惑患者接受治疗延迟	N/A	多语言音频/视频指导，使用动画	N/A	Y	1.0×10^{-4}	伤害4：持续室颤	0.85	0.1	0.05	0	0	8.5×10^{-5}	1.0×10^{-5}	5.0×10^{-6}	0.0	0.0
										危险11→治疗延迟						1.78×10^{-4}	2.10×10^{-5}	1.05×10^{-5}	0.00	0.00
13	电气连接松动	电气连接松动→波形伪影→假阳性VF检测→不当电击	危险3：不当电击	无VF患者接受不当电击	高制造工艺能力，QC测试	N/A	N/A	N	1.0×10^{-3}	伤害9：治疗性电击引起疼痛	0	0	0.1	0.9	0	0.0	0.0	1.0×10^{-4}	9.0×10^{-4}	0.0
8	伪影使心电波形降级	波形伪影和特异性VF算法不充分→假阳性VF检测→不当电击	危险3：不当电击	无VF患者接受不当电击	具有高特异性SW算法	N/A	N/A	N	1.0×10^{-3}	伤害9：治疗性电击引起疼痛	0	0	0.1	0.9	0	0.0	0.0	1.0×10^{-4}	9.0×10^{-4}	0.0
										危险2→不当治疗						0.00	0.00	2.00×10^{-4}	1.80×10^{-3}	0.00
5	电路失效	失去到微控器的反馈回路→充电电路无限期充电→内部温度升高	危险4：过热表面	用户或观察者接触到高温设备	热敏电阻反馈互锁以防止充电失控	塑料外壳是较差的热导体	N/A	N	1.0×10^{-6}	伤害1：烧伤（热）	0	0.01	0.7	0.2	0.09	0	1.0×10^{-8}	7.0×10^{-7}	2.0×10^{-7}	9.0×10^{-8}
6	患者皮肤上有毛发或或污垢	无法备皮→除颤电极部分粘贴于皮肤→电极和皮肤之间产生电火花	危险5：火花（电极与皮肤间）	患者皮肤暴露于高压火花	N/A	在Vivio收纳包中提供剃刀和酒精湿巾	N/A	N	1.0×10^{-4}	伤害1：烧伤（热）	0	0.01	0.7	0.2	0.09	0	1.0×10^{-6}	7.0×10^{-5}	2.0×10^{-5}	9.0×10^{-6}
7	撞击外壳	撞击外壳→AED外壳破裂→AED机身上出现尖锐部分	危险7：锐物	用户或观察者接触到AED锋利的边缘或尖端	外壳由ABS制成，据表面可承受高冲击	柔软的包装保护，提醒用户不要粗暴止摔落	IFU中的注意事项，提醒用户不要接触使用AED	N	1.0×10^{-5}	伤害6：划伤	0	0.02	0.9	0.07	0.01	0	2.0×10^{-7}	9.0×10^{-6}	7.0×10^{-7}	1.0×10^{-7}
14	绝缘破损	电极线绝缘破损→高压线暴露	危险9：漏电	用户暴露于高压电	使用高完整性绝缘	包装保护电缆线	警告用户保持清醒	N	1.0×10^{-4}	伤害11：电击	0.008	0.04	0.111	0.041	0.8	8.0×10^{-7}	4.0×10^{-6}	1.1×10^{-5}	4.1×10^{-6}	8.0×10^{-5}

示例 PHA RACT，版权所有 2021 Bijan Elahi

PHA RACT：每种危险情况的风险

文档编号：12341
版本：1.0

编号	危险初始原因	事件序列	危险	危险情况	风险控制 SD	风险控制 PM	风险控制 IS	新风险？	P_1	伤害	致命的	危重的	重大的	轻微的	可忽略的	致命的	危重的	重大的	轻微的	可忽略的
1	SW未感应到VF	SW未感应到VF→VF未检测到→无法提供治疗	危险1：无治疗	室颤患者未接受治疗	灵敏的SW算法	N/A	N/A	N	1.0×10^{-2}	伤害4：持续室颤	0.85	0.1	0.05	0	0	8.5×10^{-3}	1.0×10^{-3}	5.0×10^{-4}	0.0	0.0
3	电池故障	电池故障→电源故障→能量不可用→无法提供治疗	危险1：无治疗	室颤患者未接受治疗	安装时初次进行电池健康状况检查	定期进行电池健康检查	建议购买优质电池	N	1.0×10^{-6}	伤害4：持续室颤	0.85	0.1	0.05	0	0	8.5×10^{-7}	1.0×10^{-7}	5.0×10^{-8}	0.0	0.0
4	电路失效	未确定的电子电路失效→无法提供治疗	危险1：无治疗	室颤患者未接受治疗	冗余电子电路	N/A	N/A	N	1.0×10^{-6}	伤害4：持续室颤	0.85	0.1	0.05	0	0	8.5×10^{-7}	1.0×10^{-7}	5.0×10^{-8}	0.0	0.0
15	令人困惑的UI	令人困惑的UI→用户发出错误命令→无法提供治疗	危险1：无治疗	室颤患者未接受治疗	N/A	N/A	音频/视频提示以发出电击	N	1.0×10^{-2}	伤害4：持续室颤	0.85	0.1	0.05	0	0	8.5×10^{-3}	1.0×10^{-3}	5.0×10^{-4}	0.0	0.0
9	电击按键损坏	电击按键损坏→用户未发出电击命令→无法治疗	危险1：无治疗	室颤患者未接受治疗	高可靠性机械按键	N/A	N/A	N	1.0×10^{-4}	伤害4：持续室颤	0.85	0.1	0.05	0	0	8.5×10^{-5}	1.0×10^{-5}	5.0×10^{-6}	0.0	0.0
										危险情况→室颤患者未接受治疗						1.07×10^{-2}	2.01×10^{-3}	1.00×10^{-3}	0.00	0.00
16	用户无法设置Vivio	用户机械问题→用户无法取出和放置Vivio	危险11：治疗延迟	室颤患者接受治疗延迟	Poke-Yoke Vivio设置	N/A	N/A	Y	1.0×10^{-5}	伤害4：持续室颤	0.85	0.1	0.05	0	0	8.5×10^{-6}	1.0×10^{-6}	5.0×10^{-7}	0.0	0.0
17	令人困惑的UI	令人困惑的UI→用户实施治疗时间过长→治疗实施延迟	危险11：治疗延迟	室颤患者接受治疗延迟	N/A	多语言的音频/视频指导或使用者使用动画	N/A	Y	1.0×10^{-4}	伤害4：持续室颤	0.85	0.1	0.05	0	0	8.5×10^{-5}	1.0×10^{-5}	5.0×10^{-6}	0.0	0.0
				→						危险11→治疗延迟						9.35×10^{-5}	1.10×10^{-5}	5.50×10^{-6}	0.00	0.00

示例 PHA RACT，版权所有 2021 Bijan Elahi

PHA RACT：每种危险情况的风险

文档编号：12341
版本：1.0

编号	危险初始原因	事件序列	危险	危险情况	风险控制 SD	风险控制 PM	风险控制 IS	新风险?	P_1	伤害	P_2 致命的	P_2 危重的	P_2 重大	P_2 轻微的	P_2 可忽略的	风险 致命的	风险 危重的	风险 重大	风险 轻微的	风险 可忽略的
12	用户无法加以使用除颤电极	无法备皮→除颤电极部分粘贴在皮肤上→没有将全部放电能量传递给患者	危险 2：治疗不充分	室颤患者接受除颤能量不足	N/A	在 Vivio 收纳包中提供剃刀和酒精湿巾	音频/视频和IFU指导备皮	Y	1.0×10^{-4}	伤害 4：持续室颤	0.85	0.1	0.05	0	0	8.5×10^{-5}	1.0×10^{-5}	5.0×10^{-6}	0.0	0.0
13	电气连接松动	电气连接松动→波形伪影→假阴性 VF 检测→不当电击	危险 3：不当电击	无 VF 患者接受不当电击	高制造工艺能力，QC 测试	N/A	N/A	N	1.0×10^{-3}	伤害 9：治疗性电击引起疼痛	0	0	0.1	0.9	0	0.0	0.0	1.0×10^{-4}	9.0×10^{-4}	0.0
8	伪影使心电波形降级	波形不充分→伪影和特异性不足→假阴性 VF 检测→不当电击	危险 3：不当电击	无 VF 患者接受不当电击	具有高特异性SW算法	N/A	N/A	N	1.0×10^{-3}	伤害 9：治疗性电击引起疼痛	0	0	0.1	0.9	0	0.0	0.0	1.0×10^{-4}	9.0×10^{-4}	0.0
				→危险情况→												0.00	0.00	2.00×10^{-4}	1.80×10^{-3}	0.00
5	电路失效	失去到微控器的反馈回路→充电电路无限制充电→内部温度升高	危险 4：过热表面	用户或观察者接触到高温设备	热敏电阻反馈互锁以防止充电失控	塑料外壳是较差的热导体	N/A	N	1.0×10^{-6}	伤害 1：烧伤（热）	0	0.01	0.7	0.2	0.09	0	1.0×10^{-8}	7.0×10^{-7}	2.0×10^{-7}	9.0×10^{-8}
6	患者皮肤上有毛发或污垢	无法备皮→除颤电极部分粘贴于皮肤→电极和皮肤之间产生电火花	危险 5：火花（电极与皮肤间）	患者皮肤暴露于高压火花	N/A	在 Vivio 收纳包中提供剃刀和酒精湿巾	SW监控心电图信号质量并发出警告，提示接触不良，提供指导	N	1.0×10^{-4}	伤害 1：烧伤（热）	0	0.01	0.7	0.2	0.09	0	1.0×10^{-6}	7.0×10^{-5}	2.0×10^{-5}	9.0×10^{-6}
7	撞击外壳	撞击外壳→AED 外壳破裂→AED 机身上出现尖锐部分	危险 7：尖锐物	用户或观察者接触到锋利的边缘或尖端	外壳由 ABS 制成，可承受高冲击	柔软的抓握表面可防止棒落	IFU 中的注意事项，提醒用户不要粗暴使用 AED	N	1.0×10^{-5}	伤害 6：划伤	0	0.02	0.9	0.07	0.01	0	2.0×10^{-7}	9.0×10^{-6}	7.0×10^{-7}	1.0×10^{-7}
14	绝缘破损	电极线绝缘破损→高压线暴露	危险 9：漏电	用户暴露于高压电	使用高完整性绝缘	包装保护电极线	警告用户保持清醒	N	1.0×10^{-4}	伤害 11：电击	0.008	0.04	0.111	0.041	0.8	8.0×10^{-7}	4.0×10^{-6}	1.1×10^{-5}	4.1×10^{-6}	8.0×10^{-5}

BXM

示例 PHA RACT，版权所有 2021 Bijan Elahi

附 录 267

PHA RACT：Vivio AED 综合剩余风险

文档编号：12341
版本：1.0

编号	危险初始原因	事件序列	危险	危险情况	风险控制 SD	风险控制 PM	风险控制 IS	新风险？	P_1	伤害	P_2 致命的	P_2 危重的	P_2 重大的	P_2 轻微的	P_2 可忽略的	风险 致命的	风险 危重的	风险 重大的	风险 轻微的	风险 可忽略的
1	SW 未感应到 VF	SW 未感应到 VF→VF 未检测到→无法提供治疗	危险 1：无治疗	室颤患者未接受治疗	灵敏的 SW 算法	N/A	N/A	N	1.0×10^{-4}	伤害 4：持续室颤	0.85	0.1	0.05	0	0	8.5×10^{-5}	1.0×10^{-5}	5.0×10^{-6}	0.0	0.0
3	电池故障	电池故障→电源故障→能量不可用→无法提供治疗	危险 1：无治疗	室颤患者未接受治疗	安装时初次进行电池健康状况检查	定期进行电池健康检查	建议购买优质电池	N	1.0×10^{-6}	伤害 4：持续室颤	0.85	0.1	0.05	0	0	8.5×10^{-7}	1.0×10^{-7}	5.0×10^{-8}	0.0	0.0
4	电路失效	未确定的电子电路失效→无法提供治疗	危险 1：无治疗	室颤患者未接受治疗	冗余电子电路	N/A	N/A	N	1.0×10^{-6}	伤害 4：持续室颤	0.85	0.1	0.05	0	0	8.5×10^{-7}	1.0×10^{-7}	5.0×10^{-8}	0.0	0.0
15	令人困惑的 UI	令人困惑的 UI→用户未发出电击命令→无法提供治疗	危险 1：无治疗	室颤患者未接受治疗	N/A	N/A	音频/视频提示以发出电击	N	1.0×10^{-2}	伤害 4：持续室颤	0.85	0.1	0.05	0	0	8.5×10^{-3}	1.0×10^{-3}	5.0×10^{-4}	0.0	0.0
9	电击按键损坏	电击按键损坏→用户未发出电击命令→无法提供治疗	危险 1：无治疗	室颤患者未接受治疗	高可靠性机械按键	N/A	N/A	N	1.0×10^{-4}	伤害 4：持续室颤	0.85	0.1	0.05	0	0	8.5×10^{-5}	1.0×10^{-5}	5.0×10^{-6}	0.0	0.0
12	用户无法备皮以使用除颤电极	无法备皮→颤电极部分粘贴在皮肤上→没有将全部放电能量传递给患者	危险 2：治疗不充分	室颤患者接受除颤能量不足	N/A	在 Vivio 收纳包中提供剃刀和酒精湿巾	音频/视频和 IFU 指导备皮	Y	1.0×10^{-2}	伤害 4：持续室颤	0.85	0.1	0.05	0	0	8.5×10^{-3}	1.0×10^{-3}	5.0×10^{-4}	0.0	0.0
16	用户无法设置 Vivio	机械问题→用户无法取出和放置 Vivio	危险 11：治疗延迟	室颤患者接受治疗延迟	Poke-Yoke Vivio 设置	N/A	N/A	Y	1.0×10^{-5}	伤害 4：持续室颤	0.85	0.1	0.05	0	0	8.5×10^{-6}	1.0×10^{-6}	5.0×10^{-7}	0.0	0.0
17	令人困惑的 UI	令人困惑的 UI→用户实施治疗时间过长→治疗延迟实施延迟	危险 11：治疗延迟	室颤患者接受治疗延迟	N/A	多语言的音频/视频指导或者使用动画	N/A	Y	1.0×10^{-4}	伤害 4：持续室颤	0.85	0.1	0.05	0	0	8.5×10^{-5}	1.0×10^{-5}	5.0×10^{-6}	0.0	0.0

示例 PHA RACT，版权所有 2021 Bijan Elahi

PHA RACT：Vivio AED 综合剩余风险

文档编号：12341
版本：1.0

编号	危险初始原因	事件序列	危险	危险情况	风险控制 SD	风险控制 PM	风险控制 IS	新风险?	P_1	伤害	P_2 致命的	P_2 危重的	P_2 重大的	P_2 轻微的	P_2 可忽略的	风险 致命的	风险 危重的	风险 重大的	风险 轻微的	风险 可忽略的
										伤害 4 →						8.85×10^{-3}	1.04×10^{-3}	5.21×10^{-4}	0.00	0.00
13	电气连接松动	电气连接松动→波形伪影→假阳性VF检测→不当电击	危险3：不当电击	无VF患者接受不当电击	高制造工艺能力，QC测试	N/A	N/A	N	1.0×10^{-3}	伤害9：治疗性电击引起痉挛	0	0	0.1	0.9	0	0.0	0.0	1.0×10^{-4}	9.0×10^{-4}	0.0
8	伪影使心电波形降级	波形伪影和特异性无充分性→假阳性VF检测→不当电击	危险3：不当电击	无VF患者接受不当电击	具有高特异性SW算法	N/A	N/A	N	1.0×10^{-3}	伤害9：治疗性电击引起痉挛	0	0	0.1	0.9	0	0.0	0.0	1.0×10^{-4}	9.0×10^{-4}	0.0
										伤害 9 →						0.00	0.00	2.00×10^{-4}	1.80×10^{-3}	0.00
5	电路失效	失去到微控制器的反馈回路→无电路回馈无限期充电→内部温度升高	危险4：过热表面	用户或观者接触到高温设备	热电阻反馈互锁以防止无限充电	塑料外壳是较差的热导体	N/A	N	1.0×10^{-6}	伤害1：烧伤（热）	0	0.01	0.7	0.2	0.09	0	1.0×10^{-8}	7.0×10^{-7}	2.0×10^{-7}	9.0×10^{-8}
6	患者皮肤上有毛发或污垢	无法备皮→除颤电极部分粘贴于皮肤→电极和皮肤间产生电火花	危险5：火花（电极与皮肤）	患者皮肤暴露于高压干火花	N/A	在Vivio收纳包中提供剃刀和酒精湿巾	SW监控心电图信号质量并发出警告，提示不接触不良。提示指导	N	1.0×10^{-4}	伤害1：烧伤（热）	0	0.01	0.7	0.2	0.09	0	1.0×10^{-6}	7.0×10^{-5}	2.0×10^{-5}	9.0×10^{-6}
										伤害 1 →						0.00	1.01×10^{-6}	7.07×10^{-5}	2.02×10^{-5}	9.09×10^{-6}
7	撞击外壳	撞击外壳→AED外壳破裂→AED机身上出现尖锐部分	危险7：尖锐物	用户或观者接触到锋利的边缘或尖端	外壳由ABS制成，可承受高冲击	柔软的抓握表面可防止掉落	IFU中的注意事项，提醒用户不要粗暴使用AED	N	1.0×10^{-5}	伤害6：划伤	0	0.02	0.9	0.07	0.01	0	2.0×10^{-7}	9.0×10^{-6}	7.0×10^{-7}	1.0×10^{-7}
14	绝缘破损	电极线绝缘破损→电极高压线暴露	危险9：漏电	用户暴露于高压电	使用高完整性绝缘	包装保护电极线	警告用户保持清醒	N	1.0×10^{-4}	伤害11：电击	0.008	0.04	0.111	0.041	0.8	8.0×10^{-7}	4.0×10^{-6}	1.1×10^{-5}	4.1×10^{-6}	8.0×10^{-5}
										综合剩余风险						8.8×10^{-3}	1.0×10^{-3}	8.1×10^{-4}	1.8×10^{-3}	8.9×10^{-5}

示例 PHA RACT，版权所有 2021 Bijan Elahi

BXM	PHA RACT：Vivio AED 可接受风险限值	文档编号：12341 版本：1.0

表 6 中的风险限值来自对使用 AED 对患者 / 用户造成伤害的已发布数据的调查。这被解释为使用 AED 可接受风险水平的最新技术水平。

表 6　风险限值

R（致命的）	R（危重的）	R（重大的）	R（轻微的）	R（可忽略的）
6.1×10^{-5}	9.8×10^{-5}	2.3×10^{-4}	7.5×10^{-3}	1.0×10^{-2}

注：此数据是虚构的。请勿用于实际产品风险分析

BXM	PHA RACT：Vivio AED	文档编号：12341
		版本：1.0

缩略语见表 7。

表 7　缩略语

术　　语	定　　义
IS	安全信息
PM	防护措施
RACT	风险评估和控制表
SD	通过设计和制造实现的固有安全

修订历史见表 8。

表 8　修订历史

版　　本	修　订　人	变　更　请　求	变　更　描　述
1.0	John Adams	N/A	初始批准版本

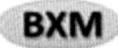	PHA RACT：Vivio AED 工作会议记录	文档编号：12341 版本：1.0

工作会议记录见表9。

表9 工作会议记录

日　期	参　与　人
2021/1/19	John Adams、James Polk、Abe Lincoln、John Kennedy
2021/2/26	John Adams、James Polk、Abe Lincoln、John Kennedy
2021/3/11	John Adams、James Polk、Abe Lincoln、John Kennedy、Maya Angelou

C.8 设计失效模式和影响分析

BXM	DFMEA Vivio AED	文档编号：12344 版本：1.0

范围

此 DFMEA 涵盖 Vivio AED 的设计。

分析范围在下图中限定，并包含分析边界内的所有项目。

分析项目：Vivio AED 型号 1234，版本 1.1。

主要功能：检测 VF 并提供治疗电击。

次要功能：监测 AED 运行状况并报告任何异常情况；监测除颤电极的连接，包括与 Vivio 和与患者皮肤的连接。

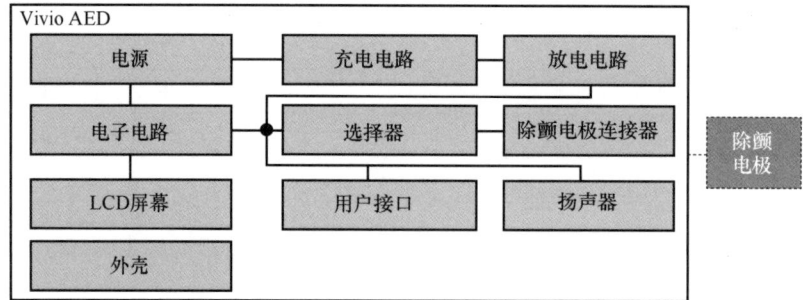

注：由于本书的篇幅限制，此示例 DFMEA 被缩简和省略。

示例 DFMEA，版权所有 2021 Bijan Elahi

附录 273

示例 DFMEA
DFMEA Vivio AED
文档编号：12344
版本：1.0

编号	来源	项目/功能 项目	项目/功能 功能/属性	潜在失效模式和影响 失效模式	潜在失效模式和影响 失效原因/机制	潜在失效模式和影响 失效局部影响	潜在失效模式和影响 失效最终影响	潜在失效模式和影响 系统影响	已有缓解措施	初始等级 安全影响？	初始等级 严重度	初始等级 发生概率	初始等级 可探测性	RPN（自动）	附加缓解措施	最终等级 安全影响？	最终等级 严重度	最终等级 发生概率	最终等级 可探测性	RPN（自动）	备注
1	DFMEA PS ID2	电源电路	为所有电子元件供电	无电源	电池故障→电源故障→能量不可用	N/A	无法提供治疗	无法提供治疗	N/A	是	5	2	1	10	*软件在安装时进行电池健康检查 *定期进行电池检查，并在电池故障时发现警报	是	5	1	1	5	
2	DFMEA PS ID6	电源电路	为所有电子元件供电	电源不稳（电压波动）	电池温度敏感→电池电压随温度波动	内部电子元件电压不足	除颤能量不足	治疗不充分	N/A	是	5	3	4	60	稳压器补偿温度变化	否	5	1	4	20	因系统影响被消除，最终安全影响=否
3	DFMEA CC ID9	充电电路	给放电电容充电	无法充电	过电流→MOSFET失效→无法向放电电容提供高电压	无	无法提供治疗	无法提供治疗	N/A	是	5	2	3	30	限流防止MOSFET过流	否	5	1	3	15	因系统影响被消除，最终安全影响=否
4	DFMEA CC ID7	充电电路	给放电电容充电	充电不足	过电压→整流二极管失效→漏电→无法将放电电容充至目标电压	N/A	除颤能量不足	治疗不充分	N/A	是	5	2	4	40	稳流二极管的整个电压应力	否	5	1	4	20	因系统影响被消除，最终安全影响=否
5	DFMEA CC ID10	充电电路	给放电电容充电	充电失控	失去到微控制器的反馈回路→充电电路无限期充电→内部温度升高	内部电子元件过热	过热表面	热烧伤	N/A	是	5	3	2	18	热敏电阻反馈互锁以防止充电失控	否	3	2	2	12	因系统影响被消除，最终安全影响=否
6	NA	放电电路	为除颤积累能量	电容短路	过电压→电介质击穿→电容短路	N/A	无法提供治疗	无法提供治疗	N/A	是	5	2	3	30	稳压器防止过电压	否	5	1	3	15	因系统影响被消除，最终安全影响=否
7	N/A	放电电路	为除颤积累能量	电容泄漏	引线腐蚀→漏电→电容电荷损失	N/A	除颤能量不足	治疗不充分	N/A	是	5	3	4	60	对电容引线进行密封，防止腐蚀	否	5	1	4	20	因系统影响被消除，最终安全影响=否

示例 DFMEA，版权所有 2021 Bijan Elahi

DFMEA Vivio AED

文档编号：12344
版本：1.0

编号	来源	项目	功能	功能/属性	失效模式	潜在失效原因/机制	失效局部影响	失效最终影响	系统影响	已有缓解措施	安全影响?	初始等级 严重度	发生概率	可探测性	RPN(自动)	附加缓解措施	安全影响?	最终等级 严重度	发生概率	可探测性	RPN(自动)	备注
8	DFMEA DS ID3	选择器	将除颤电极连接至放电电容，同时断开检测电路	将除颤电极连接至放电电容	未将除颤电极连接至放电电容	栅极线打开→FET开关未激活→未提供电击	N/A	无法提供治疗	无法提供治疗	N/A	是	5	2	3	30	焊接导线的冗余栅极连接	是	5	1	3	15	
9	DFMEA DS ID5	选择器	将除颤电极连接至放电电容，同时断开检测电路	未将检测电路断开	漏电电压高→栅极上的电应力→FET失效→高压反馈到EKG电路→传感电路损坏	传感电路被损坏，未来无法输出电击	电击已输出，但传感电路被损坏，未来无法输出电击	无法提供治疗	N/A	是	3	3	4	36	FET栅极提供高压保护	是	3	1	4	12	
10	DFMEA DS ID6	选择器	将除颤电极连接至放电电容，同时断开检测电路	未将除颤电极连接至检测电路	栅极线打开→开关未激活→感应电路未连接到检测板→未检测到VF	N/A	无法提供治疗	无法提供治疗	N/A	是	5	2	3	30	焊接导线的冗余栅极连接	是	5	1	3	15	
11	N/A	除颤电极连接器	将AED与除颤电极进行电气连接	未建立电气连接	电极连接器插头从插座脱落→AED未接收到心电波形→未检测到VF	N/A	无法提供治疗	无法提供治疗	N/A	是	5	3	3	45	*IN 弹力以保持插头连接 *连接时发出咔嗒声以获得触觉反馈	是	5	1	2	10	
12	N/A	除颤电极连接器	将AED与除颤电极进行电气连接	同轴性电气接触弱	插头和插座之间的接触较弱→同轴性电气接触→VF感应有噪声→假阳性VF检测	N/A	不当电击	不当电击	N/A	否	3	3	3	27	*IN 弹力以保持插头连接 *连接时发出咔嗒声以获得触觉反馈	否	3	2	2	12	
13	N/A	LCD屏幕	为用户提供视频指导	屏幕变得难以读取	背光灯失效→屏幕变暗→用户无法获得清晰的视觉提示	N/A	LCD屏幕难以读取	用户使用不便	现有设计使用高可靠LCD屏幕，除UI按钮上的指示灯外，AED还提供语音提示。需要时自动进行电击	否	2	2	1	4	N/A	否	2	2	1	4	

附　录　275

文档编号：12344
版本：1.0

DFMEA
Vivio AED

项目/功能			潜在失效模式和影响				已有缓解措施	初始等级					附加缓解措施	最终等级					备注
编号	来源	项目	功能/属性	失效模式	失效原因/机制	失效局部影响	失效最终影响	系统影响		安全影响?	严重度	发生概率	可探测性	RPN（自动）		安全影响?	严重度	发生概率	可探测性	RPN（自动）	
14	N/A	LCD屏幕	为用户提供视频指导	随机闪烁像素	焊接连接断裂→显示异常	N/A	LCD屏幕上随机闪烁像素	用户使用不便	使用焊接可靠触点	否	2	2	2	8	N/A	否	2	2	2	8	
15	N/A	UI按键	接收用户输入	打开/关闭键卡住	UI按键老化→打开/关闭模式卡住→无法输出电击	N/A	无法进行治疗	无法进行治疗	*使用高可靠开关 *定期自检；AED设备在使用前可发出失效警告	是	5	1	3	15	N/A	是	5	1	3	15	
16	N/A	扬声器	提供音频输出	无声音	放大器增益过高→扬声器功率过大→声音线圈开路失效→无声音输出	N/A	无声音输出	用户无法收到音频提示	LCD屏幕可和UI按钮上有专用指示灯可提供视觉提示	否	3	2	2	12	为防止扬声器过载而设计的音频驱动器	否	3	1	2	6	
17	N/A	扬声器	提供音频输出	杂音	放大器增益过高→扬声器功率过大→音频线圈损坏→声音失真	N/A	声音输出失真	用户无法收到音频提示	N/A	否	3	2	1	6	*IN弹力以保持插头连接 *连接时发出咔嗒声以获得触觉反馈	否	3	1	1	3	
18	N/A	外壳	提供保护和包含AED内部组件	外壳破裂	撞击外壳→外壳破裂→AED机身出现尖锐物	N/A	尖锐物	用户在操作AED时可能划伤	*外壳由ABS制成，可承受高冲击力 *柔软的抓握表面可防止掉落	是	3	2	2	12	N/A	是	3	2	2	12	

示例 DFMEA，版权所有 2021 Bijan Elahi

| | DFMEA
Vivio AED | | 文档编号：12344
版本：1.0 |

严重度（Sev）准则			
等级	严重度描述（无安全影响）		严重度描述（有安全影响）
5	所述的失效模式将导致分析对象立即失效（所有功能——主要和次要功能完全丧失）		**致命的**——系统级别的最终影响可能导致死亡
4	所述的失效模式将严重影响分析对象的功能（完全丧失主要功能，也可能丧失次要功能）		**危重的**——系统级别的最终影响可能导致永久性缺陷或不可逆损伤
3	所述的失效模式将减少分析对象的功能（部分丧失主要功能，完全丧失次要功能）		**重大的**——系统级别的最终影响可能导致需要医疗或外科手术干预的损伤或缺陷
2	所述的失效模式将对功能产生暂时性或自我恢复性影响（部分丧失次要功能）		**轻微的**——系统级别的最终影响可能导致不需要医疗或外科手术干预的暂时的损伤或缺陷
1	所述的组件失效不会对功能产生影响（给用户带来轻微不便）		**可忽略的**——系统级别的最终影响最多可能导致不便或暂时性不适

RPN	行　动
53~125	3级：通过失效补偿措施降低 RPN
13~52	2级：如果安全影响为"是"，尽可能降低 RPN；如果安全影响为"否"，则在可行的情况下降低 RPN
1~12	1级：如果安全影响为"是"，尽可能降低 RPN；如果安全影响为"否"，则不需要进一步降低 RPN

示例 DFMEA，版权所有 2021 Bijan Elahi

BXM	DFMEA Vivio AED	文档编号：12344 版本：1.0

发生概率（Occ）准则			
类　别	等级	定 性 准 则	定 量 准 则
经常	5	经常发生。失效几乎是确定的、经常失效	$\geq 10^{-3}$
有时	4	有时发生。失效是可能发生的、预期会重复失效	$<10^{-3}$ 且 $\geq 10^{-4}$
偶尔	3	偶尔发生。失效可能以不频繁的时间间隔发生	$<10^{-4}$ 且 $\geq 10^{-5}$
很少	2	很少发生。预期失效不常发生	$<10^{-5}$ 且 $\geq 10^{-6}$
非常少	1	非常少发生。预期失效不会发生	$<10^{-6}$

可探测性（Det）准则			
类　别	等级	定 性 准 则	定 量 准 则
不可探测	5	对失效的物理或机械原理不了解、没有探测机会、无探测方法、无法采取对策	$<10^{-3}$
低	4	对失效的物理或机械原理了解不足、探测机会低、不太可能采取对策	$<10^{-2}$ 且 $\geq 10^{-3}$
中等	3	对失效的物理或机械原理有一定了解、探测机会中等、可能采取对策	$<10^{-1}$ 且 $\geq 10^{-2}$
高	2	对失效的物理或机械原理有较好了解、探测机会高、非常可能采取对策	$<9 \times 10^{-1}$ 且 $\geq 10^{-1}$
几乎确定	1	探测的机会几乎是肯定的，并且对策是确定的	$\geq 9 \times 10^{-1}$

	DFMEA Vivio AED		文档编号：12344 版本：1.0	
BXM				
修订历史				
版　本	修　订　人	变更请求	变更描述	
1.0	John Adams	N/A	首次批准版本	

示例 DFMEA，版权所有 2021 Bijan Elahi

BXM	DFMEA - Vivio AED 工作会议记录	文档编号：12344 版本：1.0

日　　期	参　与　人
2021/1/10	John Adams、James Polk、Abe Lincoln、John Kennedy
2021/1/25	John Adams、James Polk、Abe Lincoln、John Kennedy
2021/2/16	John Adams、James Polk、Abe Lincoln、John Kennedy、Sonia Sotomayor

C.9 过程失效模式和影响分析

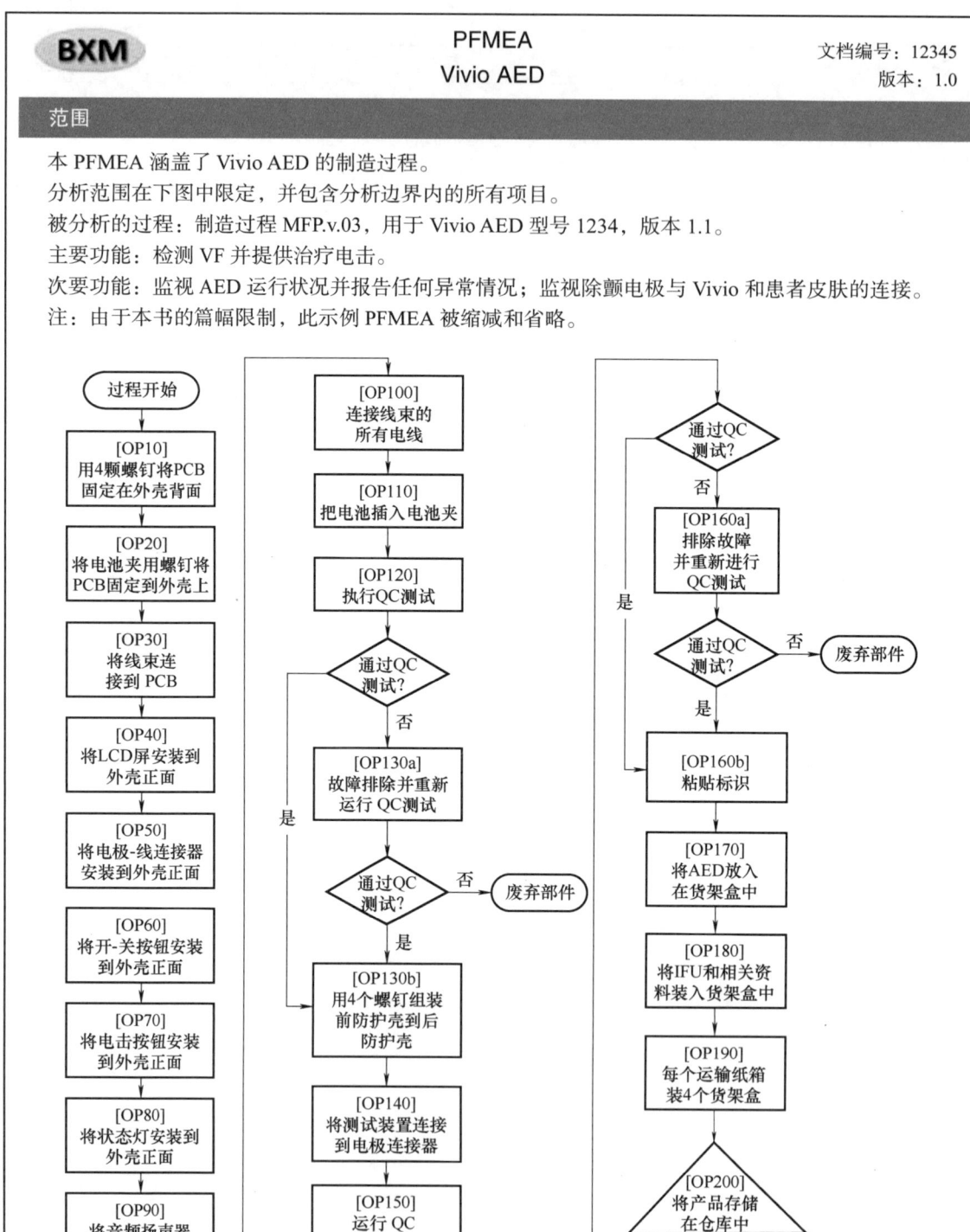

PFMEA
Vivio AED

文档编号：12345
版本：1.0

编号	项目/功能 过程步骤	过程步骤	潜在失效模式与影响 失效模式	原因/机制	失效模式 局部影响	失效模式 最终影响	系统影响	已有缓解措施	初始等级 安全影响	严重度	发生概率	可探测性	RPN（自动）	附加缓解措施	最终等级 安全影响	严重度	发生概率	可探测性	RPN（自动）	备注
1	OP10	用4颗螺钉将PCB固定到外壳背面	缺少一颗或多颗螺钉	装配工人忘记使用全部4颗螺钉	N/A	PCB可能松动并脱落	松动异响	N/A	N	2	3	3	18	*将4颗螺钉放入托盘中，如果有未使用的螺钉会使用机器	N	2	1	2	4	
2	OP10	用4颗螺钉将PCB固定到外壳背面	将PCB固定在错误的方向上	对称PCB设计	PCB连接器方向错误	无法完成装配	无产品	N/A	N	2	3	3	18	*采用不对称的螺钉模式	N	2	1	1	2	
3	OP10	用4颗螺钉将PCB固定到外壳背面	安装时PCB受到静电冲击	工人或工作台未正确接地→工人操作PCB时导致静电放电并损坏PCB	FET开关失效	未提供治疗	未提供治疗	N/A	Y	5	3	5	75	·需要ESD腕带接地工作站 ·工作区域有离子风扇	Y	5	1	5	25	
4	OP20	将电池夹用螺钉固定到外壳上	少装一颗或多颗螺钉	装配错误	电池无法安装	未提供治疗	未提供治疗	N/A	Y	2	3	5	30	QC测试会发现AED不通电	Y	2	1	5	10	
5	OP30	将线束连接到PCB	与PCB的连接不完整	工人不清楚正确的连接方法	连接器无法正常工作	未提供治疗	未提供治疗	N/A	Y	2	3	3	18	设计为在正确连接时发出咔嗒声	Y	2	1	1	2	
6	OP40	将LCD屏安装到外壳正面	LCD屏倒装	LCD对称设计	LCD连接器方向错误	无法完成装配	无产品	N/A	N	2	3	2	12	外壳上的设计特征可以防止LCD被错误地安装	N	2	1	1	2	
7	OP40	将LCD屏安装到外壳正面	LCD组件受力过大	安装LCD所需的卡扣力过大	LCD焊接点损坏	显示不稳定	用户感到恼怒	N/A	N	4	3	3	36	按压的力设计为3N，误差范围为±10%	N	4	1	3	12	
8	……																			

PFMEA 模板，版权所有 2021 Bijan Elahi

BXM	PFMEA Vivio AED	文档编号：12345 版本：1.0

严重度（Sev）准则		
等级	严重度描述（无安全影响）	严重度描述（有安全影响）
5	不符合监管要求、生产线长时间停工、完全丧失所有功能——主要和次要、报废产品＞70%	**致命的**——系统级别的最终影响可能导致死亡
4	主要功能丧失或降级、不符合产品规范、报废产品达到 50%~70%	**危重的**——系统级别的最终影响可能导致永久性缺陷或不可逆损伤
3	次要功能丧失或降级、可靠性降低但仍在规范要求内、报废产品达到 25%~50%	**重大的**——系统级别的最终影响可能导致需要医疗或外科手术干预的损伤或缺陷
2	过程延期、报废产品达到 5%~25%、造成轻微的外观或可用性影响，但仍在规范要求内	**轻微的**——系统级别的最终影响可能导致不需要医疗或外科手术干预的暂时的损伤或缺陷
1	报废产品 0%~5%、一些产品需要返工	**可忽略的**——系统级别的最终影响最多可能导致不便或暂时性不适

RPN	行　动
53~125	3 级：通过失效补偿措施降低 RPN
13~52	2 级：如果安全影响为"是"，尽可能降低 RPN；如果安全影响为"否"，则在可行的情况下降低 RPN
1~12	1 级：如果安全影响为"是"，尽可能降低 RPN；如果安全影响为"否"，则不需要进一步降低 RPN

PFMEA 模板，版权所有 2021 Bijan Elahi

| BXM | PFMEA
Vivio AED | 文档编号：12345
版本：1.0 |

发生概率（Occ）准则			
类　别	等级	定　性　准　则	定　量　准　则
经常	5	经常发生。失效几乎是确定的、经常失效	$\geq 10^{-1}$
有时	4	有时发生。失效是可能发生的、预期会重复失效	$<10^{-1}$ 且 $\geq 10^{-2}$
偶尔	3	偶尔发生。失效可能以不频繁的时间间隔发生	$<10^{-2}$ 且 $\geq 10^{-3}$
很少	2	很少发生。预期失效不常发生	$<10^{-3}$ 且 $\geq 10^{-4}$
非常少	1	非常少发生。预期失效不会发生	$<10^{-4}$

可探测性（Det）准则			
类　别	等级	定　性　准　则	定　量　准　则
不可探测	5	无探测机会、无探测方法、不了解失效机制、无法采取对策	$<10^{-3}$
低	4	探测机会低，例如，非常低的采样率、失效很难探测、不太可能采取对策	$<10^{-2}$ 且 $\geq 10^{-3}$
中等	3	探测机会中等，例如，10% 的采样、通过操作员测量和判断探测过程失效、可能采取对策	$<10^{-1}$ 且 $\geq 10^{-2}$
高	2	探测机会高，例如，100% 的视觉检查、通过检测差异的自动化站内控制探测过程失效并提醒操作员、很可能采取对策	$<9 \times 10^{-1}$ 且 $\geq 10^{-1}$
几乎确定	1	失效是明显的、几乎确定能探测，例如，通过自动化测试设备或夹具进行 100% 检查、确定能采取对策	$\geq 9 \times 10^{-1}$

| **BXM** | PFMEA
Vivio AED | 文档编号：12345
版本：1.0 |

修订历史

版　　本	修　订　人	变 更 请 求	变 更 描 述
1.0	John Adams	N/A	首次批准版本

示例 PFMEA，版权所有 2021 Bijan Elahi

	PFMEA - Vivio AED 工作会议记录	文档编号：12345
		版本：1.0

日　　期	参　与　人
2021/1/10	John Adams、James Polk、Abe Lincoln、John Kennedy
2021/1/25	John Adams、James Polk、Abe Lincoln、John Kennedy
2021/2/16	John Adams、James Polk、Abe Lincoln、John Kennedy、Michael Jackson

C.10 使用/误使用失效模式和影响分析

BXM

UMFMEA
Vivio AED

文档编号：12346
版本：1.0

简介

使用/误使用失效模式和影响分析（UMFMEA）分析与用户使用相关的失效。UMFMEA 还考虑潜在的误使用。异常使用或恶意使用被排除在外。

本分析还分析了可合理预见的误使用。误使用不是使用失效，它是经过深思熟虑的，而且是有充分的意图的。示例：超说明书使用。

被分析的系统：Vivio AED 型号 1234，版本 1.1。

主要功能：检测 VF 并提供治疗性电击。

次要功能：监视 AED 的运行状况，并报告任何异常情况；监视除颤电极与 Vivio 和与患者皮肤的连接。

范围

本分析的范围是用户与 Vivio AED 之间的交互。下图描述了适用于此分析的使用情景。

本 UMFMEA 的输入是由可用性工程执行的任务分析，可用性工程是本 UMFMEA 的创建"合作伙伴"。

在 UMFMEA 分析中，一个明显不工作的 AED 被认为不会对安全产生影响。然而，一个被认为可以正常工作但无法工作的 AED 被认为会对安全产生影响。

注：由于本书的篇幅限制，本 UMFMEA 示例被缩减和省略。

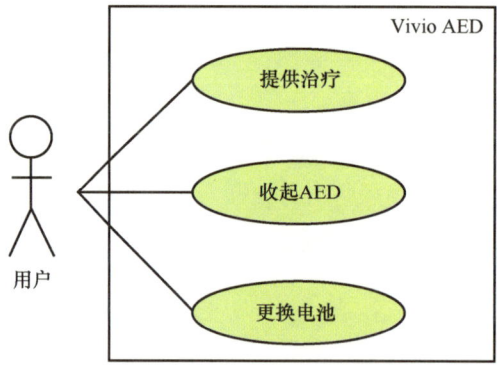

Vivio AED 使用情景

示例 UMFMEA，版权所有 2021 Bijan Elahi   1/10

附 录 287

UMFMEA
Vivio AED

文档编号：12346
版本：1.0

编号	使用情景 步骤动作	潜在失效模式和影响 失效模式	失效原因/机制	失效局部影响	失效最终影响	已有缓解措施	初始等级 安全影响	严重度	发生概率	可探测性	RPN（自动）	附加缓解措施	最终等级 安全影响	严重度	发生概率	可探测性	RPN（自动）	备注
提供治疗																		
任务1: 准备 AED																		
1	从收纳包中取出 AED	无法打开 AED 收纳包	拉链太紧	N/A	未提供治疗	N/A	Y	5	3	1	15	使用塑料、自润滑拉链	Y	5	2	1	10	
2	从收纳包中取出 AED	难以打开 AED 收纳包	拉链太紧	N/A	治疗延迟	N/A	Y	4	3	1	12	使用塑料、自润滑拉链	Y	4	2	1	8	
3	按下绿色开/关按键	没有按下绿色开/关按键	认知错误→设备未启动→未发出除颤放电	N/A	未提供治疗	对用户使用音频指令	Y	5	2	2	20	在开/关按键中使用闪烁绿灯来提醒用户	Y	5	1	2	10	
任务2: 准备患者																		
4	暴露患者的胸部	用户无法暴露患者的胸部	无法去除衣物→无法贴上除颤电极→未发出除颤放电	N/A	未提供治疗	N/A	Y	5	3	1	15	在 Vivio 收纳包中提供剪刀	Y	5	1	1	5	
5	清洁并准备粘贴电极的皮肤	患者皮肤上有毛发或污垢	无法备皮→电极部分粘贴在皮肤上→未能将全部电能传送给患者	N/A	治疗不充分	UI 上的音频 - 视频指导	Y	5	3	1	15	*SW 监测EKG信号质量并警告接触不良 * 在 Vivio 收纳包中提供剃刀和酒精湿巾	Y	5	2	1	10	
6	清洁并准备粘贴电极的皮肤	患者皮肤上有毛发或污垢	无法备皮→电极部分粘贴在皮肤上→电极与皮肤间产生火花	N/A	电极与皮肤之间产生火花	UI 上的音频 - 视频指导	Y	3	3	1	9	*SW 监测EKG信号质量并警告接触不良 *在 Vivio 收纳包中提供剃刀和酒精湿巾	Y	3	2	1	6	

示例 UMFMEA，版权所有 2021 Bijan Elahi

UMFMEA
Vivio AED

文档编号：12346
版本：1.0

编号	使用情景 步骤动作	潜在失效模式和影响 失效模式	潜在失效模式和影响 失效原因/机制	失效局部影响	失效最终影响	已有缓解措施	初始等级 安全影响	初始等级 严重度	初始等级 发生概率	初始等级 可探测性	RPN（自动）	附加缓解措施	最终等级 安全影响	最终等级 严重度	最终等级 发生概率	最终等级 可探测性	RPN（自动）	备注
任务3：使用除颤电极																		
7	从袋子中取出电极	用户未能从袋子中取出电极	认知错误	N/A	未提供治疗	对用户使用音频和视频指令	Y	5	2	1	10	N/A	Y	5	2	1	10	
8	根据AED显示屏，电极袋上的指导，将电极贴在患者胸部	电极贴在患者胸部位置不正确	感知错误，不能看到视频信息	N/A	治疗不充分	N/A	Y	5	3	2	30	*电极袋用大号图形 *LCD上用动画显示 *音频指导	Y	5	2	1	10	
9	根据AED显示屏，电极袋上的指导，将电极贴在患者胸部	电极粘合剂在应用于患者皮肤之前受到污染	动作错误，粘合剂污染→电极与皮肤的粘合力降低	N/A	治疗不充分	N/A	Y	5	3	3	45	*不需要手持的除颤电极 *SW监测EKG信号质量并发出接触不良警告	Y	5	1	2	10	
任务4：输出电击																		
10	遵循语音指导：AED分析心律时，不要触摸患者	在进行EKG分析时触摸/移动患者	感知错误/看不到/听不到患者的指令→假阳性VF检测	N/A	不当电击	使用音频和视频两种沟通方式	N	3	2	1	6	N/A	N	3	2	1	6	
11	如果语音指导指示，按下橙色电击按键	未按下橙色按键起动电击	感知错误，用户未听到/看不到橙色电击按键的指令→未输出电击	N/A	无治疗	使用音频和视频两种沟通方式	Y	5	2	1	10	N/A	Y	5	2	1	10	
12	如果语音指导指示，按下橙色电击按键	按下绿色开/关按键	动作错误，用户错误地按下了开/关按键→设备被关闭→未输出电击	N/A	无治疗	N/A	Y	5	3	1	15	控制更改：如果设备已准备好提供电击，则关闭按键禁用1min	Y	3	2	1	6	

示例UMFMEA，版权所有2021 Bijan Elahi

UMFMEA
Vivio AED

文档编号：12346
版本：1.0

BXM	使用情景	潜在失效模式和影响			已有缓解措施	初始等级				附加缓解措施	最终等级				备注
编号	步骤动作	失效模式	失效原因/机制	失效局部影响	失效最终影响		安全影响	严重度	发生概率	可探测性	RPN（自动）		安全影响	严重度	发生概率	可探测性	RPN（自动）	

收起 AED

任务 1：检查 AED

13	检查 AED 是否损坏	未检查 AED 的损坏	用户忘记遵循操作规程	N/A	可能损坏的设备可能被忽视	IFU 中的说明	N	3	3	1	9	N/A	N	3	3	1	9	
14	检查 AED 是否受到污染	未检查 AED 是否受到污染	用户忘记遵循操作规程	N/A	潜在脏污的设备可能被忽视	IFU 中的说明	N	2	3	1	6	N/A	N	2	3	1	6	
15	如有必要，根据 IFU 中的指南清洁 AED	用未经批准的化学品清洁 AED	用户使用刺激性化学品清洁 AED → AED 表面亮光亮度变差 → LCD 屏幕变模糊	N/A	设备未来的使用可能会受到阻碍	IFU 中的说明	N	3	3	1	9	N/A	N	3	3	1	9	
16	如有必要，根据 IFU 中的指南清洁 AED	将 AED 浸入水中清洁	用户将 AED 浸入水中清洁 → AED 损坏无法工作	N/A	AED 变得无法使用	IFU 中的说明	N	5	2	1	10	N/A	N	5	2	1	10	
17	将新电极的电缆连接器插入 Vivio（不要打开电极袋）	没有将新电极的电缆连接器插入 AED	失误→用户忘记将新电极连接器插入 AED	N/A	下一次使用时，用户必须在使用 AED 之前插入连接器	N/A	N	2	3	1	6	AED 检测到电极未连接，并会发出持续蜂鸣，直到连接为止	N	2	2	1	4	
18	检查耗材和附件是否损坏及其有效期	未检查过期或损坏的耗材	用户忘记遵循操作规程	N/A	可能会使用损坏或过期的耗材	IFU 中的说明	N	3	3	1	9	N/A	N	3	3	1	9	
19	更换任何损坏或过期的耗材	未更换损坏或过期的耗材	用户忘记遵循操作规程	N/A	可能会使用损坏或过期的耗材	IFU 中的说明	N	3	3	1	9	N/A	N	3	3	1	9	

示例 UMFMEA，版权所有 2021 Bijan Elahi

UMFMEA
Vivio AED

文档编号：12346
版本：1.0

编号	使用情景 步骤动作	潜在失效模式和影响 失效模式	潜在失效模式和影响 失效原因/机制	潜在失效模式和影响 失效局部影响	潜在失效模式和影响 失效最终影响	已有缓解措施	初始等级 安全影响	初始等级 严重度	初始等级 发生概率	初始等级 可探测性	RPN（自动）	附加缓解措施	最终等级 安全影响	最终等级 严重度	最终等级 发生概率	最终等级 可探测性	RPN（自动）	备注
任务 2: 检查状态
20	取出电池 5s 以上	未取出电池	用户忘记遵循操作规程	N/A	低电量可能被忽视	N/A	Y	4	3	1	12	AED 每天进行自检，并在电池电量低时提醒用户	Y	4	2	1	8	
21	取出电池 5s 以上	取出和更换电池时间少于 5s	用户忘记遵循操作规程	N/A	低电量可能被忽视	N/A	Y	4	3	1	12	AED 每天进行自检，并在电池电量低时提醒用户	Y	4	2	1	8	
22	重新插入电池并完成自检程序	重新插入电池但未完成自检程序	用户忘记遵循操作规程	N/A	AED 的问题可能被忽视	N/A	Y	4	3	1	12	AED 每天进行自检，并在发生任何失效时提醒用户	Y	4	2	1	8	
任务 3: 将 AED 放回其储存位置
23	将收纳包拉链拉合，并将 AED 放置在储存位置	未关闭收纳包	用户忘记遵循操作规程 → AED 暴露于环境中	N/A	AED 功能可能受损	N/A	Y	4	3	1	12	AED 每天进行自检，并在发生任何失效时提醒用户	Y	4	2	1	8	
24	将收纳包拉链拉合，并将 AED 放置在储存位置	未将 AED 放回其储存位置	用户忘记遵循操作规程	N/A	AED 下次可能无法使用	N/A	N	1	2	1	2	N/A	N	1	2	1	2	
更换电池
任务 1: 获取并更换电池
25	获取推荐的更换电池	获取未经批准的劣质电池	节省成本或未能遵循 IFU → 在二级市场购买电池	N/A	电池续航时间可能不够	IFU 中的说明	N	1	3	2	6	N/A	N	1	3	2	6	

示例 UMFMEA，版权所有 2021 Bijan Elahi

附　录　291

UMFMEA
Vivio AED

文档编号：12346
版本：1.0

使用情景		潜在失效模式和影响			已有缓解措施	初始等级				附加缓解措施	最终等级				备注
编号	步骤动作	失效模式	失效原因/机制	失效局部影响	失效最终影响		安全影响	严重度	发生概率	可探测性	RPN（自动）		安全影响	严重度	发生概率	可探测性	RPN（自动）	
26	取出旧电池	未取出旧电池	用户忘记取出旧电池→用户认为电池已被更换	N/A	电池可能很快耗尽	N/A	N	2	2	3	12	AED 每天进行自检，并在电池电量最低时提醒用户	N	2	2	1	4	
27	插入新电池	未插入新电池	用户取出旧电池但忘记插入新电池	N/A	AED 将无法正常工作	IFU 中的说明	N	5	1	1	5	N/A	N	5	1	1	5	
28	进行自检	未进行自检	用户忘记遵循操作规程	N/A	AED 的问题可能被忽视	N/A	N	3	3	1	9	AED 每天进行自检，并在任何失效发生时提醒用户	N	3	1	1	3	
29	丢弃旧电池	将旧电池丢入垃圾桶	用户忘记遵循操作规程	N/A	违反当地法规	IFU 中的说明	Y	1	2	1	2	N/A	Y	1	2	1	2	
误使用																		
30	根据标记和批准的适应证使用 Vivio AED	将 Vivio AED 用于儿童或婴儿	对儿童的紧急情况下→用户决定超说明书使用 AED	N/A	可能对儿童造成永久性身体伤害	在设备和 IFU 中明确警告 Vivio AED 不适用于幼儿	Y	4	2	1	8	N/A	Y	4	2	1	8	

示例 UMFMEA，版权所有 2021 Bijan Elahi

| UMFMEA Vivio AED 等级 | | 文档编号：12346 版本：1.0 |

严重度（Sev）准则			
等级	严重度描述（没有安全影响）	严重度描述（有安全影响）
5	所述的失效模式将导致被分析对象的立即失效（所有功能——主要和次要功能完全丧失）	**致命的**——系统级别的最终影响可能导致死亡
4	所述的失效模式将严重影响对象的功能（完全丧失主要功能，也可能丧失次要功能）	**危重的**——系统级别的最终影响可能导致永久性缺陷或不可逆损伤
3	所述的失效模式将减少对象的功能（部分丧失主要功能，完全丧失次要功能）	**重大的**——系统级别的最终影响可能导致需要医疗或外科手术干预的损伤或缺陷
2	所述的失效模式将对功能产生暂时性或自我恢复性影响（部分丧失次要功能）	**轻微的**——系统级别的最终影响可能导致不需要医疗或外科手术干预的暂时的损伤或缺陷
1	所述的组件失效不会对功能产生影响（给用户带来轻微不便）	**可忽略的**——系统级别的最终影响最多可能导致不便或暂时性不适

RPN	行动
53~125	3级——通过失效补偿措施降低 RPN
13~52	2级——如果安全影响为"是"，尽可能降低 RPN；如果安全影响为"否"，则在可行的情况下降低 RPN
1~12	1级——如果安全影响为"是"，尽可能降低 RPN；如果安全影响为"否"，则不需要进一步降低 RPN

示例 UMFMEA，版权所有 2021 Bijan Elahi

UMFMEA
Vivio AED
等级

文档编号：12346
版本：1.0

发生概率（Occ）准则		
类　别	等级	定 性 准 则
经常	5	经常发生。几乎每个用户都会经历
有时	4	有时发生。大多数用户会经历
偶尔	3	偶尔发生。一些用户会经历
很少	2	很少发生。少数用户会经历
非常少	1	非常少发生。未曾观察到，预计任何用户都不会经历

可探测性（Det）准则		
类　别	等级	定 性 准 则
不可探测	5	影响不是直接可以看到或知道的（无法采取对策）
低	4	只有专家使用专业设备进行调查，影响才能被看到或知道（不太可能采取对策）
中等	3	通过用户的适度努力，影响可以被看到或知道（可能采取对策）
高	2	高度可探测的——通过系统提供的信息，通过用户的简单操作，影响可以被看到或知道（很可能采取对策）
几乎确定	1	几乎确定能探测——不需要用户的进一步动作，影响对用户来说可以被清晰地看到或知道（确定能采取对策）

BXM	UMFMEA Vivio AED		文档编号：12346 版本：1.0	

修订历史

版　　本	修　订　人	变　更　请　求	变　更　描　述
1.0	John Adams	N/A	首次批准版本

BXM	UMFMEA - Vivio AED 工作会议记录	文档编号：12346 版本：1.0
日　　期	参　与　人	
2021/2/11	John Adams、David Souter、Sam Alito、John Kennedy	
2021/2/25	John Adams、David Souter、Sam Alito、John Kennedy	
2021/3/17	John Adams、David Souter、Sam Alito、John Kennedy、Michael Jackson	

C.11 软件失效模式和影响分析

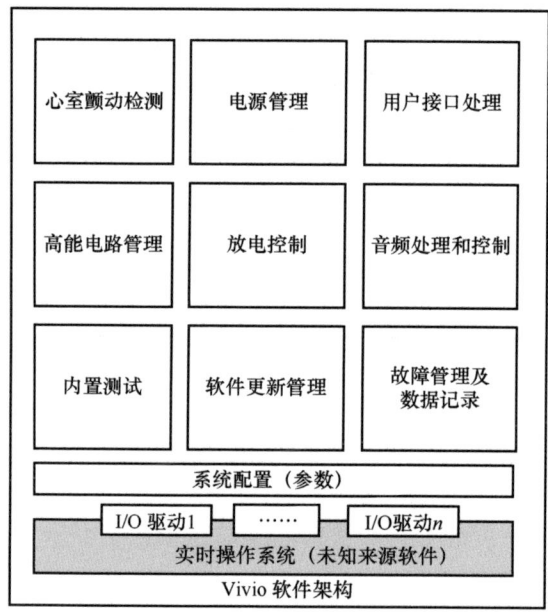

SFMEA
Vivio AED

文档编号：12348
版本：1.0

范围

本 SFMEA 涵盖 Vivio 软件系统。
分析范围在下图中限定，并包含分析边界内的所有项目。
被分析的项目：Vivio 软件设计 v 1.0。
主要功能：VF 检测、电击输出。
次要功能：音频处理、故障记录。

注：由于本书的篇幅限制，此示例 SFMEA 被缩减和省略。

SFMEA
Vivio AED

文档编号：12348
版本：1.0

编号	来源	项目 功能	项目	潜在失效模式和影响 失效模式	潜在失效模式和影响 失效原因/机制	潜在失效模式和影响 失效局部影响	潜在失效模式和影响 失效最终影响	潜在失效模式和影响 系统影响	已有 缓解措施	初始等级 安全影响?	初始等级 严重度	初始等级 发生概率	初始等级 可探测性	初始等级 RPN（自动）	初始等级 危害性（自动）	附加缓解措施	最终等级 安全影响?	最终等级 严重度	最终等级 发生概率	最终等级 可探测性	最终等级 RPN（自动）	最终等级 危害性（自动）	备注
1	N/A	室颤检测	检测VF	未检测到VF	电极粘贴不良→VF波形出现噪声	N/A	未发出电击指令	无治疗	噪声检测算法	Y	5	3	3	45	3	添加剃刀和酒精湿巾	Y	5	2	3	30	
2	N/A	室颤检测	检测VF	未检测到VF	在检测波形时旁观者触摸患者→VF波形出现噪声	N/A	未发出电击指令	无治疗	噪声检测算法	Y	5	3	3	45		重复保持安全距离语音指令	Y	5	2	3	30	
3	N/A	室颤检测	检测VF	未检测到VF	系统性错误（如算法缺陷、实现缺陷）	N/A	未发出电击指令	无治疗	系统性缓解措施	Y	5		3			N/A	Y	5		3		3	
4	N/A	室颤检测	检测VF	错误检测到VF	电极粘贴不良→VF波形出现噪声	N/A	发出不当电击指令	不当电击	噪声检测算法	N	3	3	1	9		对电极粘贴的音频/视频指导	N	3	2	1	6	
5	N/A	室颤检测	检测VF	错误检测到VF	在检测波形时旁观者触摸患者→VF波形出现噪声	N/A	发出不当电击指令	不当电击	噪声检测算法	N	3	3	3	27		重复距离语音指令	N	3	2	3	18	
6	N/A	室颤检测	检测VF	错误检测到VF	系统性错误（如算法缺陷、实现缺陷）	N/A	发出不当电击指令	不当电击	系统性缓解措施	N	3		1		1	N/A	N	3		1		1	
7	N/A	用户接口处理	驱动显示	显示屏不清晰	内存模块位翻转→显示图像损坏	N/A	显示处理器输出损坏	显示屏不可读	冗余语音提示	N	2	1	1	2		N/A	N	2	1	1	2	
8	N/A	用户接口处理	驱动显示	显示屏不清晰	系统性错误，图像内存解码错误	N/A	显示处理器输出错误	显示屏不可读	系统性缓解措施	N	2	2	1		1	N/A	N	2		1		1	
9	N/A	电击输出控制	管理电击输送	放电指令未传达到FET未发出	电源寄存器锁住，软件认为电压到→放电令电源管理模块将持续为电容器充电	N/A	未发出电击指令	无治疗	N/A	Y	5	2	4	40		冗余电压寄存器	Y	5	1	4	20	
10	N/A	电击输出控制	管理电击输送	未完成选择器转换	电源寄存器锁住，软件认为电压到→选择器激活命令未发出电源管理模块将持续为电容器充电	N/A	未发出选择器激活命令	无治疗	N/A	Y	5	2	4	40		冗余电压寄存器	Y	5	1	4	20	
11																							

示例 SFMEA，版权所有 2021 Bijan Elahi

BXM	SFMEA Vivio AED	文档编号：12348 版本：1.0

严重度（Sev）准则		
等级	严重度描述（无安全影响）	严重度描述（有安全影响）
5	所述的失效模式将导致分析对象立即失效（所有功能——主要和次要功能完全丧失）	**致命的**——系统级别的最终影响可能导致死亡
4	所述的失效模式将严重影响分析对象的功能（主要功能完全丧失，也可能丧失次要功能）	**危重的**——系统级别的最终影响可能导致永久性缺陷或不可逆损伤
3	所述的失效模式将降低分析对象的功能（部分丧失主要功能，完全丧失次要功能）	**重大的**——系统级别的最终影响可能导致需要医疗或外科手术干预的损伤或缺陷
2	所述的失效模式将对功能产生暂时性或自我恢复性影响（部分丧失次要功能）	**轻微的**——系统级别的最终影响可能导致不需要医疗或外科手术干预的暂时的损伤或缺陷
1	所述的组件失效不会对功能产生影响（给用户带来轻微不便）	**可忽略的**——系统级别的最终影响最多可能导致不便或暂时性不适

RPN	行　动
53~125	3 级——通过失效补偿措施降低 RPN
13~52	2 级——如果安全影响为"是"，尽可能降低 RPN；如果安全影响为"否"，则在可行的情况下降低 RPN
1~12	1 级——如果安全影响为"是"，尽可能降低 RPN；如果安全影响为"否"，则不需要进一步降低 RPN

危害性		严重度				
		1	2	3	4	5
可探测性	5	2	2	3	3	3
	4	1	2	2	3	3
	3	1	1	2	2	3
	2	1	1	1	2	3
	1	1	1	1	1	2

| BXM | SFMEA Vivio AED | | 文档编号：12348 版本：1.0 |

发生概率（Occ）准则			
类 别	等级	定 性 准 则	定 量 准 则
经常	5	经常发生。失效几乎是确定的、经常失效	$\geq 10^{-3}$
有时	4	有时发生。失效是可能发生的、预期会重复失效	$<10^{-3}$ 且 $\geq 10^{-4}$
偶尔	3	偶尔发生。失效可能以不频繁的时间间隔发生	$<10^{-4}$ 且 $\geq 10^{-5}$
很少	2	很少发生。预期失效不常发生	$<10^{-5}$ 且 $\geq 10^{-6}$
非常少	1	非常少发生。例如因复杂度低，预期失效不会发生	$<10^{-6}$

可探测性（Det）准则			
类 别	等级	定 性 准 则	定 量 准 则
不可探测	5	无探测机会、无探测方法、无法采取对策	$<10^{-3}$
低	4	探测机会低、不太可能采取对策	$<10^{-2}$ 且 $\geq 10^{-3}$
中等	3	探测机会中等、可能采取对策	$<10^{-1}$ 且 $\geq 10^{-2}$
高	2	探测机会高、很可能采取对策	$<9\times 10^{-1}$ 且 $\geq 10^{-1}$
几乎确定	1	探测机会几乎确定、一定会采取对策	$\geq 9\times 10^{-1}$

BXM	SFMEA Vivio AED	文档编号：12348 版本：1.0

修订历史

版　　本	修　订　人	变　更　请　求	变　更　描　述
1.0	John Adams	N/A	初始发布

示例 SFMEA，版权所有 2021 Bijan Elahi

BXM	SFMEA - Vivio AED 工作会议记录		文档编号：12348
^^	^^		版本：1.0
日　　期	参　与　人		
2021/6/1	John Adams、George Washington、Tom Jefferson		
2021/6/7	John Adams、George Washington、Tom Jefferson、Andrew Jackson		

C.12 风险评估和控制表

RACT：单项危险
Vivio AED

文档编号：12347
版本：1.0

BXM

编号	危险源	危险初始原因	危险	危险情况	事件序列	风险控制 SD	风险控制 PM	风险控制 IS	新风险	P_1	伤害	P_2 致命的	P_2 危重的	P_2 重大的	P_2 轻微的	P_2 可忽略的	剩余风险 致命的	剩余风险 危重的	剩余风险 重大的	剩余风险 轻微的	剩余风险 可忽略的
1	FTA	检测灵敏度不足	危险1：无治疗	室颤患者无法获得治疗	SW无法感知VF→未检测到VF→无法提供治疗	VF检测算法 xyz	N/A	N/A	N	1.0×10^{-5}	伤害4：持续室颤	0.85	0.1	0.05	0	0	8.5×10^{-6}	1.0×10^{-6}	5.0×10^{-7}	0.0	0.0
2	DFMEA ID11	电极连接器插头脱落	危险1：无治疗	室颤患者无法获得治疗	电极连接器插头从插座中滑出→AED未连接到除颤电极→感应电路未接收到心电波形→未检测到VF	*软件检测断开的电极连接器 *1N弹力以固定插头 *连接时发出咔嗒声以获得触觉反馈	N/A	在UI上提供音频和视频指导	N	1.0×10^{-5}	伤害4：持续室颤	0.85	0.1	0.05	0	0	8.5×10^{-6}	1.0×10^{-6}	5.0×10^{-7}	0.0	0.0
3	DFMEA ID1	电池失效	危险1：无治疗	室颤患者无法获得治疗	电池源无法供电→电池电容未充电→无法提供治疗	Vivio SW在安装时进行电池健康检查	定期进行电池检查，并在电池故障时发出警报	建议购买优质电池	N	1.0×10^{-5}	伤害4：持续室颤	0.85	0.1	0.05	0	0	8.5×10^{-6}	1.0×10^{-6}	5.0×10^{-7}	0.0	0.0
4	DFMEA ID8	机械冲击	危险1：无治疗	室颤患者无法获得治疗	机械冲击→焊点断裂→栅极导线断开→FET开关未激活→未输出电击	焊接导线，冗余栅极连接	N/A	N/A	N	1.0×10^{-6}	伤害4：持续室颤	0.85	0.1	0.05	0	0	8.5×10^{-7}	1.0×10^{-7}	5.0×10^{-8}	0.0	0.0
5	DFMEA ID10	机械冲击	危险1：无治疗	室颤患者无法获得治疗	机械冲击→焊点断开→栅极线断开→FET开关未激活→感应电极连接到除颤电极→未检测到VF	焊接导线，冗余栅极连接	N/A	N/A	N	1.0×10^{-6}	伤害4：持续室颤	0.85	0.1	0.05	0	0	8.5×10^{-7}	1.0×10^{-7}	5.0×10^{-8}	0.0	0.0

示例RACT，版权所有2021 Bijan Elahi

RACT：单项危险
Vivio AED

文档编号：12347
版本：1.0

编号	危险源	初始原因	事件序列	危险	危险情况	风险控制 SD	风险控制 PM	风险控制 IS	新风险	P_1	伤害	P_2 致命的	P_2 危重的	P_2 重大的	P_2 轻微的	P_2 可忽略的	剩余风险 致命的	剩余风险 危重的	剩余风险 重大的	剩余风险 轻微的	剩余风险 可忽略的
6	DFMEA ID3	放电电路失效	过电流→FET开关失效→H桥失效→未输出电击	危险1：无治疗	室颤患者无法获得治疗	电流限制器防止过大电流入FET开关	N/A	N/A	N	1.0×10^{-6}	伤害4：持续室颤	0.85	0.1	0.05	0	0	8.5×10^{-7}	1.0×10^{-7}	5.0×10^{-8}	0.0	0.0
7	DFMEA ID15	UI按键老化	UI按键在开/关位置卡住→未输出电击	危险1：无治疗	室颤患者无法获得治疗	使用高可靠性开关	定期自检，AED会在使用前警告失效	N/A	N	5.0×10^{-5}	伤害4：持续室颤	0.85	0.1	0.05	0	0	4.3×10^{-6}	5.0×10^{-7}	2.5×10^{-7}	0.0	0.0
12	DFMEA ID17	扬声器功率过大	放大器增益过高→扬声器功率过大→音线圈损坏→扬声器失效→用户误解音频指令→除颤电极使用不正确	危险1：无治疗	室颤患者无法获得治疗	音频驱动器设计为可防止扬声器过载	N/A	LCD上的视频说明+正确使用除颤放电的IFU信息	N	1.0×10^{-5}	伤害4：持续室颤	0.85	0.1	0.05	0	0	8.5×10^{-6}	1.0×10^{-6}	5.0×10^{-7}	0.0	0.0
21	UMFMEA ID12	用户误按按键	动作错误→用户错误按下开/关按键→设备关闭→未输出电击	危险1：无治疗	室颤患者无法获得治疗	控制更改：如果设备已准备好输出电击，则关闭按键禁用1min	N/A	N/A	N	1.0×10^{-6}	伤害4：持续室颤	0.85	0.1	0.05	0	0	8.5×10^{-7}	1.0×10^{-7}	5.0×10^{-8}	0.0	0.0
15	PFMEA ID3	安装时PCB受到ESD冲击	工作人员/工作站未正确接地→工作人员处理PCB时产生ESD放电并损坏PCB→FET开关失效→放电电路无法输出电击	危险1：无治疗	室颤患者无法获得治疗	N/A	*需要ESD腕带 *工作站接地 *工作区域有离子风扇	对工厂工人进行培训和指导	N	1.0×10^{-6}	伤害4：持续室颤	0.85	0.1	0.05	0	0	8.5×10^{-7}	1.0×10^{-7}	5.0×10^{-8}	0.0	0.0
				→	危险1：无治疗												4.25×10^{-5}	5.00×10^{-6}	2.50×10^{-6}	0.00	0.00

示例 RACT，版权所有 2021 Bijan Elahi

RACT：单项危险
Vivio AED

文档编号：12347
版本：1.0

编号	危险源	危险初始原因	事件序列	危险	危险情况	风险控制 SD	风险控制 PM	风险控制 IS	新风险	P_1	伤害	P_2 致命的	P_2 危重的	P_2 重大的	P_2 轻微的	P_2 可忽略的	剩余风险 致命的	剩余风险 危重的	剩余风险 重大的	剩余风险 轻微的	剩余风险 可忽略的
16	DFMEA ID7	电容引线腐蚀	电容引线腐蚀→漏电→电容电量损失	危险2：治疗不充分	室颤患者无法获得充足的除颤电能量	电容引线采用密封结构，防止腐蚀	N/A	N/A	N	1.0×10^{-6}	伤害4：持续室颤	0.85	0.1	0.05	0	0	8.5×10^{-7}	1.0×10^{-7}	5.0×10^{-8}	0.0	0.0
17	UMFMEA ID5	用户无法备皮	无法备皮→除颤电极部分粘贴在皮肤上→没有将全部放电能量传递给患者	危险2：治疗不充分	室颤患者无法获得充足的除颤电能量	SW监测EKG信号质量并警告不良接触	在Vivio收纳包中提供剃刀和酒精棉片	通过音频/视频和IFU提示用户备皮	N	1.0×10^{-5}	伤害4：持续室颤	0.85	0.1	0.05	0	0	8.5×10^{-6}	1.0×10^{-6}	5.0×10^{-7}	0.0	0.0
18	UMFMEA ID8	用户未看到正确放置电极的视频信息	感知错误→不到视频信息→患者胸部电极放置错误	危险2：治疗不充分	室颤患者无法获得充分的除颤能量	N/A	N/A	* 电极袋上的大号图形 * LCD显示屏上的动画 * 音频指导	N	1.0×10^{-5}	伤害4：持续室颤	0.85	0.1	0.05	0	0	8.5×10^{-6}	1.0×10^{-6}	5.0×10^{-7}	0.0	0.0
11	FTA	检测特异性不足	SW特异性不足→假阳性VF检测→不当电击	危险3：不当电击	没有VF的患者受到错误的电击	VF检测算法 xyz	N/A	N/A	N	1.0×10^{-3}	→危险2：治疗不充分→						1.78×10^{-5}	2.10×10^{-6}	1.05×10^{-6}	0.00	0.00
13	DFMEA ID17	扬声器功率过大	扬声器功率过大→放大器增益过高→扬声器功率过大→损坏语音线圈→输出扭曲→用户误解音频指令→除颤电极使用不正确	危险3：不当电击	没有VF的患者受到错误的电击	音频驱动器设计为可防止扬声器过载	N/A	在LCD上提供关除颤电极正确使用的视频说明	N	1.0×10^{-5}	伤害9：电击产生疼痛	0	0	0.1	0.9	0	0.0	1.0×10^{-4}	1.0×10^{-4}	9.0×10^{-6}	0.0
											伤害9：电击产生疼痛	0	0	0.1	0.9	0	0.0	0.0	1.0×10^{-6}	9.0×10^{-6}	0.0

示例 RACT，版权所有 2021 Bijan Elahi

RACT: 单项危险
Vivio AED

文档编号: 12347
版本: 1.0

编号	危险源	危险初始原因	事件序列	危险	危险情况	风险控制 SD	风险控制 PM	风险控制 IS	新风险	P_1	伤害	P_2 致命的	P_2 危重的	P_2 重大的	P_2 轻微的	P_2 可忽略的	剩余风险 致命的	剩余风险 危重的	剩余风险 重大的	剩余风险 轻微的	剩余风险 可忽略的
14	DFMEA ID12	电极和插座插座之间接触不良	电极和插座接触不良→除颤电极插座之间歇导通→噪声应→虚假VF检测	危险3: 不当电击	没有VF的患者受到错误的电击	*IN弹力以固定插头 *连接时发出咔嗒声以获得触觉反馈	N/A	N/A	N	1.0×10^{-5}	伤害9: 电击产生疼痛	0	0	0.1	0.9	0	0.0	0.0	1.0×10^{-6}	9.0×10^{-6}	0.0
19	UMFMEA ID10	用户未看到视频的发生污渍信息	用户未听到/看到感知错误→用户未看到要触摸患者的提示→分析时触摸/移动患者→假阳性VF检测	危险3: 不当电击	没有VF的患者受到错误的电击	N/A	N/A	同时使用音频和视频交流	N	1.0×10^{-4}	伤害9: 电击产生疼痛	0	0	0.1	0.9	0	0.0	0.0	1.0×10^{-5}	9.0×10^{-5}	0.0
				危险3: 不当电击→													0.00	0.00	1.12×10^{-4}	1.01×10^{-3}	0.00
8	DFMEA ID5	失去到微控器的反馈回路	失去到微控制器的反馈回路→充电电路持续充电→内部温度升高	危险4: 过热表面	用户或旁观者接触到高温设备	热敏电阻反馈互锁以防止充电失控	塑料外壳是较差的热导体	N/A	N	1.0×10^{-6}	伤害1: 烧伤(热)	0	0.01	0.7	0.2	0.09	0	1.0×10^{-8}	7.0×10^{-7}	2.0×10^{-7}	9.0×10^{-8}
9	UMFMEA ID6	患者皮肤上有毛发或发或污渍	无法备皮→除颤电极部分粘贴在皮肤上→电极与皮肤间产生火花	危险5: 火花(电极与皮肤之间)	患者皮肤暴露于高压火花	SW监测EKG信号质量, 并警告不良接触	在Vivio收纳包中提供剃刀和酒精棉片	在UI上提供音频和视频指导	N	1.0×10^{-6}	伤害1: 烧伤(热)	0	0.01	0.7	0.2	0.09	0	1.0×10^{-8}	7.0×10^{-7}	2.0×10^{-7}	9.0×10^{-8}
10	DFMEA ID18	外壳冲击	冲击外壳→AED外壳破裂→AED机身产生尖锐物	危险7: 尖锐物	用户或旁观者接触到脱锐边缘或尖端	外壳材料选择ABS, 可承受高冲击	柔软的抓握表面可防止跌落	N/A	N	1.0×10^{-5}	伤害6: 划伤	0	0.02	0.9	0.07	0.01	0	2.0×10^{-7}	9.0×10^{-6}	7.0×10^{-7}	1.0×10^{-7}

示例 RACT, 版权所有 2021 Bijan Elahi

RACT：单项危险
Vivio AED

文档编号：12347
版本：1.0

编号	危险源	危险初始原因	事件序列	危险	危险情况	风险控制 SD	风险控制 PM	风险控制 IS	新风险	P_1	伤害	P_2 致命的	P_2 危重的	P_2 重大的	P_2 轻微的	P_2 可忽略的	剩余风险 致命的	剩余风险 危重的	剩余风险 重大的	剩余风险 轻微的	剩余风险 可忽略的
20	BXM FTA	绝缘破裂	电极线绝缘破损→高压电线暴露	危险9：漏电	用户在除颤期间暴露于高压	使用高完整性组件	使用防护性包装	使用音频和视频交流，告知用户在除颤期间保持距离	N	1.0×10^{-6}	伤害11：电击	0.008	0.04	0.111	0.041	0.8	8.0×10^{-9}	4.0×10^{-8}	1.1×10^{-7}	4.1×10^{-8}	8.0×10^{-7}
22	UMFMEA ID2	拉链太紧	拉链太紧→用户难以打开收纳包→延迟设置AED	危险11：治疗延迟	室颤患者无法及时获得治疗	使用塑料自润滑拉链	N/A	N/A	N	1.0×10^{-6}	伤害4：持续室颤	0.85	0.1	0.05	0	0	8.5×10^{-7}	1.0×10^{-7}	5.0×10^{-8}	0.0	0.0

< 此示例 RACT 被省略 >

示例 RACT，版权所有 2021 Bijan Elahi

附　录　307

文档编号：12347
版本：1.0

RACT：单项危险情况
Vivio AED

编号	危险源	危险初始原因	事件序列	危险	危险情况	风险控制 SD	风险控制 PM	风险控制 IS	新风险	P_1	伤害	P_2 致命的	P_2 重大的	P_2 轻微的	P_2 可忽略的	剩余风险 致命的	剩余风险 重大的	剩余风险 轻微的	剩余风险 可忽略的
1	BXM FTA	检测灵敏度不足	SW无法感知VF→未检测到VF→无法提供治疗	危险1：无治疗	室颤患者无法获得治疗	VF检测算法xyz	N/A	N/A	N	1.0×10^{-5}	伤害4：持续室颤	0.85	0.1	0.05	0	0	8.5×10^{-6}	1.0×10^{-6}	5.0×10^{-7}	0.0	0.0
2	BXM DFMEA ID11	电极线连接器插头脱落	电极连接器头从插座中清出→AED未连接到除颤电极→感应电路未接收到心电波形→未检测到VF	危险1：无治疗	室颤患者无法获得治疗	*软件检测断开的电极连接器 *IN弹力以固定插头 *连接咔嗒声以获得触觉反馈	N/A	在UI上提供音频和视频指导	N	1.0×10^{-5}	伤害4：持续室颤	0.85	0.1	0.05	0	0	8.5×10^{-6}	1.0×10^{-6}	5.0×10^{-7}	0.0	0.0
3	BXM DFMEA ID1	电池失效	电池失效→电源无法供电→电容未充电→无法提供治疗	危险1：无治疗	室颤患者无法获得治疗	Vivio SW在安装时进行电池健康检查	定期进行电池检查，并在电池故障时发出警报	建议购买优质电池	N	1.0×10^{-5}	伤害4：持续室颤	0.85	0.1	0.05	0	0	8.5×10^{-6}	1.0×10^{-6}	5.0×10^{-7}	0.0	0.0
4	BXM DFMEA ID8	机械冲击	机械冲击→焊点断裂→栅极线断开→FET开关未激活→未输出电击	危险1：无治疗	室颤患者无法获得治疗	焊接导线，冗余栅极连接	N/A	N/A	N	1.0×10^{-6}	伤害4：持续室颤	0.85	0.1	0.05	0	0	8.5×10^{-7}	1.0×10^{-7}	5.0×10^{-8}	0.0	0.0
5	BXM DFMEA ID10	机械冲击	机械冲击→焊点断开→栅极线断开→选择器FET开关未激活→感应电极未连接到除颤电极→未检测到VF	危险1：无治疗	室颤患者无法获得治疗	焊接导线，冗余栅极连接	N/A	N/A	N	1.0×10^{-6}	伤害4：持续室颤	0.85	0.1	0.05	0	0	8.5×10^{-7}	1.0×10^{-7}	5.0×10^{-8}	0.0	0.0

示例RACT，版权所有2021 Bijan Elahi

文档编号：12347
版本：1.0

RACT：单项危险情况 Vivio AED

编号	危险源	危险初始原因	事件序列	危险	危险情况	风险控制 SD	风险控制 PM	风险控制 IS	新风险	P_1	伤害	P_2 致命的	P_2 危重的	P_2 重大的	P_2 轻微的	P_2 可忽略的	剩余风险 致命的	剩余风险 危重的	剩余风险 重大的	剩余风险 轻微的	剩余风险 可忽略的
6	DFMEA ID3	放电电路失效	过电流→FET 开关失效→H 桥失效→未输出电击	危险 1：无治疗	室颤患者无法获得治疗	电流限制器防止过电流入 FET 开关	N/A	N/A	N	1.0×10^{-6}	伤害 4：持续室颤	0.85	0.1	0.05	0	0	8.5×10^{-7}	1.0×10^{-7}	5.0×10^{-8}	0.0	0.0
7	DFMEA ID15	UI 按键老化	UI 按键老化→按键卡住/关位置卡住→未输出电击	危险 1：无治疗	室颤患者无法获得治疗	使用高可靠性 FET 开关	定期自检，AED 会在使用前警告失效	N/A	N	5.0×10^{-6}	伤害 4：持续室颤	0.85	0.1	0.05	0	0	4.3×10^{-6}	5.0×10^{-7}	2.5×10^{-7}	0.0	0.0
12	DFMEA ID17	扬声器过大功率过大	放大器增益过高→扬声器功率过大→音线圈曲→用户误解音频指令→除颤板使用不正确	危险 1：无治疗	室颤患者无法获得治疗	音频驱动器设计为可防止扬声器过载	N/A	LCD 上的视频说明＋正确使用除颤的 IFU 放电的信息	N	1.0×10^{-5}	伤害 4：持续室颤	0.85	0.1	0.05	0	0	8.5×10^{-6}	1.0×10^{-6}	5.0×10^{-7}	0.0	0.0
21	UMFMEA ID12	用户误按按键	动作错误→用户错误地按下开/关按键→设备关闭→未输出电击	危险 1：无治疗	室颤患者无法获得治疗	控制更改：如果设备已准备好输出电击，则关闭按键禁用 1min	N/A	N/A	N	1.0×10^{-6}	伤害 4：持续室颤	0.85	0.1	0.05	0	0	8.5×10^{-7}	1.0×10^{-7}	5.0×10^{-8}	0.0	0.0
15	PFMEA ID3	安装时 PCB 受到 ESD 冲击	工作人员/工作站未正确接地→工作人员处理 PCB 时产生 ESD 放电并损坏 PCB→FET 开关失效→放电电路无法输出电击	危险 1：无治疗	室颤患者无法获得治疗	N/A	*需要 ESD 腕带 *工作站接地 *工作区域有离子风扇	对工厂工人进行培训和指导	N	1.0×10^{-6}	伤害 4：持续室颤	0.85	0.1	0.05	0	0	8.5×10^{-7}	1.0×10^{-7}	5.0×10^{-8}	0.0	0.0
			→		HS：室颤患者未接受治疗												4.25×10^{-5}	5.00×10^{-6}	2.50×10^{-6}	0.00	0.00

示例 RACT，版权所有 2021 Bijan Elahi

RACT: 单项危险情况
Vivio AED

文档编号: 12347
版本: 1.0

编号	危险源 BXM	初始原因	事件序列	危险	危险情况	风险控制 SD	风险控制 PM	风险控制 IS	新风险	P_1	伤害	P_2 致命的	P_2 危重的	P_2 重大的	P_2 轻微的	P_2 可忽略的	剩余风险 致命的	剩余风险 危重的	剩余风险 重大的	剩余风险 轻微的	剩余风险 可忽略的
16	DFMEA ID7	电容引线腐蚀	电容引线腐蚀→漏电→电容电量损失	危险2: 治疗不充分	室颤患者无法获得充足的除颤放电能量	电容引线采用密封结构, 防止腐蚀	N/A	N/A	N	1.0×10^{-6}	伤害4: 持续室颤	0.85	0.1	0.05	0	0	8.5×10^{-7}	1.0×10^{-7}	5.0×10^{-8}	0.0	0.0
17	UMFMEA ID5	用户无法备皮	无法备皮→除颤电极部分粘贴在皮肤上→没有将全部放电能量传递给患者	危险2: 治疗不充分	室颤患者无法获得充足除颤放电能量	SW监测EKG信号质量并警告不良接触	在Vivio收纳包中提供剃刀和酒精棉片	通过音频/视频和IFU提示用户备皮	N	1.0×10^{-5}	伤害4: 持续室颤	0.85	0.1	0.05	0	0	8.5×10^{-6}	1.0×10^{-6}	5.0×10^{-7}	0.0	0.0
18	UMFMEA ID8	用户未看到正确放置电极的视频信息	感知错误→看不到视频信息→患者胸部电极放置错误	危险2: 治疗不充分	室颤患者无法获得充分的除颤能量	N/A		*电极袋上的大号图形 *LCD显示屏上的动画 *音频指导	N	1.0×10^{-5}	伤害4: 持续室颤	0.85	0.1	0.05	0	0	8.5×10^{-6}	1.0×10^{-6}	5.0×10^{-7}	0.0	0.0
					室颤患者接受的放电能量不足以进行除颤 →												1.78×10^{-5}	2.10×10^{-6}	1.05×10^{-6}	0.00	0.00
11	FTA	检测特异性不足	SW特异性不足→假阳性VF检测→不当电击	危险3: 不当电击	没有VF的患者受到错误的电击	VF检测算法xyz	N/A	N/A	N	1.0×10^{-3}	伤害9: 电击产生疼痛	0	0	0.1	0.9	0	0.0	0.0	1.0×10^{-4}	9.0×10^{-4}	0.0
13	DFMEA ID17	扬声器功率过大	放大器增益过高→扬声器功率过大→线圈过大→损坏扬声器→输出扭曲→用户误解音频指令→除颤电极使用不正确	危险3: 不当电击	没有VF的患者受到错误的电击	音频驱动器设计为可防止扬声器过载	N/A	在LCD上提供有关除颤电极正确使用的视频说明	N	1.0×10^{-5}	伤害9: 电击产生疼痛	0	0	0.1	0.9	0	0.0	0.0	1.0×10^{-6}	9.0×10^{-6}	0.0

示例 RACT, 版权所有 2021 Bijan Elahi

RACT：单项危险情况
Vivio AED

文档编号：12347
版本：1.0

编号	危险源	危险初始原因	事件序列	危险	危险情况	风险控制 SD	风险控制 PM	风险控制 IS	新风险	P_1	伤害	P_2 致命的	P_2 危重的	P_2 重大的	P_2 轻微的	P_2 可忽略的	剩余风险 致命的	剩余风险 危重的	剩余风险 重大的	剩余风险 轻微的	剩余风险 可忽略的
14	DFMEA ID12	电极和除颤器插座接触不良	电极和插座接触不良→除颤电极连接器同歇导通→VF感应噪声→虚假VF检测	危险3：不当电击	没有VF的患者受到错误的电击	*IN弹力以固定插头 *连接时发出咔哒声以获得触觉反馈	N/A	N/A	N	1.0×10^{-5}	伤害9：电击产生疼痛	0	0	0.1	0.9	0	0.0	0.0	1.0×10^{-6}	9.0×10^{-6}	0.0
19	UMFMEA ID10	用户未看到视频信息	感知错误→用户未听到/看到有噪声的提示→EKG分析时触摸/移动患者→假阳性VF检测	危险3：不当电击	没有VF的患者受到错误电击	N/A	N/A	同时使用音频和视频流	N	1.0×10^{-4}	伤害9：电击产生疼痛	0	0	0.1	0.9	0	0.0	0.0	1.0×10^{-5}	9.0×10^{-5}	0.0
					→						HS：无VF的患者接受除颤放电→						0.00	0.00	1.12×10^{-4}	1.01×10^{-3}	0.00
8	DFMEA ID5	失去到微控制器的反馈回路	失去到微控制器的反馈回路→充电电路持续充电→内部温度升高	危险4：过热表面	用户或旁观者接触到高温设备	热电阻反馈互锁以防止充电失控	塑料外壳是较差的热导体	N/A	N	1.0×10^{-6}	伤害1：烧伤（热）	0	0.01	0.7	0.2	0.09	0.0	1.0×10^{-8}	7.0×10^{-7}	2.0×10^{-7}	9.0×10^{-8}
9	UMFMEA ID6	患者皮肤上有毛发或污垢	无法备皮→除颤电极部分粘贴于皮肤→电极与皮肤之间产生火花	危险5：电火花（电极与皮肤之间）	患者皮肤暴露于高压火花	SW监测EKG信号质量，并警告不良接触	在Vivio收纳包中提供剃刀和酒精棉片	在UI上提供音频和视频指导	N	1.0×10^{-6}	伤害1：烧伤（热）	0	0.01	0.7	0.2	0.09	0.0	1.0×10^{-8}	7.0×10^{-7}	2.0×10^{-7}	9.0×10^{-8}
10	DFMEA ID18	外壳冲击	冲击外壳→AED外壳破裂→AED机身产生尖锐物	危险7：尖锐物	用户或旁观者接触到尖锐的边缘或尖端	外壳材料选择ABS，可承受高冲击	柔软的握表面可防止跌落	N/A	N	1.0×10^{-5}	伤害6：划伤	0	0.02	0.9	0.07	0.01	0.0	2.0×10^{-7}	9.0×10^{-6}	7.0×10^{-7}	1.0×10^{-7}

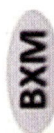

示例RACT，版权所有 2021 Bijan Elahi

RACT: 单项危险情况
Vivio AED

文档编号: 12347
版本: 1.0

编号	危险源	危险初始原因	事件序列	危险	危险情况	风险控制 SD	风险控制 PM	风险控制 IS	新风险	P_1	伤害	P_2 致命的	P_2 危重的	P_2 重大的	P_2 轻微的	P_2 可忽略的	剩余风险 致命的	剩余风险 危重的	剩余风险 重大的	剩余风险 轻微的	剩余风险 可忽略的
20	FTA	绝缘破裂	电极线绝缘破损→高压电线暴露	危险9: 漏电	用户在除颤期间暴露于高压	使用高完整性组件	使用防护性包装	使用音频和视频交流,告知用户在除颤期间保持距离	N	1.0×10^{-6}	伤害11: 电击	0.008	0.04	0.111	0.041	0.8	8.0×10^{-9}	4.0×10^{-8}	1.1×10^{-7}	4.1×10^{-8}	8.0×10^{-7}
22	UMFMEA ID2	拉链太紧	拉链太紧→用户难以打开收纳包→延迟设置AED	危险11: 治疗延迟	室颤患者无法及时获得治疗	使用塑料自润滑拉链	N/A	N/A	N	1.0×10^{-6}	伤害4: 持续室颤	0.85	0.1	0.05	0	0	8.5×10^{-7}	1.0×10^{-7}	5.0×10^{-8}	0.0	0.0

< 此示例 RACT 被省略 >

示例 RACT, 版权所有 2021 Bijan Elahi

RACT：综合剩余风险
Vivio AED

编号	危险源	危险初始原因	事件序列	危险	危险情况	风险控制 SD	风险控制 PM	风险控制 IS	新风险	P_1	伤害	P_2 致命的	P_2 危重的	P_2 重大的	P_2 轻微的	P_2 可忽略的	剩余风险 致命的	剩余风险 危重的	剩余风险 重大的	剩余风险 轻微的	剩余风险 可忽略的
1	BXM FTA	检测灵敏度不足	SW无法感知VF→未检测到VF→无法提供治疗	危险1：无治疗	室颤患者无法获得治疗	VF检测算法 xyz	N/A	N/A	N	1.0×10^{-5}	伤害4：持续室颤	0.85	0.1	0.05	0	0	8.5×10^{-6}	1.0×10^{-6}	5.0×10^{-7}	0.0	0.0
2	DFMEA ID11	电极线连接器插头脱落	电极连接器从插座中滑出头→AED未连接电极→感应电路未接收到心电波形→未检测到VF	危险1：无治疗	室颤患者无法获得治疗	*软件检测断开的电极连接器 *IN弹力以固定插头 *连接时发出咔嗒声以获得触觉反馈	N/A	在UI上提供音频和视频指导	N	1.0×10^{-5}	伤害4：持续室颤	0.85	0.1	0.05	0	0	8.5×10^{-6}	1.0×10^{-6}	5.0×10^{-7}	0.0	0.0
3	DFMEA ID1	电池失效	电源无法供电→电池容未充电→无法提供治疗	危险1：无治疗	室颤患者无法获得治疗	Vivio SW在安装时进行电池健康检查	定期进行电池检查，并在电池故障时发出警报	建议购买优质电池	N	1.0×10^{-5}	伤害4：持续室颤	0.85	0.1	0.05	0	0	8.5×10^{-6}	1.0×10^{-6}	5.0×10^{-7}	0.0	0.0
4	DFMEA ID8	机械冲击	机械冲击→焊点断裂→栅极线断开→FET开关未激活→未输出电击	危险1：无治疗	室颤患者无法获得治疗	焊接导线，冗余栅极连接	N/A	N/A	N	1.0×10^{-6}	伤害4：持续室颤	0.85	0.1	0.05	0	0	8.5×10^{-7}	1.0×10^{-7}	5.0×10^{-8}	0.0	0.0
5	DFMEA ID10	机械冲击	机械冲击→焊点断开→栅极线断开→FET开关未选择器→感应电路未连接到除颤电极→未检测到VF	危险1：无治疗	室颤患者无法获得治疗	焊接导线，冗余栅极连接	N/A	N/A	N	1.0×10^{-6}	伤害4：持续室颤	0.85	0.1	0.05	0	0	8.5×10^{-7}	1.0×10^{-7}	5.0×10^{-8}	0.0	0.0

示例 RACT，版权所有 2021 Bijan Elahi

RACT: 综合剩余风险
Vivio AED

文档编号: 12347
版本: 1.0

编号	危险源	危险初始原因	事件序列	危险	危险情况	风险控制 SD	风险控制 PM	风险控制 IS	新风险	P_1	伤害	P_2 致命的	P_2 危重的	P_2 重大的	P_2 轻微的	P_2 可忽略的	剩余风险 致命的	剩余风险 危重	剩余风险 重大	剩余风险 轻微的	剩余风险 可忽略的
6	DFMEA ID3	放电电路失效	过电流→FET 开关失效→未输出电击	危险 1: 无治疗	室颤患者无法获得治疗	电流限制器防止过电流人FET开关	N/A	N/A	N	1.0×10^{-6}	伤害 4: 持续室颤	0.85	0.1	0.05	0	0	8.5×10^{-7}	1.0×10^{-7}	5.0×10^{-8}	0.0	0.0
7	DFMEA ID15	UI 按键老化	UI按键老化→按键在开/关位置卡住→未输出电击	危险 1: 无治疗	室颤患者无法获得治疗	使用高可靠性开关	定期自检，AED会在使用前警告失效	N/A	N	5.0×10^{-6}	伤害 4: 持续室颤	0.85	0.1	0.05	0	0	4.3×10^{-6}	5.0×10^{-7}	2.5×10^{-7}	0.0	0.0
12	DFMEA ID17	扬声器功率过大	放大器增益过高→扬声器功率过大→损坏语音线圈→输出扭曲→用户误解音频指令→除颤电极使用不正确	危险 1: 无治疗	室颤患者无法获得治疗	音频驱动器设计为可防止扬声器过载	N/A	LCD上的视频说明+正确使用除颤放电的IFU信息	N	1.0×10^{-5}	伤害 4: 持续室颤	0.85	0.1	0.05	0	0	8.5×10^{-6}	1.0×10^{-6}	5.0×10^{-7}	0.0	0.0
15	PFMEA ID3	安装时PCB受到ESD冲击	工作人员/工作站未正确接地→工作人员处理PCB时产生ESD放电并损坏PCB→FET开关失效→放电路无法输出电击	危险 1: 无治疗	室颤患者无法获得治疗	N/A	*需要ESD腕带 *工作站接地 *工作区域有离子风扇	对工厂工人进行培训和指导	N	1.0×10^{-6}	伤害 4: 持续室颤	0.85	0.1	0.05	0	0	8.5×10^{-7}	1.0×10^{-7}	5.0×10^{-8}	0.0	0.0
16	DFMEA ID7	电容引线腐蚀	电容引线腐蚀→漏电→电量损失	危险 2: 治疗不充分	室颤患者无法获得充足的除颤放电能量	电容引线采用密封结构，防止腐蚀	N/A	N/A	N	1.0×10^{-6}	伤害 4: 持续室颤	0.85	0.1	0.05	0	0	8.5×10^{-7}	1.0×10^{-7}	5.0×10^{-8}	0.0	0.0

示例 RACT，版权所有 2021 Bijan Elahi

RACT：综合剩余风险
Vivio AED

文档编号：12347
版本：1.0

编号	危险源	危险初始原因	事件序列	危险	危险情况	风险控制 SD	风险控制 PM	风险控制 IS	新风险	P_1	伤害	P_2 致命的	P_2 危重的	P_2 重大的	P_2 轻微的	P_2 可忽略的	剩余风险 致命的	剩余风险 危重的	剩余风险 重大的	剩余风险 轻微的	剩余风险 可忽略的
17	UMFMEA ID5	用户无法备皮	无法备皮→除颤电极部分粘贴在皮肤上→没有将全部放电能量传递给患者	危险 2：治疗不充分	室颤患者无法获得充足除颤放电能量	SW 监测 EKG 信号质量并警告不良接触	在 Vivio 收纳包中提供剃刀和酒精棉片	通过音频/视频和 IFU 提示用户备皮	N	1.0×10^{-5}	伤害 4：持续室颤	0.85	0.1	0.05	0	0	8.5×10^{-6}	1.0×10^{-6}	5.0×10^{-7}	0.0	0.0
21	UMFMEA ID12	用户误按按键	动作错误→用户误地按下开/关按键→设备关闭→未输出电击	危险 1：无治疗	室颤患者无法获得治疗	控制更改：如果设备已准备好输出电击，则关闭按键禁用 1min	N/A	N/A	N	1.0×10^{-6}	伤害 4：持续室颤	0.85	0.1	0.05	0	0	8.5×10^{-7}	1.0×10^{-7}	5.0×10^{-8}	0.0	0.0
18	UMFMEA ID8	用户未看到正确放置电极的视频信息	感知错误→看不到视频信息→患者胸部电极放置错误	危险 2：治疗不充分	室颤患者无法获得充分的除颤能量	N/A	N/A	*电极袋上的大号图形 *LCD 显示屏上的动画 *音频指导	N	1.0×10^{-5}	伤害 4：持续室颤	0.85	0.1	0.05	0	0	8.5×10^{-6}	1.0×10^{-6}	5.0×10^{-7}	0.0	0.0
22	UMFMEA ID2	拉链太紧	拉链太紧→用户难以打开收纳包→延迟设置 AED	危险 11：治疗延迟	室颤患者无法及时获得治疗	使用塑料自润滑拉链	N/A	N/A	N	1.0×10^{-6}	伤害 4：持续室颤	0.85	0.1	0.05	0	0	8.5×10^{-7}	1.0×10^{-7}	5.0×10^{-8}	0.0	0.0
11	FTA	检测特异性不足	SW 特异性不足→假阳性 VF 检测→不当电击	危险 3：不当电击	没有 VF 的患者受到错误的电击	VF 检测算法 xyz	N/A	N/A	N	1.0×10^{-3}	伤害 9：电击产生疼痛	0	0	0.1	0.9	→ 伤害 4：持续室颤 →	6.03×10^{-5}	7.10×10^{-6}	3.55×10^{-6}	0.00	0.00
												0	0	0	0	0	0.0	1.0×10^{-4}	1.0×10^{-4}	9.0×10^{-4}	0.0

示例 RACT，版权所有 2021 Bijan Elahi

附 录 315

RACT：综合剩余风险
Vivio AED

文档编号：12347
版本：1.0

编号	危险源	危险初始原因	事件序列	危险	危险情况	风险控制 SD	风险控制 PM	风险控制 IS	新风险	伤害	P_1	P_2 致命的	P_2 危重的	P_2 重大的	P_2 轻微的	P_2 可忽略的	剩余风险 致命的	剩余风险 危重的	剩余风险 重大的	剩余风险 轻微的	剩余风险 可忽略的
13	DFMEA ID17	扬声器功率过大	放大器增益过高→扬声器功率过大→损坏语音线圈→输出扭曲→用户误解音频指令→除颤电极使用不正确	危险 3：不当电击	没有 VF 的患者受到错误的电击	音频驱动器设计为可防止扬声器过载	N/A	在 LCD 上提供有关除颤电极正确使用的视频说明	N	伤害 9：电击产生疼痛	1.0×10^{-5}	0	0	0.1	0.9	0	0.0	0.0	1.0×10^{-6}	9.0×10^{-6}	0.0
14	DFMEA ID12	电极和插座接触不良	电极和接触不良→除颤电极插座之间歇导通→VF 感应噪声→虚假 VF 检测	危险 3：不当电击	没有 VF 的患者受到错误的电击	*IN 弹力固定插头 *连接时发出咔嗒声以获得触觉反馈	N/A	N/A	N	伤害 9：电击产生疼痛	1.0×10^{-5}	0	0	0.1	0.9	0	0.0	0.0	1.0×10^{-6}	9.0×10^{-6}	0.0
19	UMFMEA ID10	用户看到视频的信息	感知错误→用户未听到/看到提示→不要触摸患者→分析时触摸/移动患者→假阳性 VF 检测	危险 3：不当电击	没有 VF 的患者受到错误的电击	N/A	N/A	同时使用音频和视频交流	N	伤害 9：电击产生疼痛	1.0×10^{-4}	0	0	0.1	0.9	0	0.0	0.0	1.0×10^{-5}	9.0×10^{-5}	0.0
										→		伤害 9：电击产生疼痛 →					0.00	0.00	1.12×10^{-4}	1.01×10^{-3}	0.00
8	DFMEA ID5	失去到微控制器的反馈回路	失去到微控制器的反馈回路→充电电路持续充电→内部温度升高	危险 4：过热表面	用户或旁观者接触到高温设备	热敏电阻反馈互锁以防止充电高温失控	塑料外壳是较差的热导体	N/A	N	伤害 1：烧伤（热）	1.0×10^{-6}	0	0.01	0.7	0.2	0.09	0.00	1.0×10^{-8}	7.0×10^{-7}	2.0×10^{-7}	9.0×10^{-8}

示例 RACT，版权所有 2021 Bijan Elahi

RACT：综合剩余风险
Vivio AED

文档编号：12347
版本：1.0

编号	危险源	危险初始原因	事件序列	危险	危险情况	风险控制 SD	风险控制 PM	风险控制 IS	新风险	P_1	伤害	P_2 致命的	P_2 危重的	P_2 重大的	P_2 轻微的	P_2 可忽略的	剩余风险 致命的	剩余风险 危重的	剩余风险 重大的	剩余风险 轻微的	剩余风险 可忽略的
9	UMFMEA ID6	患者皮肤上有毛发或污垢	无法备皮→除颤电极部分粘贴在皮肤上→电极与皮肤间产生火花	危险5：火花（电极与皮肤间）	患者皮肤暴露于高压火花	SW监测EKG信号质量，并警告不良接触	在Vivio收纳包中提供剃刀和酒精棉片	在UI上提供音频和视频指导	N	1.0×10^{-6}	伤害1：烧伤（热）	0	0.01	0.7	0.2	0.09	0.0	1.0×10^{-8}	7.0×10^{-7}	2.0×10^{-7}	9.0×10^{-8}
											→ 伤害1：烧伤（热）→						0.00	2.00×10^{-8}	1.40×10^{-6}	4.00×10^{-7}	1.80×10^{-7}
10	DFMEA ID18	外壳冲击	冲击外壳→AED外壳破裂→AED机身产生尖锐物	危险7：尖锐物	用户或观察者接触到尖锐边缘或尖端	外壳材料选择ABS，可承受高冲击	柔软的抓握表面，可防止跌落	N/A	N	1.0×10^{-5}	伤害6：划伤	0	0.02	0.9	0.07	0.01	0.0	2.0×10^{-7}	9.0×10^{-6}	7.0×10^{-7}	1.0×10^{-7}
20	FTA	绝缘破裂	电极线绝缘破损→高压电线暴露	危险9：漏电	用户在除颤期间暴露于高压	使用高完整性组件	使用防护性包装	使用音频和视频交流，告知用户在除颤期间保持距离	N	1.0×10^{-6}	伤害11：电击	0.008	0.04	0.111	0.041	0.8	8.0×10^{-9}	4.0×10^{-8}	1.1×10^{-7}	4.1×10^{-8}	8.0×10^{-7}
											综合剩余风险						6.04×10^{-3}	7.36×10^{-6}	1.26×10^{-4}	1.01×10^{-3}	1.08×10^{-6}

<此示例RACT被省略>

示例RACT，版权所有 2021 Bijan Elahi

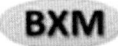 | RACT - Vivio AED
可接受风险限值 | 文档编号：12347
版本：1.0 |

以下风险限值来自对已发布的数据进行的调查，这些数据涉及使用 AED 对患者造成伤害的发生概率。这被解释为 AED 使用可接受风险水平的最新技术水平。

R（致命的）	R（危重的）	R（重大的）	R（轻微的）	R（可忽略的）
6.1×10^{-5}	9.8×10^{-5}	2.3×10^{-4}	7.5×10^{-3}	1.0×10^{-2}

	RACT	文档编号：12347
BXM	Vivio AED	版本：1.0

缩略语

缩　略　语	定　　义
IS	安全信息
PM	防护措施
RACT	风险评估和控制表
SD	通过设计和制造实现的固有安全

修订历史

版　本	修　订　人	变　更　请　求	变　更　描　述
1.0	John Adams	N/A	首次批准版本

BXM	RACT - Vivio AED 工作会议记录	文档编号：12347 版本：1.0

日　　期	参　与　人
2021/06/19	John Adams、James Polk、Abe Lincoln、Nelson Mandela
2021/07/07	John Adams、James Polk、Isaac Newton、John Kennedy
2021/07/31	John Adams、James Polk、Abe Lincoln、Tom Edison、Maya Angelou

C.13 风险管理报告

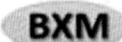	风险管理报告：Vivio AED	文档编号：12349 版本：1.0 页码：1/6

目录

1 简介 2
2 范围 2
3 结论 2
4 风险控制的完整性 3
5 安全策略 3
6 综合剩余风险评价 3
7 受益 - 风险分析 3
8 风险管理过程总结 3
9 生产和生产后信息 5
10 引用文档 5
11 修订历史 5
12 附录 A RMF 索引 6

示例 RMR，版权所有 2021 Bijan Elahi

BXM	风险管理报告：Vivio AED	文档编号：12349 版本：1.0 页码：2/6

1 简介

本风险管理报告（RMR）符合 ISO 14971：2019 第 9 节的要求，旨在提供 Vivio AED 风险管理过程结果的概述。风险管理活动的详细信息可在风险管理文档（RMF）中找到。

Vivio AED 的初步剩余风险已在 PHA 中记录，最终剩余风险则在 RACT 中记录。

风险管理报告是一个动态文档，并在 Vivio AED 的生命周期内持续维护。

2 范围

本分析的范围为 Vivio AED（见图 1），这是一种便携式Ⅲ类医疗设备，可室内/室外存放，并可由受过最低限度培训的人员使用。

Vivio AED 需要使用第三方制造的一次性黏性除颤电极。该电极不包含在本风险分析中，但与电极的接口包含在内。

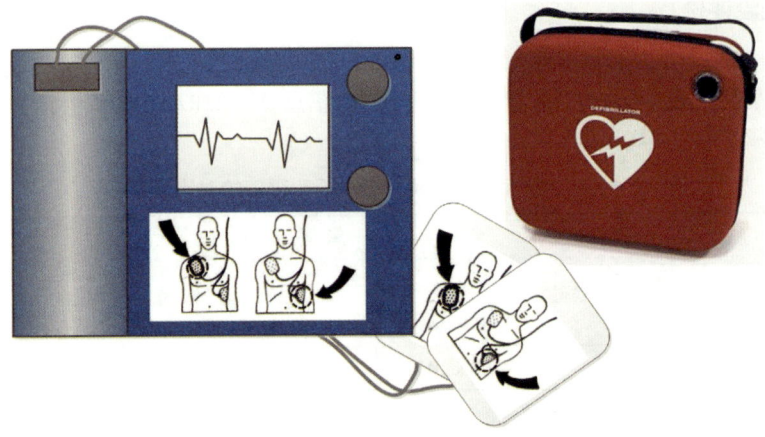

图 1　Vivio AED

3 结论

Vivio AED 的风险管理过程按照 RM SOP 和 RMP 执行，达成了以下结果。

1）对相关危险进行了识别，并对相应的风险进行了分析，详见 CHL 和 RACT。
2）确定并实施了风险控制措施，详见 RACT。
3）根据 RMP 中的风险可接受性准则评价了单项及综合剩余风险，结果为可接受，详见 RACT。
4）对综合剩余风险进行了评价，并确认其可接受，详见 RACT。
5）按 RMP 执行风险管理过程，RMT 对该 RMR 的批准证明了这一点。
6）Vivio AED 的受益超过其风险，详见下文第 7 节。
7）已建立适当的方法来收集和评审生产和生产后阶段的信息，详见下文第 9 节。

示例 RMR，版权所有 2021 Bijan Elahi

BXM	风险管理报告：Vivio AED	文档编号：12349 版本：1.0 页码：3/6

4 风险控制的完整性

通过使用临床危险列表（CHL），确保对 Vivio AED 所有相关危险的风险进行了分析、评估和控制。相关证据可以在 RACT 中找到。CHL 中危险适用性的分析可参见 PHA 第 5 节。

5 安全策略

Vivio AED 不是一种新型设备。根据公司生产的前几代 AED 风险的历史信息，以及市场上相似系统的信息，该系统最显著的风险是未能检测到室颤（VF）且未能及时施加治疗性电击。

Vivio AED 采用的具体安全策略是创建并部署一种新的专利算法，该算法在提高室颤（VF）检测灵敏度的同时，保持了室颤检测的特异性。此外，Vivio AED 配备了彩色 LCD 显示屏和扬声器，以当地语言提供音频和视频指导，以确保正确准备除颤电极并将其贴附到患者胸部。

Vivio AED 不易受到网络安全威胁。该设备没有无线连接功能，软件更新只能在工厂的受控环境下进行。

6 综合剩余风险评价

Vivio AED 的综合剩余风险被评价为可接受。此次评价的依据是与 ISO 14971 中定义并在 RMP 中规定的最新技术水平的风险水平进行比较。风险评价的详细信息可以在 RACT 中找到。表 1 是综合剩余风险和可接受性风险限值的对比总结。

表 1　综合剩余风险和可接受性风险限值的对比总结

风险及限值	风险等级				
	致命的	危重的	重大的	轻微的	可忽略的
综合剩余风险	6.04×10^{-5}	7.36×10^{-6}	1.26×10^{-4}	1.01×10^{-3}	1.08×10^{-6}
可接受风险限值	$\leq 6.1 \times 10^{-5}$	$\leq 9.8 \times 10^{-5}$	$\leq 2.3 \times 10^{-4}$	$\leq 7.5 \times 10^{-3}$	$\leq 1.0 \times 10^{-2}$

7 受益 - 风险分析

Vivio AED 的单项剩余风险和综合剩余风险都已被评价。在所有情况下，剩余风险均等于或低于在 RMP 中设定的可接受阈值。

Vivio AED 提供了与市场上最新技术水平的 AED 设备相当的受益，具有较低的综合剩余风险。因此，可以推断 Vivio AED 按预期用途使用时，其受益超过风险。

8 风险管理过程总结

RM SOP 规定了符合 ISO 14971 的风险管理过程。图 2 描述了风险管理过程的示意图。RMT 通过评审和批准 RMP 中的工作成果，包括本风险管理报告，确保了对 RM SOP 的符合性。

作为正常正式验证测试流程的一部分，对根据安全要求实施的风险控制措施进行了验证。还对风险控制的有效性进行了验证。验证测试方案和结果按照 QMS 程序存储在 RMF 中。可追溯性分析报告记录了风险控制与其相关验证测试方案和测试结果之间的关联。

示例 RMR，版权所有 2021 Bijan Elahi

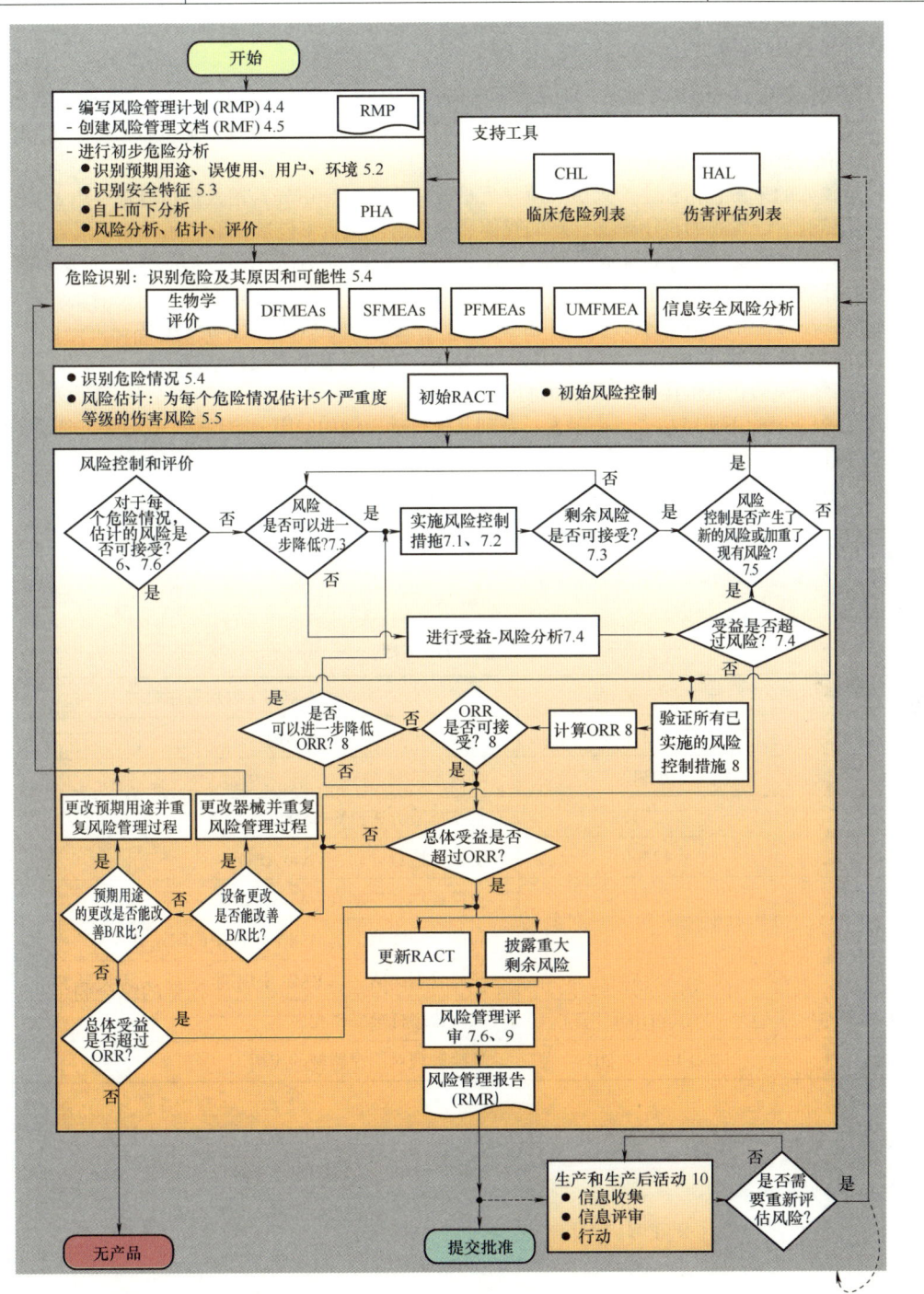

图 2 风险管理过程

BXM	风险管理报告：Vivio AED	文档编号：12349 版本：1.0 页码：5/6

9 生产和生产后信息

生产反馈信息通过 PFMEA 被纳入本风险管理报告（RMR）。Vivio AED 发布后，生产后信息将根据 PMS 计划进行收集和评审。PMS 计划规定了多个活动，如投诉处理与监视、上市后临床随访（PMCF）、定期临床评价、警戒和医疗器械报告。

生产后输入的来源包括：生产人员、研发人员、销售人员、市场营销人员、客户、患者、分销商、上市后临床试验、已发布的科学论文、新闻媒体、不良事件报告（包括竞争产品的相关报告）。每年一次，或如果有重大发现，则更频繁地评价来自上述来源的数据与 Vivio AED 的相关性。根据收集到的信息，后续的行动可能包括以下几种情况。

1）如果 Vivio AED 的风险管理文档不需要更改，则记录信息收集的行动和发现。
2）更新 Vivio AED 的 RMF，包括 FMEA 和 RMR，可能会有以下几种结果。
① 综合剩余风险仍然可接受，受益超过风险。
② 综合剩余风险不再可接受，则触发一系列其他行动，例如健康危险评估、CAPA、现场安全纠正措施、产品暂停令、召回等。

此外，根据从生产后信息中获得的新知识，可能会对 CHL、HAL 或 RM SOP 进行更新。

10 引用文档

引用文档见表 2。

表 2 引用文档

引　用	文 档 编 号	标题 / 附加备注
RMP	12340	风险管理计划：Vivio AED
CHL	12342	临床危险列表
PHA	12341	初步危险分析：Vivio AED
PMS 计划	12360	上市后监督计划：Vivio AED
RACT	12347	风险评估和控制表：Vivio AED
RMF	N/A	风险管理文档，请参阅本文档中的附录 A
RMT	N/A	风险管理团队，在 RMP 中识别
RM SOP	××××××	风险管理标准操作程序
ISO 14971	ISO 14971：2019	风险管理对医疗器械的应用

11 修订历史

修订历史见表 3。

BXM	风险管理报告：Vivio AED	文档编号：12349 版本：1.0 页码：6/6

表3 修订历史

版　　本	修　订　人	变　更　请　求	变　更　描　述
1.0	John Adams	N/A	首次批准版本

12 附录A RMF索引

Vivio AED 风险管理文档索引见表4。

表4 Vivio AED 风险管理文档索引

文　档　标　题	文　档　编　号	版　本
风险管理计划（RMP）：Vivio AED	12340	1.0
初步危险分析（PHA）：Vivio AED	12341	1.0
设计失效模式和影响分析（DFMEA）：Vivio AED	12344	1.0
软件失效模式和影响分析（SFMEA）：Vivio AED	12348	1.0
过程失效模式和影响分析（PFMEA）：Vivio AED	12345	1.0
使用/误使用失效模式和影响分析（UMFMEA）：Vivio AED	12346	1.0
风险评估和控制表（RACT）：Vivio AED	12347	1.0
风险控制验证报告：Vivio AED	12351	1.0
风险管理报告（RMR）：Vivio AED	12349	1.0
可追溯性分析报告：Vivio AED	12350	1.0
临床危险列表（CHL）	12342	1.0
伤害评估列表（HAL）	12343	1.0

Vivio AED 生产后活动记录见表5。

表5 Vivio AED 生产后活动记录

日　　期	PMS 报告编号	版　　本	结果操作和理由
			N/A

示例 RMR，版权所有 2021 Bijan Elahi

附录 D　有用的参考资料

本附录提供了一些可用于风险管理的有用参考资料。

1. 指令、指南和标准

指令、指南和标准及其网址见表 D-1。

表 D-1　指令、指南和标准及其网址

指令、指南和标准名称	网　　址
European Commission Medical Device Sector	https：//ec.europa.eu/health/md_sector/current_directives_en
Official Journal of the European Union	https：//eur-lex.europa.eu/oj/direct-access.html
European Commission Guidance MDCG endorsed documents	https：//ec.europa.eu/health/md_sector/new_regulations/guidance_en
European Medicines Agency（EMA）Human regulatory Medical devices	https：//www.ema.europa.eu/en/human-regulatory/overview/medical-devices
Eur-Lex Regulation（EU）2017/745（MDR）	https：//eur-lex.europa.eu/legal-content/EN/TXT/—uri=CELEX%3A32017R0745
EUR-Lex Regulation（EU）2017/746（IVDR）	https：//eur-lex.europa.eu/eli/reg/2017/746/oj
MEDDEV guidance list and downloads	https：//ec.europa.eu/health/sites/health/files/md_sector/docs/md_guidance_meddevs.pdf https：//www.medical-device-regulation.eu/meddev-guidance-list-download/
International Standards Organization（ISO）	List of standards related to medical devices—https：//www.iso.org/search.html—q=medical%20device
Emergo by UL	https：//www.emergobyul.com/
The International Medical Device Regulators Forum（IMDRF）	http：//www.imdrf.org/

2. 用于临床试验、监督和文献综述的数据库

用于临床试验、监督和文献综述的数据库及其网址见表 D-2。

表 D-2　用于临床试验、监督和文献综述的数据库及其网址

数据库名称	网　　址
EU Clinical Trials Register	https：//www.clinicaltrialsregister.eu/
The World Health Organization（WHO）International Clinical Trials Registry Platform（ICTRP）	https：//www.who.int/ictrp/en/
US NIH database of clinical studies	https：//www.clinicaltrials.gov/
Cochrane Central Register of Controlled Trials（CENTRAL）	https：//www.cochranelibrary.com/central/about-central
European Commission EUDAMED	https：//ec.europa.eu/health/md_eudamed/overview_en

（续）

数据库名称	网　址
US FDA Manufacturer and User Facility Device Experience（MAUDE）	https：//www.accessdata.fda.gov/scripts/cdrh/cfdocs/cfmaude/search.cfm
US FDA Total Product Life Cycle（TPLC）	https：//www.accessdata.fda.gov/scripts/cdrh/cfdocs/cfTPLC/tplc.cfm
Australian Medical device incident reporting & investigation scheme（IRIS）	https：//www.tga.gov.au/medical-device-incident-reporting-investigation-scheme-iris
Preferred Reporting Items for Systematic Reviews and Meta-Analyses（PRISMA）	http：//www.prisma-statement.org/
Cochrane Handbook for Systematic Reviews of Interventions	https：//training.cochrane.org/handbook
Cochrane PICO search BETA	https：//www.cochranelibrary.com/about/pico-search
US NIH PubMed	https：//pubmed.ncbi.nlm.nih.gov/
US NIH MEDLINE	https：//www.nlm.nih.gov/bsd/medline.html
Elsevier Embase	https：//www.embase.com
Elsevier ScienceDirect	https：//www.sciencedirect.com/

3. 医疗器械警报、安全通知和召回数据来源

医疗器械警报、安全通知和召回数据来源见表 D-3。

表 D-3　医疗器械警报、安全通知和召回数据来源

国　　家	数　据　来　源
英国	https：//www.gov.uk/drug-device-alerts
法国	https：//ansm.sante.fr/informations-de-securite/
德国	https：//www.bfarm.de/EN/Home/_node.html
荷兰	https：//www.igj.nl/onderwerpen/waarschuwingen-medische-hulpmiddelen/documenten
西班牙	https：//www.aemps.gob.es/acciones-informativas/notas-informativas-productos-sanitarios/?lang=en
意大利	https：//www.salute.gov.it/portale/news/p3_2_1_3_1.jsp?lingua=italiano&menu=notizie&p=avvisi&tipo=dispo&dataa=2021/12/31&datada=2016/01/01
爱尔兰	http：//www.hpra.ie/homepage/medical-devices/safety-information/safety-notices
瑞士	https：//www.swissmedic.ch/swissmedic/en/home/medical-devices/overview-medical-devices/information-on-specific-medical-devices.html
澳大利亚	http：//apps.tga.gov.au/prod/DEVICES/daen-entry.aspx
新西兰	https：//www.medsafe.govt.nz/safety/safety-landing.asp
加拿大	https：//healthycanadians.gc.ca/recall-alert-rappel-avis/search-recherche/simple/en/?s=&plain_text=&f_mc=3&js_en=&page=5&f_mc=3&f_sc=41
美国	http：//www.accessdata.fda.gov/scripts/cdrh/cfdocs/cfMAUDE/TextSearch.cfm

附录 E 国际标准与我国标准对照表（译者附录）

国际标准与我国标准对照见表 E-1。

表 E-1 国际标准与我国标准对照

国际标准编号	我国标准编号	标准名称
ISO 14971：2019	GB/T 42062—2022	医疗器械 风险管理对医疗器械的应用
IEC 60601-1：2012	GB 9706.1—2020	医用电气设备 第 1 部分：基本安全和基本性能的通用要求
IEC 62304：2015	YY/T 0664—2020	医疗器械软件 软件生存周期过程
ISO/TR 24971：2020	YY/T 1437—2023	医疗器械 GB/T 42062 应用指南
ISO 14971：2007	YY/T 0316—2016	医疗器械 风险管理对医疗器械的应用
ISO 10993-1：2018	GB/T 16886.1—2022	医疗器械生物学评价 第 1 部分：风险管理过程中的评价与试验
ISO 13485：2016	GB/T 42061—2022	医疗器械 质量管理体系 用于法规的要求
IEC 60601-1-8：2006+A1：2012	YY 9706.108—2021	医用电气设备 第 1-8 部分：基本安全和基本性能的通用要求 并列标准：通用要求，医用电气设备和医用电气系统中报警系统的测试和指南
IEC 62366：2007	YY/T 1474—2016	医疗器械 可用性工程对医疗器械的应用
IEC TR 80002-1：2009	YY/T 1406—2016	医疗器械软件 第 1 部分：YY/T 0316 应用于医疗器械软件的指南
ISO/TR 14969：2004	YY/T 0595—2006	医疗器械 质量管理体系 YY/T 0287—2003 应用指南

参 考 文 献

[1] ISO 14971: 2019, Medical devices—Application of risk management to medical devices.
[2] Regulation (EU) 2017/745 of the European Parliament and of the Council of 5 April 2017 on medical devices, amending Directive 2001/83/EC, Regulation (EC) No 178/2002 and Regulation (EC) No 1223/2009 and repealing Council Directives 90/385/EEC and 93/42/EEC.
[3] Council Directive 93/42/EEC—Medical Device Directive(MDD).
[4] Council Directive 90/385/EEC—Active Implantable Medical Device Directive(AIMDD).
[5] Official Journal of the European Union.
[6] MDCG2021-5, Medical Device Coordination Group document, April 2021.
[7] IEC 60601-1 Edition 3.1, Medical electrical equipment—Part 1: General requirements for basic safety and essential performance.
[8] ISO/IEC Guide 63, Guide to the development and inclusion of aspects of safety in international standards for medical devices, third ed., 2019.
[9] Guide 51, Safety aspects—Guidelines for their inclusion in standards, third ed., 2014.
[10] IEC 62304: 2015, Medical device software—Software life-cycle processes.
[11] MDCG 2020-6, Regulation (EU) 2017/745: Clinical evidence needed for medical devices previously CE marked under Directives 93/42/EEC or 90/385/EEC, April 2020.
[12] P. L. Bernstein, Against the Gods: The Remarkable Story of Risk, Wiley, 1998.
[13] Willet, The Economic Theory of Risk and Insurance, University of Pennsylvania Press, Philadelphia, PA, 1901.
[14] N. G. Leveson, Engineering a Safer World, MIT Press, 2012.
[15] ISO/TR 24971: 2020, Medical devices—Guidance on the application of ISO 1491.
[16] M. Lewis, The Undoing Project, Norton, 2017.
[17] ISO 14971: 2007, Medical devices—Application of risk management to medical devices.
[18] ISO 14155, Clinical investigation of medical devices for human subjects—Good clinical practice, third ed., 2020.
[19] IEC 62366-1: 2020 Edition 1.1, Medical devices, Part 1: Application of usability engineering to medical devices.
[20] ISO 10993-1: 2018, Biological evaluation of medical devices—Part 1: Evaluation and testing within a risk management process.
[21] EN ISO 14971: 2012, Medical devices—Application of risk management to medical devices.
[22] REGULATION (EU) 2017/746 of the European Parliament and of the Council of 5 April 2017 on in vitro diagnostic medical devices and repealing Directive 98/79/EC and Commission Decision 2010/227/EU.
[23] EN ISO 13485: 2016, Medical devices—Quality management systems—Requirements for regulatory purposes.
[24] IEC TR 62366-2: 2016, Medical devices—Part 2: Guidance on the application of usability engineering to medical devices.
[25] FDA, Guidance on applying human factors and usability engineering to medical devices, February 3, 2016.
[26] IEC 60601-1-8: 2006, Medical electrical equipment—Part 1-8: General requirements for basic safety and essential performance—Collateral Standard: General requirements, tests and guidance for alarm systems in

medical electrical equipment and medical electrical systems.

[27] ANSI/AAMI HE 75: 2009/(R)2013, Human factors engineering—Design of medical devices.

[28] FDA, Guidance on postmarket management of cybersecurity in medical devices, December 28, 2016.

[29] M. Bordwin, Factoring the Law into Medical Device Design, MDDI, March 2005.

[30] FDA, MAUDE database, Manufacturer and user facility device experience. www.accessdata.fda.gov/scripts/cdrh/cfdocs/cfMAUDE/search.CFM.

[31] Eudamed, European database on medical devices.

[32] J. Surowiecki, The Wisdom of Crowds, Anchor, 2005.

[33] NASA, Fault Tree Handbook with Aerospace Applications; Ver 1.1, August 2002.

[34] NUREG-0492, Fault Tree Handbook, 1981.

[35] AIAG&VDA FMEA Handbook, first ed., 2019.

[36] Carlson, Effective FMEAs, Wiley, 2012.

[37] IEC 62366: 2007, Medical devices—Application of usability engineering to medical devices.

[38] IMDRF SaMD WG N10.

[39] IEC TR 80002-1, Technical Report, Medical device software—Part 1: Guidance on the application of ISO 14971 to medical device software, Edition 1.0 2009-09.

[40] FDA, Guidance for the content of premarket submissions for software contained in medical devices, 2005.

[41] G. J. Holzmann, The Power of Ten—Rules for Developing Safety Critical Code, NASA/JPL Laboratory for Reliable Software, Pasadena, CA, 2006.

[42] FDA, Guidance on medical device patient labeling, April 19, 2001.

[43] Notified Bodies Recommendation Group, Consensus Paper for the Interpretation and Application of Annexes Z in EN ISO 14971: 2012; Version 1.1, October 13, 2014.

[44] FDA, Factors to consider when making benefit-risk determinations in medical device premarket approval and de novo classifications, August 30, 2019.

[45] P. Slovic, E. Peters, Risk perception and affect, Current Directions in Psychological Science 15(6)(2006).

[46] FDA, Benefit-risk factors to consider when determining substantial equivalence in premarket notifications[510(k)]with different technological characteristics, September 25, 2018.

[47] FDA, Factors to consider when making benefit-risk determinations for medical device investigational device exemptions(IDEs), January 13, 2017.

[48] MEDDEV 2.7/1, Clinical evaluation: A guide for manufacturers and notified bodies under directives 93/42/EEC and 90/385/EEC. Revision 4, 2016.

[49] MDCG 2020-7, Post-market clinical follow-up (PMCF) Plan Template. A guide for manufacturers and notified bodies.

[50] MDCG 2020-8, Post-market clinical follow-up (PMCF) Evaluation Report Template. A guide for manufacturers and notified bodies.

[51] J. Rodriguez-Perez, Handbook of Investigation and Effective CAPA Systems, second ed., ASQ Quality Press, 2016.

[52] MEDDEV 2.12-1, rev 8, Guidelines on a medical devices vigilance system, January 2013.

[53] MDCG 2019-9, Summary of safety and clinical performance. A guide for manufacturers and notified bodies, August 2019.

[54] MDCG 2020-13, Clinical evaluation assessment report template, July 2020.

[55] FDA Guidance, Medical device tracking, March 27, 2014.

[56] ISO/TR 14969, First edition: 2004-10-15, Medical devices—Quality management systems—Guidance on the application of ISO 13485: 2003.

[57] ICH Q9, International Conference on Harmonisation of Technical Requirements for Registration of

Pharmaceuticals for Human Use, Quality Risk Management Q9, 2005.
[58] Code of Federal Regulations, Title 21, Part 820. 30.
[59] R.A. Clark, R.P. Eddy, Warnings: Finding Cassandras to Stop Catastrophes, 2017.
[60] Chabris, D. Simons, The Invisible Gorilla, Broadway Paperback, 2009.
[61] J.P. Simmons, L.D. Nelson, U. Simonsohn, False-Positive Psychology, Psychological Science, 22(11): 1359-66, 2011.